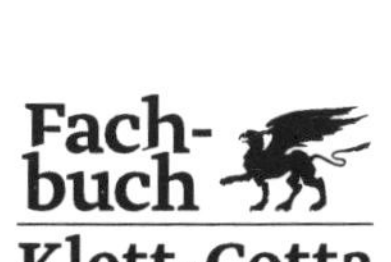
Fach-
buch
Klett-Cotta

Holger Kirsch, Josef Brockmann,
Svenja Taubner

Praxis des Mentalisierens

Mit einem Vorwort
von Anthony W. Bateman

Klett-Cotta

Klett-Cotta
www.klett-cotta.de

Printed in Germany
Umschlag: Roland Sazinger
Unter Verwendung einer Abbildung von © Elisabeth Brockmann »Schreck«, 1983
Gesetzt von Eberl & Kœsel Studio GmbH, Krugzell
Gedruckt und gebunden von Esser printSolutions GmbH, Bretten
ISBN 978-3-608-94940-7

Dritte Auflage, 2021

Bibliografische Information der Deutschen Nationalbibliothek
Die Deutsche Nationalbibliothek verzeichnet diese Publikation in der
Deutschen Nationalbibliografie; detaillierte bibliografische Daten
sind im Internet über http://dnb.d-nb.de abrufbar.

Inhalt

Vorwort

Das Interesse am Mentalisieren hat in den zurückliegenden zehn Jahren sprunghaft zugenommen und das vorliegende Buch ist ein weiterer Beleg dafür, dass Psychotherapeuten und psychiatrische Fachkräfte neben vielen anderen Gruppen ihren Anteil an dieser Entwicklung haben. Dieses Vorwort soll die Leserschaft auf die theoretischen und klinischen Zusammenhänge zwischen Mentalisierung und Psychotherapie aufmerksam machen, das Themenfeld der vorliegenden Veröffentlichung. Alle drei Autoren sind erfahrene Kliniker, Forscher und Lehrer. Vor dem Hintergrund ihrer breiten Fachkenntnis, die von der Sozialarbeit bis zur Psychoanalyse reicht, und ihrer klinischen Tätigkeit mit Kindern, Heranwachsenden und Erwachsenen fassen sie das heute vorhandene Wissen und die bisher zum Konzept des Mentalisierens erhobenen Forschungsdaten zusammen und legen einfühlsam und verbindlich dar, wie dieses Konzept in der täglichen klinischen Praxis herangezogen werden kann. Das Buch ist eine unerlässliche Lektüre für alle, denen daran gelegen ist, ihre Kenntnisse und klinischen Fertigkeiten auf dem Feld des Mentalisierens zu erweitern.

Was ist Mentalisierung?

Mentalisierung ist ein breit gefasstes Konzept, das gegenwärtig in erster Linie als Bezugsrahmen für das Verständnis einer Vielzahl von mentalen Prozessen herangezogen wird; in zweiter Linie dient es als Plattform des Nachdenkens über das psychische Funktionieren von Einzelpersonen jeden Alters, von Gruppen, Familien, sozialen Systemen und frühen Mutter-Kind-Dyaden; und schließlich kann es auch den Fokus einer Behandlung bilden. Kritiker geben zu bedenken, dass das Konzept so umfassend ist, dass es in andere psychologische Konzepte hineinreicht, ja sogar mit dem Vorgang des Denkens zusammenfallen kann. Seine Popularität als Idee wie auch als klinisches Konzept spricht aber dafür, dass es für das Verständnis mentaler Prozesse ergiebiger ist als viele andere Konzepte, die gegenwärtig im Umlauf sind. Mit seiner Verwurzelung in der Entwicklungspsychologie, in der experimentellen Psychologie und in der Neurobiologie gibt das Konzept des Mentalisierens seine Bedeutung als elementarer mentaler Prozess immer offensichtlicher zu erkennen. Das Mentalisieren ist eine fundamentale menschliche Fähigkeit, die sich im Kontext der Mutter-Kind-Interaktion entwickelt: Es ist unsere Fähigkeit, das eigene Verhalten wie auch das Verhalten der anderen Person im Gedanken an die jeweils mitschwingende innere Verfassung zu verstehen, ein Potential, das sich im Lauf der Zeit immer weiter verfeinert und sich im Normalfall erst in der späten Adoleszenz beziehungsweise im frühen Erwachsenenalter stabilisiert. Das Nachdenken über Handlungen in den Begriffen von Gedanken, Gefühlen und anderen mentalen Prozessen und die Anwendung des bezüglich all dieser Prozesse gewonnenen Wissens zur Bewältigung des eigenen Lebens (metakognitive Kompetenz) – ja sogar zur Qualifizierung der eigenen Gedanken als »nur eben Gedanken«, denen nicht notwendig eine Handlung folgen muss, über die aber ernsthaft reflektiert werden kann –, führt, auch in Bezug auf die Emotionen, zu einem höherrangigen, metakognitiven und damit rundum repräsentationalen und reflektiven Prozess. Damit entsteht ein stimmiges Verständnis der eigenen Person in der Welt, das vertraute und konstruktive Beziehungen ermöglicht.

Mentalisieren ist keine unverrückbare, gleichbleibende oder eindimensionale Fähigkeit. Wenn diese Fähigkeit jedoch verloren geht, bleiben der betroffenen Person noch einige weniger erfolgreiche Mechanismen, um mit ihrer Erfahrung der inneren und äußeren Welt zurechtzukommen: Diese nicht-mentalisierenden Vorgehensweisen sind als Modus der psychischen Äquivalenz, als »Als-Ob-Modus« und als teleologisches Denken bekannt. Darüber hinaus hat die Neurowissenschaft vier distinkte Modalitäten des Mentalisierens ermittelt, die sich, jeweils als klinische Dimension erkannt, in der therapeutischen Praxis als hilfreich erweisen:

- Automatisches Mentalisieren – kontrolliertes Mentalisieren,
- selbst-orientiertes Mentalisieren – fremdorientiertes Mentalisieren,
- innerlich fokussiertes Mentalisieren – äußerlich fokussiertes Mentalisieren,
- kognitives Mentalisieren – affektives Mentalisieren.

Die verschiedenen Modalitäten und Dimensionen des Mentalisierens müssen bei der Lektüre der in diesem Buch enthaltenen Fallgeschichten und beim Nachdenken über die beschriebenen mentalisierungsgestützten Interventionen in Betracht gezogen werden. Der Modus der psychischen Äquivalenz ist konkret, absolut und »gewiss«. Es besteht Kontinuität zwischen der inneren und der äußeren Welt. Was ein Mensch in diesem Modus über sich selbst oder über andere Personen denkt, ist für diesen Menschen real. Im Als-Ob-Modus sind Gedanken und Gefühle von der Realität abgetrennt. Im Extremfall kann das zum Derealisationserleben und zur Dissoziation führen. In diesem Modus können Patienten über ihr Erleben sprechen, ohne es in irgendeine Form der physischen oder materiellen Realität einzuordnen, so als erschüfen sie eine Als-Ob-Welt. Möglich ist auch, dass Patienten hypermentalisieren oder pseudomentalisieren, ein Zustand, in dem sie viel über innere Zustände sagen, wobei ihre Äußerungen allerdings kaum eine wirkliche Bedeutung transportieren und wenig mit der Realität zu tun haben. Im teleologischen Modus werden innere Zustände nur erkannt und »geglaubt«, wenn sie in physisch beobachtbarer Form zum Ausdruck kommen. Das heißt, das Individuum kann das Vorhandensein und die potentielle Bedeutung innerer Zustände erkennen, aber dieses Erkennen beschränkt sich auf sehr konkrete Situationen. Zärtlichkeit zum Beispiel wird nur als wahr empfunden, wenn sie von physischem Kontakt, also etwa vom Berührt- oder Gestreicheltwerden, begleitet wird. Der teleologische Modus findet sich bei Patienten mit einem unausgewogen auf die äußeren Aspekte ausgerichteten Mentalisierungsstil – solche Patienten neigen ganz entschieden dazu, sich das Verhalten und die Intentionen anderer Menschen (wie auch ihr eigenes Verhalten und ihre eigenen Intentionen) vor dem Hintergrund dessen zu erklären, was diese anderen beziehungsweise was sie selbst *physisch* tun.

Wirksames Mentalisieren setzt die Fähigkeit voraus, ein Gleichgewicht bezüglich der vier Dimensionen sozialer Kognition zu wahren und dabei den Kontext entsprechend zu berücksichtigen. Das durchgängige Bevorzugen des einen oder anderen Pols dieser Dimensionen führt zu einem verzerrten Verständnis innerer Zustände und damit zu ganz erheblichen sozialen und emotionalen Schwierigkeiten. Wirksame mentalisierungsgestützte Interventionen stellen das Gleichgewicht und den unter Umständen verlorengegangenen kontextuellen Bezug wieder her und helfen der betroffenen Person, das Mentalisieren auch in solchen Augenblicken beizubehalten, in denen es in Gefahr ist zu versagen.

Die nicht-mentalisierenden Modalitäten und Dimensionen des Denkens werden in diesem Buch in Ausführlichkeit besprochen, deshalb werden sie an dieser Stelle nur in der Form illustrativer Beispiele erwähnt. Ein Mensch mit einer Verhaltensstörung oder einer antisozialen Persönlichkeitsstörung wird die inneren Zustände anderer Personen gar nicht in Betracht ziehen; falls er es aber doch tut, wird er sich jedenfalls durch das Gewahrwerden dieser Zustände nicht eingeschränkt fühlen und sein Verständnis der Dinge möglicherweise zum eigenen Vorteil missbrauchen. Er ist vielleicht imstande, über innere Zustände zu räsonieren, und, soweit es sich um einen Psychopathen oder um einen abgestumpften und emotionslosen Menschen handelt, kann es sogar sein, dass er zu einer hochentwickelten Form des kognitiven Mentalisierens fähig ist. Allerdings fehlt es solchen Personen an der empathischen Identifikation mit anderen Menschen. Umgekehrt gibt es Individuen, die ein unverhältnismäßiges Gewicht auf das affektive Mentalisieren legen. Menschen mit einer Borderline-Persönlichkeitsstörung werden von Emotionen überflutet und sind damit anfällig für automatische Informationsverarbeitung, Reaktivität, emotionale Ansteckung und dürftige Selbst-Fremd-Differenzierung. Starke Gefühle bringen den Prozess der kognitiven Einschätzung, der normalerweise zur Emotionsregulation beiträgt, zum Erliegen. So schließt zum Beispiel ein Mensch, der kaum Zugang zu seinem subjektiven Erleben hat und sich insoweit sehr unsicher fühlt, wie dies oft bei Borderline-Patienten zu beobachten ist, unter Umständen aus den Reaktionen anderer Personen auf das, was er selbst empfindet: Das heißt, er beobachtet das Mienenspiel und die Körperbewegungen dieser anderen Personen genau und schließt »automatisch« auf damit assoziierte innere Zustände. Diese Abhängigkeit von einem äußeren Fokus als der primären Quelle des Verständnisses innerer Zustände gilt unter Umständen auch für den Umgang mit sich selbst: jemand leidet, nimmt seine Beine als rastlos wahr und schlussfolgert daraus, dass er wohl ängstlich und angespannt sei.

Bei einem erwachsenen Menschen mit einer Persönlichkeitsstörung werden konstante Verzerrungen der sozialen Kognition als Folge eines unausgewogenen Mentalisierens entlang mindestens *einer* der vier genannten Dimensionen deutlich zutage kommen. In der Regel kommt bei einem solchen Menschen einer der Pole der jeweiligen Dimension oder auch mehrerer Dimensionen »zu kurz«, und damit wird der entgegengesetzte Pol die soziale Kognition dominieren. So kommt es zum übermäßig emotionalen Denken, wenn es am kognitiven Mentalisieren fehlt, oder der Einfluss anderer Personen dominiert, wenn das subjektive Erleben von Selbstzuständen reduziert ist. Das heißt also, anhand der je unterschiedlichen Kombination von Defiziten am einen oder anderen Pol der vier Dimensionen lassen sich unterschiedliche Formen der Psychopathologie identifizieren. Mit anderen Worten, Persönlichkeitsstörungen und in einem gewissen Umfang auch andere psychiatrische Störungen, etwa Depression und Trauma, können vor dem Hintergrund der je unterschiedlichen Mentalisierungsprofile als solche erkannt werden. In der Regel fordern Kliniker ihre Patienten auf, sich in der Sitzung weniger auf das automatische und eher auf das kontrollierte Mentalisieren zu verlassen: Was veranlasst Sie, das zu sagen? Wie sind Sie auf diese Lösung gekommen? Können Sie Ihre augenblicklichen Gedanken und Gefühle beschreiben?

Mentalisierung und Psychotherapie

Wie bereits angemerkt, ist das Mentalisieren ein fundamentaler psychischer Prozess und steht damit in Berührung mit allen ausgeprägteren psychischen Störungen. Dass eine mentalisierungsgestützte Behandlung sich bei einer ganzen Reihe von Störungen positiv auf das Befinden des Patienten auswirken kann, vermag daher nicht mehr zu überraschen als die Erkenntnis, dass das Mittel der Verstärkung (oder ein anderes allgemeines psychologisches Prinzip) sich durch generische Anwendbarkeit auszeichnet. Was immer die Ursache der jeweiligen Störung ist und ob das Mentalisieren im Mittelpunkt steht oder nicht – gestörte mentale Prozesse und gestörte zwischenmenschliche Beziehungen beeinträchtigen die Kapazität zu denken und innere Zustände zu repräsentieren, oder sie werden von dieser Kapazität beeinträchtigt.

Psychotherapeutische Bemühungen, auf welchem Interventionsmodell sie auch immer beruhen, setzen eine Beziehung zwischen dem Kliniker und seinem Patienten beziehungsweise der behandelten Gruppe oder Familie voraus, und eine Beziehung wiederum bedingt das Mentalisieren unter den daran Beteiligten. Damit wird das Ingangbringen eines Mentalisierungsprozesses unabhängig vom jeweiligen Therapiemodell zur unerlässlichen Voraussetzung der Behandlung und zum potentiellen Fokus der Intervention. Bei Persönlichkeitsstörungen, Depressionen, Traumata und anderen psychiatrischen Zuständen ist das Mentalisieren aus dem Gleichgewicht und übermäßig anfällig gegenüber Stress, vor allem Beziehungsstress, was ein weiteres Mal darauf hindeutet, dass es verbessert werden muss, wenn die Behandlung hilfreich sein soll. Ohne die Fähigkeit zum Mentalisieren hat der Patient keine Möglichkeit, die vom Kliniker bereitgehaltenen Techniken einzuschätzen und zu nutzen – sie fallen auf unfruchtbaren Boden. Im Fall einer Depression zum Beispiel bewirken elementare kognitive Interventionen nichts, wenn nicht zunächst das Mentalisieren angeregt wird. Natürlich zielen Therapien mehr oder weniger direkt auf das Mentalisieren, wobei dies unter Umständen im Rahmen des jeweiligen Therapiemodells gar nicht erkannt wird. Interventionen, die das Mentalisieren fördern, finden sich in allen Therapien – eine Verhaltens(ketten)analyse kann sowohl mit dem Verhalten zusammenhängende mentale Prozesse erfassen als auch die Kette der Ereignisse erkunden. Wer das vorliegende Buch liest, sollte sich diesen Umstand vor Augen halten.

Was ist es, was der Kliniker tut und was das Mentalisieren anregt? Ist das Mentalisieren ein Katalysator der Veränderung in der Person des Patienten, oder ist besseres Mentalisieren in sich ein Agens der Veränderung? Zielt die Intervention auf innere Zustände, soll also das Mentalisieren im Fokus stehen, oder geht es eher um das Narrativ und um die Geschehnisse?

Die mentalisierungsgestützte Therapie der Borderline-Persönlichkeitsstörung zielt ganz explizit auf den Mentalisierungsprozess, weil gerade diese durch zwischenmenschliche und emotionale Schwierigkeiten gekennzeichnete Störung als ein Zustand gilt, bei dem die Mentalisierungsfähigkeit speziell im Kontext der Bindungsbeziehungen in Gefahr ist, verlorenzugehen. Ein Therapeut, der mentalisierungsbasiert arbeitet, hat gelernt, seinem Patienten sozusagen mit dem mentalisierenden Ohr zuzuhören und gleich zu intervenieren, wenn der Patient sich im primären nicht-mentalisierenden Modus befindet oder es an Flexibilität fehlen lässt und soeben dabei ist, sich an einem Endpunkt einer oder mehrerer Dimensionen festzufahren. Darüber hinaus muss der Therapeut sein eigenes Mentalisieren im Auge behalten und sicherstellen, dass es flexibel funktioniert. Aber auch Therapien, die nicht dem MBT-Manual folgen, können das Mentalisieren verbessern, und natürlich haben Kliniker ein Ohr für ungerechtfertigte Überzeugungen, für Denkverzerrungen oder Beziehungsprobleme und versuchen, diese Dinge anzugehen, indem sie den Patienten drängen, sich vom automatischen Mentalisieren hin zum kontrollierten Mentalisieren zu bewegen. In den in diesem Buch versammelten Fallgeschichten geht es um eben solche Therapien und um die Frage, in welchem Maß sie das Mentalisieren begünstigen.

Das vom Therapeuten praktizierte Mentalisieren des Patienten – also das therapeutische Handeln in Übereinstimmung mit der Perspektive des Patienten – dürfte über den gesamten Bereich der Psychotherapien hinweg verbreitet sein, nicht nur weil Patienten etwas über die Inhalte ihres Innenlebens oder des Innenlebens anderer Personen in Erfahrung bringen sollen, sondern weil das Mentalisieren ganz allgemein eine Möglichkeit ist, das Vertrauen in andere Menschen und in die Welt zu stärken – ein dringendes Erfordernis, wenn

Menschen lernen und sich ändern sollen. Das Mentalisieren ermöglicht es ihnen, vom Wissen und Interesse des Therapeuten zu profitieren. Es spricht einiges dafür, dass die Mentalisierungsfähigkeit von Patienten sich unter allen wirksamen Therapien verbessert und dass ein Fächer unterschiedlicher Techniken dem Mentalisieren ebenfalls zugutekommt. Das wiederum wird insofern positive Wirkungen haben, als es die Selbststeuerung und das Kohärenzgefühl des Patienten steigert, die Treffsicherheit seines sozialen Verständnisses vergrößert, sein psychisches Schmerzerleben verringert und seine Fähigkeit verbessert, im Kontext seiner Bindungsbeziehungen zusammenhängend zu denken. Dies alles hat unser Verständnis der Mechanismen der Veränderung geprägt, seitdem das Leitbild der MBT als Therapie voll ausformuliert ist. Man könnte sagen, dass der Patient sich »in der Psyche (›mind‹) des Klinikers wiederfindet«. Das stärkt sein Gefühl der Handlungsfähigkeit und ist auch von größter Bedeutung für eine weitere therapeutische Funktion, nämlich dafür, dass sein Wunsch wieder auflebt, mehr von der Welt zu erfahren, die soziale Welt eingeschlossen.

Die Patienten, die in diesem Buch vorgestellt werden, präsentieren eine Reihe vielschichtiger Probleme, darunter Borderline-Persönlichkeitsstörungen, Depressionen, Traumata und Verhaltensstörungen. Der Bezug zwischen Borderline-Störung und Mentalisierung wird bereits in vielen anderen Veröffentlichungen eingehend diskutiert. Ein für Kliniker signifikanter Sachverhalt ist die Komorbidität von Depression und Trauma, wie sie bei der Borderline-Persönlichkeitsstörung beobachtet wird. Depression ist keine Störung der Mentalisierungsfähigkeit; wenn ein Mensch aber depressiv ist, kommt ihm seine Mentalisierungsfähigkeit abhanden, und das wiederum schlägt sich in seinem Selbstgefühl und in seinen Beziehungen zu anderen Menschen nieder und ist damit von Einfluss auf den Verlauf seiner Depression; darüber hinaus kommt ihm auch die mentale Kapazität abhanden, die es ermöglicht, sich einer Depression zu entziehen. Im Kontext einer Persönlichkeitsstörung ist die Depression überdies schwierig zu behandeln: Den Mentalisierungsprozessen wird hier doppelt zugesetzt, nämlich zum einen durch die Persönlichkeitsstörung selbst und zum anderen durch die

Gehemmtheit, wie sie mit einer gedrückten Stimmung einhergeht. Vor diesem Hintergrund tut der Kliniker gut daran, sich zunächst auf die Persönlichkeitsstörung zu konzentrieren und nicht auf die Depression.

Das Trauma repräsentiert ein teilweises Versagen der Mentalisierungsfähigkeit; da es aber so tiefreichende Auswirkungen auf eine ganze Reihe psychischer Prozesse hat, wird es unweigerlich in Berührung mit dem Vorgang des Mentalisierens kommen, und diese Schnittstelle ist ein kritischer Bereich, der unabhängig von der jeweiligen Behandlungstechnik und -methode angesprochen werden muss. Die Kennzeichnung einer komplexen posttraumatischen Belastungsstörung (PTSD) ist schwierig. Ein komplexes psychisches Trauma gilt aber allgemein als Folge des Umstandes, dass die betroffene Person starken Stressoren ausgesetzt gewesen ist. Für derartige Stressoren gilt:

1. Sie sind wiederholt oder über einen längeren Zeitraum hinweg am Werk;
2. Sie bestehen darin, dass der betroffene Mensch von seinen Bezugspersonen oder anderen angeblich verantwortlichen Personen verlassen oder anderweitig geschädigt wird;
3. Sie üben ihren Einfluss in entwicklungspsychologisch besonders sensiblen Zeiten im Leben des Opfers aus, etwa in der frühen Kindheit oder in der Adoleszenz.

Die mannigfaltigen Folgewirkungen treten in komplexen traumatischen Belastungsstörungen auf, in denen körperliche Veränderungen, Veränderungen im Denken, Fühlen und Empfinden und Veränderungen in den Beziehungen beteiligt sind und die daher unter Umständen eine breite Komorbidität nach sich ziehen, so etwa eine Reihe von Symptomen und klinischen Syndromen oder auch Persönlichkeitsstörungen. Die Forschung hat gezeigt, dass die Mentalisierungsfähigkeit von Menschen, die ein Trauma erlitten haben, häufig beschädigt ist. So fällt es traumatisierten Kindern zum Beispiel vergleichsweise schwerer, Worte zur Bezeichnung von Gefühlen zu erlernen, während traumatisierte Erwachsene eher Schwierigkeiten damit haben, die Absicht hinter dem Gesichtsausdruck ihres Gegenübers zu erkennen. All das spricht dafür, dass Kliniker gut beraten sind, das Mentalisieren in Betracht zu ziehen, wenn sie Menschen mit traumatischen Symptomen behandeln.

Vor dem Hintergrund des Konzepts der Mentalisierung ist ein komplexes Trauma-Modell erarbeitet worden. Es stellt einen Zusammenhang zwischen Trauma und Bindungstheorie her, indem es das Trauma als die Erfahrung definiert, in unerträglichen emotionalen Situationen psychologisch alleingelassen worden zu sein. Das könnte unter anderem auch deshalb traumatisch sein, weil es in Bezug auf das Mentalisieren an sozialer Unterstützung fehlte. Für die Behandlung bedeutet dies, dass ein Umfeld des sicheren Gebundenseins geschaffen werden muss, das dem Mentalisieren förderlich ist und in dem emotionale Zustände, die zuvor unerträglich waren, erträglich gemacht werden können. Anteilnahme an der eigenen Person, Achtsamkeit und tätiges Mentalisieren, all das steht als Beispiel für die einfühlsame Responsivität, wie sie mit sicheren Bindungen in Eltern-Kind-Beziehungen, Freundschafts- und Liebesbeziehungen gegeben ist. Diese Konstellation gibt dem psychotherapeutischen Ansatz, der darauf zielt, die Mentalisierungsfähigkeit des Betreffenden zu steigern, einen »Akzeptanzwert«. Mit unprätentiöser Wissbegierde und entschlossen, die Welt mit den Augen des Patienten zu sehen, wird der Kliniker implizit und explizit eine von Toleranz, Mitgefühl und Akzeptanz geprägte Haltung gegenüber dem subjektiven Erleben seines Gegenübers entwickeln und so allmählich die Tendenz des Patienten eindämmen, sich für die eigenen Gefühle zu schelten (eine Tendenz, die wir übrigens alle teilen).

Verhaltensgestörte Menschen haben eine Vorgeschichte der anhaltenden Traumatisierung und Vernachlässigung. Das Mentalisieren mit dem Ziel, die Motive anderer Menschen zu verstehen, bewirkt in ihrem Fall nichts mehr und erleichtert ihnen die Dinge nicht; das Misstrauen durchzieht alles. Um mental zu überleben, müssen sie sich innerlich verschließen, anstatt sich zu öffnen. Sie können nicht über sich selbst oder darüber nachdenken, wie andere sie sehen, und sie können sich auch nicht mit den inneren Zuständen anderer Menschen befassen. Die Unterscheidung zwischen Selbst und anderen ist bei ihnen hochgradig eingeschränkt. Das führt zusammen mit Defiziten am affektiven Pol des Mentalisierens dazu, dass verhaltensgestörte Menschen nicht fähig sind, emotionale Zustände des eigenen Selbst wie auch der anderen Person wahrzunehmen und die interpersonale Signifikanz dieser Zustände zu erkennen. Ihre Interaktionen mit anderen beruhen zumeist auf einem teleologischen Verständnis: Ich weiß, wer ich bin – wegen der physischen Reaktionen der anderen. In schweren Fällen kann es sein, dass ein solcher Mensch, nachdem er den Schmerz eines anderen gesehen hat, zu größerer Selbstkohärenz findet, was dann eine eher angenehme denn aversive Erfahrung ist. Die Behandlung muss den Akzent auf solche Deformationen des Mentalisierens legen. In der Gruppentherapie erwachsener Patienten mit antisozialer Persönlichkeitsstörung sind die Teilnehmer aufgefordert, sich über die eigene emotionale Verfassung klarzuwerden und die emotionale Verfassung anderer zu erkennen und darauf einzugehen.

In der Behandlung aller dieser Zustände wird der Kliniker überlegen, wie stark er sich explizit auf das Mentalisieren konzentrieren und wie weit er sich auf spezifische Techniken stützen soll, um seinem verhaltensgestörten, stark stimmungslabilen oder traumageschädigten Patienten zu helfen. Die beiden Vorgehensweisen schließen einander nicht aus, vielmehr bereichern sie sich gegenseitig. Mentalisierung auf Seiten des Patienten ist notwendig, um die Dinge voranzutreiben und den größtmöglichen Nutzen aus den therapeutischen Maßnahmen zu ziehen. Abhängig vom jeweiligen Therapiemodell wird der Fokus aber in jedem Fall einmal auf dem Mentalisieren selbst und dann auch wieder auf anderen Techniken liegen. Selbst innerhalb eines bestimmten therapeutischen Modells kann das Gleichgewicht sich je nach den Bedürfnissen des Patienten verlagern. Dass mentalisierungsfördernde Interventionen einen positiven Kreislauf in Gang bringen, mit dem gewährleistet ist, dass der nunmehr im Mentalisieren geübte Patient noch mehr Gewinn aus weiteren Interventionen zieht und negative Wirkungen etwa eines therapeutischen Kunstfehlers so wenig wie möglich an sich heranlässt, liegt auf der Hand. Bei Patienten, die soeben dabei sind, sich mühsam ein lebenswertes Leben zu schaffen, kann dieses wechselseitig funktionierende System entsprechende Fortschritte nur begünstigen. (Aus dem Englischen von Ulrike Stopfel.)

Antony W. Bateman, London, November 2015

TEIL I
Allgemeiner Teil

KAPITEL 1

Das Mentalisierungskonzept[1]

1.1 Was heißt mentalisieren?

Mentalisierung meint die Fähigkeit, Gedanken, Gefühle, Absichten – also die innere psychische Welt – bei sich und anderen wahrzunehmen und zu differenzieren. Wir mentalisieren explizit, wenn wir uns bewusst werden und in Worte fassen, was in uns selbst oder in einem anderen Menschen vorgeht. Implizit mentalisierend interpretieren wir automatisch das Verhalten von uns und anderen. Dabei gelingt es uns von Situation zu Situation besser oder schlechter, die inneren Welten einzuschätzen.[2]

Die Fähigkeit zu mentalisieren hängt nicht nur von der aktuellen Beziehung zu der anderen Person und vom Stresspegel ab, auch können es Menschen unterschiedlich gut. Das Erkennen des mimischen Ausdrucks von Emotionen hat dabei eine wichtige Bedeutung für die Verständigung. Insbesondere in wichtigen Beziehungen vermittelt Mentalisieren Sicherheit, die Gefühlslage und Motive des anderen einigermaßen einschätzen zu können. Da wir die innere Welt unserer Mitmenschen immer nur annäherungsweise und ungenau erfassen können, entstehen manchmal Missverständnisse. Je schlechter wir die Welt unserer Mitmenschen (und unsere eigene) erfassen können und je weniger wir um unsere Fehlinterpretationen wissen, umso häufiger entstehen Missverständnisse. Auf der Basis falscher

1 Als Autoren bemühen wir uns Anforderungen an eine gendergerechte Sprache zu erfüllen und gleichzeitig die Lesbarkeit nicht allzu sehr zu erschweren. Daher haben wir uns entschlossen, abwechselnd von Patientin oder Therapeutin sowie von Patient oder Therapeut zu schreiben, in der Hoffnung, dass beide Geschlechter sich jeweils angesprochen fühlen.

2 Teile dieses Kapitels greifen auf frühere Beiträge der Autoren zurück: Brockmann & Kirsch (2010, 2015) sowie Taubner (2015).

Annahmen zu reagieren erzeugt Konfusion. Sich missverstanden zu fühlen erzeugt wiederum heftige Gefühle, die zu Rückzug, kontrollierendem Verhalten oder Zurückweisung führen können.

Gelingendes Mentalisieren zeichnet sich durch zwei Merkmale aus: Genauigkeit und Einfallsreichtum. Genau mentalisieren heißt, die anderen so zu sehen, wie sie sind und ebenso sich selbst so zu sehen, wie man ist. Wir müssen uns in den anderen hineinversetzen, die Welt mit seinen Augen sehen, dazu braucht es Phantasie. Aber das ist eine unsichere Sache. Zum Beispiel dann, wenn man sehr selbstkritisch ist, mag man fälschlicherweise annehmen, dass der andere es einem selbst gegenüber auch ist. Mentalisieren ist dann gelungen, wenn die Phantasie mit der Realität verbunden bleibt. Der Reichtum des Mentalisierens bezieht sich auf die Anerkennung und Herausarbeitung verschiedener Perspektiven. Wenn eine Aussage im Ton der Gewissheit getroffen wird, wie etwa: »Dieser Patient ist narzisstisch«, ist das Mentalisieren meist am Ende.

Mentalisieren versetzt uns in die Lage, uns von impulsivem, zerstörerischem oder selbstzerstörerischem Verhalten distanzieren zu können, zu reflektieren anstatt zu handeln – z. B. die Wut zu spüren, sie wahrzunehmen, sie zu beobachten und nicht gleich »draufzuhauen«. Im Sprachgebrauch des mentalisierungsbasierten Therapieansatzes nennt sich dieses Vorgehen »den Pausenknopf drücken«. Den Pausenknopf zu drücken ist dann hilfreich, wenn Konflikte durch heftige Affekte nicht mehr verstanden und nicht mehr mentalisiert werden können.

- Mentalisieren ist eine kognitive und emotionale Leistung, die intersubjektiv erworben wird. Das Kind erkennt sich nicht aus sich selbst heraus, sondern nur durch den anderen.
- Die Fähigkeit zu mentalisieren ist weitgehend vorbewusst oder implizit, sie ist eine psychische Leistung, die dem eigenen Verhalten und dem anderer einen Sinn gibt. Sie ermöglicht Denken als Probehandeln sowie Impulskontrolle und Affektregulation.
- Die Fähigkeit zu mentalisieren entwickelt sich in der Kindheit bis zur Adoleszenz. Die Entwicklung ist abhängig von der Qualität der Beziehungserfahrungen, der Bindung und dem affektiven Austausch mit den ersten Bezugspersonen (Köhler 2004).

Wie macht sich gelingendes Mentalisieren bemerkbar?

Eine mentalisierende Person weiß, dass die eigenen Gedanken, Gefühle und Handlungen andere beeinflussen und umgekehrt. Interessierte Offenheit und eine Haltung des Nicht-Wissens kennzeichnen gelingende Mentalisierung, d.h. jemand ist an den Gedanken und Gefühlen der anderen interessiert und respektiert deren Perspektiven. Er oder sie ist sich bewusst, dass das eigene Verständnis mithilfe der anderen erweitert und bereichert werden kann. Perspektivenübernahme, ebenfalls ein Zeichen einer mentalisierenden Haltung, ist gekennzeichnet durch die Annahme, dass ein Phänomen oder ein Prozess von verschiedenen Personen unterschiedlich gesehen werden kann und dass dies von den jeweils eigenen Erfahrungen abhängt (Asen & Fonagy 2015).

Gelingendes Mentalisieren vermittelt Sinn und Bedeutung in Beziehungen; es ermöglicht Nähe, sich verstanden fühlen und liebevollen Humor. Die Gedanken und Gefühle der anderen werden berücksichtigt und respektiert und es ermöglicht ein Verständnis dafür, dass Verhalten immer motiviert ist und nicht etwas ist, was einem einfach so geschieht (Fearon et al. 2009).

Mentalisieren gilt als eine Fähigkeit, die uns oft dann fehlt, wenn wir sie am meisten brauchen (bei Müdigkeit, Zeitnot, Schmerzen oder äußeren Belastungen). Des Weiteren können Bindung, Stress, Misshandlung, Missbrauch, traumatische Ereignisse und psychische Störungen die Mentalisierungsfähigkeit beeinträchtigen (Haslam-Hopwood et al. 2009). Ebenso beeinflusst die Mentalisierungsfähigkeit des Gegenübers die eigene Mentalisierungsfähigkeit. Diese ist also nicht alleine eine intrapsychische Fähigkeit oder eine Persönlichkeitsmerkmal, sie ist ebenso ein interaktionelles Merkmal (Luyten et al. 2015a).

1.2 Die Entwicklung der Mentalisierungsfähigkeit

1.2.1 Bindung

Die entwicklungspsychologischen Grundlagen des Mentalisierungskonzepts von Fonagy und Kollegen sind eng verbunden mit den Erkenntnissen Bowlbys, der Bindungsmuster und ihre Bedeutung für die weitere Entwicklung erforschte (Bowlby 1969, 1973). Eine Überarbeitung der Bindungstheorie, so wie sie Fonagy, Target und Kollegen unternahmen, führt jedoch zu komplexeren Annahmen über die Entwicklung des Selbst und der inneren Repräsentanzen. Sie schließt Phantasien, Motive und Emotionen explizit mit ein und nähert sich so den klinischen psychoanalytischen Konzepten an. Unter dem Blickwinkel des Mentalisierungskonzepts wird Bindung nicht nur als angeborenes Verhaltenssystem betrachtet, sondern dient als Rahmen der Entwicklung eines inneren Repräsentationssystems, welches für die Entwicklung des Selbst, für die Regulierung von Affekten sowie für das Gelingen von sozialen Beziehungen wesentlich ist (Taubner 2008b: 93).

Fonagy (2003) fasst zentrale Merkmale der Bindungstheorie zusammen. Auf der Grundlage der Beobachtung des realen Verhaltens von Säuglingen und Bezugspersonen ist ein von allen anderen Trieben und Bedürfnissen unabhängiges Bindungsbedürfnis anzunehmen, dessen Schicksal für die psychische Entwicklung von zentraler Bedeutung ist.

Die Bindungsstrategien, die sich ein Kind aneignet, geben Hinweise auf die Qualität der Aufmerksamkeit, die dessen Betreuungspersonen seinen mentalen Zuständen gewidmet hat (Fonagy et al. 2015: 31). Von der Fähigkeit der Mutter zur Selbstreflexion hängt es ab, ob sich das Kind als Person mit Absichten, Gefühlen und Wünschen erleben kann. Diese Fähigkeit wird durch elterliche Phantasien, die sich auf das Kind beziehen sowie durch Belastungen und Stress beeinflusst. Ärger, Sorgen (z.B. Partnerschaftsprobleme oder prekäre Lebenslagen) stellen eine Art Filter dar, der die Wahrnehmung und Interpretation kindlicher Signale verzerrt. Die Kompetenz zur Selbstreflexion wirkt als Resilienz-Faktor und verhindert die intergenerationelle Weitergabe von unsicherer Bindung, z.B. durch die Art und Häufigkeit der Erwähnung innerer Befindlichkeiten (Mertens 2012).

Zu den Ergebnissen der Bindungsforschung gehört, dass eine standardisierte Beobachtungstechnik, der »Fremde-Situation-Test«, bereits zwischen dem 12. und 18. Lebensmonat Rückschlüsse auf die Qualität der Erfahrungen des Kindes mit seinen Bezugspersonen erlaubt (Ainsworth et al. 1978).[3] Abhängig von den Beziehungserfahrungen mit den wichtigsten Bezugspersonen entwickeln sich ab dem siebten Lebensmonat spezifische Bindungsmuster. Ist das Verhalten der Bezugsperson feinfühlig, vorhersagbar und angemessen, so entsteht wahrscheinlich ein sicheres Bindungsmuster. Eine sichere Bindung (B) ist aus dieser Perspektive die Folge einer erfolgreichen Gefühlsregulation mit der Bezugsperson. Unsichere Bindungen können weiter in unsicher-vermeidende (A) und in unsicher-ambivalente Bindungsmuster (C) unterteilt werden. Später wurde von Main eine vierte Kategorie, das desorientierte, desorganisierte Verhaltensmuster (D) eingeführt, bei dem es kein durchgängiges Muster im Umgang mit der Bindungsangst gibt (Main 1991).

Ein unsicher-vermeidendes Bindungsmuster entsteht häufig, wenn die Bezugsperson zwar vorhersagbar, aber wenig einfühlsam und fürsorglich reagiert, ein unsicher-ambivalentes Bindungsmuster, wenn die Bezugsperson in ihren Affekten und im Verhalten schwankend und unvorhersehbar reagiert. Eine desorientierte, desorganisierte Bindung entsteht häufig, wenn keine feste Bezugsperson vorhanden ist (z. B. in Kinderheimen) oder die Bezugsperson beim Kind eine Bedrohung auslöst und gleichzeitig das Bindungssystem aktiviert wird, weil das Kind Schutz von der Bezugsperson braucht. In dieser paradoxen Situation kann keine Bindungsstrategie entwickelt werden (Köhler 2002).

Aus den Erfahrungen mit der nahen Umgebung entstehen in den ersten Lebensjahren innere Arbeitsmodelle des Kindes. Die Entwicklung innerer Arbeitsmodelle prägt die Vorstellungen von der eigenen Person, der Bindungsperson und der gemeinsamen Interaktion. Das zentrale Merkmal der inneren Arbeitsmodelle betrifft die erwartete Verfügbarkeit einer Bindungsfigur. Ein Kind, dessen inneres Arbeitsmodell darauf ausgerichtet ist, dass es von den Bindungsfiguren Ablehnung erwartet, wird ein Arbeitsmodell eines nicht liebenswerten, unwerten und fehlerhaften Selbst entwickeln (Fonagy 2003).

3 Ausführliche Darstellung z. B. in Bischof-Köhler (2011),Grossmann & Grossmann (2003).

Einige Studienergebnisse sprechen dafür, dass sich die ersten Beziehungserfahrungen nur dann nachhaltig in einem der genannten inneren Arbeitsmodelle niederschlagen, wenn einschlägige Erfahrungen auch in der Folgezeit immer in die gleiche Richtung gehen (Bischof-Köhler 2011).

Bindungssicherheit kann als ein Schutzfaktor gegen psychische Erkrankungen wirken. Am wahrscheinlichsten ist, dass Bindungsprozesse sehr eng mit der Entwicklung spezifischer psychologischer Funktionen zusammenhängen, die für die Organisation eines angemessenen Verhaltens entscheidend sind.[4] Wenn man unter sicherer Bindung den Erwerb von Regulierungsmechanismen für unerträgliche oder schwierige Erregungszustände versteht, kann man argumentieren, dass das Kind die dazu nötigen Informationen am besten erwerben und adäquat repräsentieren kann, wenn ihm sein eigener Affektzustand exakt, aber nicht überwältigend, gespiegelt wird. Unsichere Bindung gilt dann als die Identifikation mit der Abwehr der Betreuungsperson, die mit einem geringeren Gewahrsein der eigenen mentalen Zustände verbunden ist. *»Die Nähe zur Bezugsperson wird auf Kosten der Einschränkung der reflexiven Funktion aufrechterhalten«* (Fonagy 2003: 176).

1.2.2 Markierte Affektspiegelung als soziales Feedback

In der Säuglingsforschung besteht Einigkeit darin, dass Affekte interaktionell moduliert werden, das heißt intensive Gefühle, z. B. Angst, werden von der Mutter einfühlsam reguliert. Später wird diese Fähigkeit internalisiert (Brockmann & Kirsch 2015). Eltern reagieren auf den Emotionsausdruck des Säuglings. Sie »markieren« dabei ihren spiegelnden Emotionsausdruck, z. B. indem sie etwas abmildern oder einen anderen Affekt beimischen. Dies ermöglicht dem Säugling zu erkennen, dass die Bezugsperson auf seinen Ausdruck reagiert und es nicht der Ausdruck der Bezugsperson selbst ist. Der

4 Bindungsverhalten führt zu charakteristischen Veränderungen im Nervensystem. Es gibt Hinweise auf eine erhöhte Cortisolausschüttung und eine verzögerte Rückkehr auf das Grundniveau bei Personen die desorganisiert gebunden sind (Fonagy 2003: 56).

spiegelnde Ausdruck der Mutter entschärft die Angst des Kindes. Später wird das primäre Gefühl (z. B. Angst) zusammen mit der Reaktion der Mutter als Gedächtnisspur bzw. als (sekundäre) Repräsentanz aufbewahrt. Dabei spielen Phantasien darüber, wie die Mutter das Kind sieht, eine bedeutende Rolle. Meldet die Mutter nur zurück, was sie beim Kind sieht, dann verliert der Spiegelungsprozess sein symbolisches Potenzial und die Spiegelung kann selbst zur Quelle der Angst werden. Bleibt das Spiegeln aus oder vermischt sich die Angst mit einer Angst der Mutter, kann die Entwicklung der Affektregulation tiefgreifend gestört werden (Fonagy & Target 2002).

1.2.3 Vom »Spiel mit der Realität«

Gegen Ende des ersten Lebensjahres beginnen Kinder menschliches Handeln im zielgerichteten, dem *»teleologischen Modus«* zu verstehen. Es ist der Beginn eines eigenen Selbst, in dem sich das Kind als zielgerichteter Urheber erlebt. Das Kind kann Aktionen nach seinem Ergebnis unterscheiden und eine Urheberschaft wahrnehmen. Das Kind kann aus mehreren Möglichkeiten den besten Weg auswählen, um dem Ziel näher zu kommen (Csibra & Gergely 1998). Gleichzeitig kann das Kind eigene innere Zustände noch nicht selbst regulieren und benötigt die Bezugsperson zur Regulierung.

Etwa mit Beginn des zweiten Lebensjahres und dem größeren Aktionsradius des Kindes werden Realität sowie Gedanken und Gefühle auf zwei Arten erlebt: im *»psychischen Äquivalenzmodus«* und im *»Als-Ob-Modus«*. Das Kind oszilliert zwischen beiden parallel existierenden Modi bis zur Integration mit etwa vier Jahren im reflektierenden Modus. Fonagy & Target (2006) vertreten die These, dass Säuglinge und Kleinkinder zunächst die innere Welt mit der äußeren Welt gleichsetzen (psychische Äquivalenz). Kinder in diesem Alter nehmen Gedanken als Realität und nicht als Darstellungen oder Perspektiven wahr. Die Gedanken haben einen ähnlichen Effekt wie wirkliche Ereignisse. Bekannt ist das klassische Versteck-Spiel, wenn das Kind die Augen verdeckt, ist es überzeugt, dass andere es nicht sehen können.

Der Umgang der Bezugspersonen mit den Gedanken fördert oder

behindert dabei die Entwicklung von Symbolisierung und Repräsentation. Eine einfühlsame Erfahrung des affektregulierenden Spielens hilft dem Kind zu lernen, dass sich Gefühle nicht automatisch über die ganze Welt verteilen. Die psychische Gleichsetzung, ein Modus der Wahrnehmung der inneren Welt, kann auch zu schmerzhaften Erfahrungen Anlass geben, weil projizierte Phantasien große Angst auslösen und Selbst-Objektgrenzen noch nicht sicher etabliert sind. Der Erwerb des Als-Ob-Modus ist daher ein entscheidender Fortschritt.

Ein Vorherrschen des Äquivalenzmodus im Erwachsenenalter gilt als Indiz für eine Pathologie, da die Unmittelbarkeit des Erlebens auf ein Fehlen von sekundären Repräsentanzen zurückzuführen ist (konkretistisches Denken). Konkretistisches Denken als »naiver Realismus« meint eine Tendenz, die dem Verhalten und den Aktivitäten zugrunde liegenden Intentionen zu ignorieren. Metaphern, Symbole und Bedeutungen werden nicht erkannt, der Mensch erscheint »alexithym« (gefühlsblind).

Im »Als-Ob-Modus«, wie im Spiel, wird die innere Befindlichkeit von der Realität getrennt. Das Spiel stellt den Alltag nach, modifiziert und entkoppelt ihn. Die Realität wird im Als-Ob-Modus ausgeklammert. Dabei nimmt man an, dass das Kind von Beginn an ein Ahnungsbewusstsein vom fiktiven Charakter des Spiels hat: intuitiv unterscheidet es zwischen Realität und Spiel (Stock ist gleich/ungleich einem Gewehr). Die Reaktion des Erwachsenen darauf hilft dem Kind, eine externe Darstellung seiner inneren Zustände zu schaffen. Nicht mehr das elterliche Gesicht, sondern die Spielfigur ist eine externe Darstellung der eigenen Gefühle und Gedanken. Reagieren die Eltern auf Spielangebote im Als-Ob-Modus angemessen und spielerisch, wird dem Kind signalisiert, dass eigene Impulse und Wünsche von der Wirklichkeit getrennt sind und keine Auswirkungen auf die Realität haben. Im Spiel werden Gedanken und Gefühle von der Wirklichkeit abgekoppelt, sind daher irreal. Im Äquivalenzmodus sind sie überreal. Für eine Integration von Äquivalenz- und Als-Ob-Modus ist die spielerische Einstellung der Eltern bedeutsam, sowie die Fähigkeit, negative Affekte zu »containen«, um den reflexiven Modus zu ermöglichen.

Im reflexiven Modus (ab dem vierten bis fünften Lebensjahr) werden Äquivalenz- und Als-Ob-Modus integriert, dies ermöglicht ein Nachdenken über das eigene Selbst und über das vermutete Innenleben anderer Menschen. Unterschiedliche Perspektiven werden anerkannt und falsche Überzeugungen werden bei sich und anderen erkannt.

1.3 Störungen der Entwicklung

Eine reflexiv-feinfühlige Bezugsperson ist fähig, die Welt aus Sicht des Kindes wahrzunehmen. Diese Fähigkeit wird durch elterliche Vorstellungen über das Kind beeinflusst. Unverarbeitete Konflikte oder Traumata der Bezugsperson können deren Repräsentanzen vom Kind verzerren; die Person ist damit nur eingeschränkt in der Lage, die kindlichen Motive und Gefühle hinter dem Verhalten des Kindes zu erkennen. Negative Zuschreibungen der Bezugsperson (z. B. »das Kind will mich nur ärgern«) führen zu unsensiblem Elternverhalten, das wiederum das kindliche Verhalten negativ beeinflusst. Setzt sich dieser Kreislauf immer weiter fort, können sich die negativen Zuschreibungen bewahrheiten, da das Kind die verzerrten Attributionen übernimmt (Quitmann et al. 2010). Es wird davon ausgegangen, dass es wesentlich schwieriger ist, ein Kind zu kontrollieren, das aufgrund seiner unsicher-vermeidenden Bindung an seine Betreuungsperson den Liebesverlust nicht so fürchtet, wie ein sicher gebundenes Kind. Wird eine Familie durch Schicksalsschläge belastet und kann die Mentalisierungsfähigkeit der Eltern nicht mehr zur Begleitung der Gefühle des Kindes beitragen, so erscheint eine professionelle Begleitung, z. B. als Erziehungsberatung oder im Rahmen einer MBT-F (Mentalisierungsbasierte Therapie für Familien) hilfreich, um das familiäre Mentalisierungsklima wiederherzustellen.

Insbesondere der markierten Affektspiegelung wird in der Mentalisierungstheorie eine zentrale Bedeutung zugeschrieben. Diese komplexe Interaktion zwischen Bezugsperson und Säugling ist leicht störbar. Störungen der markierten Affektspiegelung können in folgender Weise unterschieden werden: Unsicher-verstrickt gebundene Eltern erkennen die Gefühle ihres Kindes zwar korrekt, aber sie können nicht angemessen damit umgehen, weil sie sich zu schnell von den zumeist negativen Affekten anstecken lassen. Sie spiegeln die Affekte des Kindes zu realistisch. Bezugspersonen, die von den Affekten des Kindes selbst überwältigt werden, spiegeln dem Kind eine realistische und somit affektverstärkende Version des affektiven Ausdrucks (Affektansteckung). In diesem Fall wird der gespiegelte Affekt nicht ausreichend markiert (fehlende Markierung). Das Kind erfährt dann seine psychologischen Erregungszustände überwiegend im Außen, z. B. in seiner Mutter, die sich von den negativen Affekten überwältigt fühlt. Dies erschwert dem Kind die Überwindung des Äquivalenzmodus und kann in der weiteren Entwicklung zu einer verstärkten Projektionsneigung führen, bei der psychische Zustände automatisch im Gegenüber wahrgenommen werden (Taubner 2015). Unsicher-distanziert gebundene Eltern können mit den kindlichen Affektausdrücken durchaus kongruent umgehen, aber sie distanzieren sich zu schnell von der Intensität des geäußerten Affekts, versuchen sachlich und rational damit umzugehen, indem sie z. B. ihrem Kind Vorschläge machen, was zu tun ist. Die Ratschläge lassen dann mitunter eine erschreckende Gefühlsarmut erkennen (Mertens 2012).

Eine fehlende Spiegelung führt dazu, dass das Kind nur schwer sekundäre Repräsentanzen bilden kann. Somit bleibt der Zugang zu seinem Inneren undifferenziert und Denken sowie Erleben finden häufig im konkretistischen Modus statt.

Alle nicht gespiegelten inneren Zustände des Kleinkindes erhalten den Status des Nichterlebbaren und können daher als Bestandteile des von Freud konzipierten dynamischen Unbewussten bezeichnet werden. Sowohl bei sexuellen als auch bei aggressiven Impulsen misslingt die Spiegelung häufig auch unter guten Entwicklungsbedingungen (Taubner 2015). Somit bleiben besonders die sexuellen und aggressiven Impulse unverdaut und ohne symbolische Repräsentation (Fonagy 2008, Target 2013).

Wenn die Bezugsperson zwar markiert spiegelt, die Motive oder Affekte des Säuglings aber fehlinterpretiert (inkongruente Spiegelung), wird eine verzerrte sekundäre Repräsentanz des gespiegelten primären Affekts internalisiert und es entsteht ein »Fremdes Selbst«.

Das »Fremde Selbst«

In unsicher-ambivalenten oder desorganisierten Bindungen ist das Bindungssystem permanent aktiviert und es wird die Nähe zur Bezugsperson auf Kosten der Reflexionsfähigkeit aufrechterhalten. Das Kind passt sich der Welt der Bezugsperson an und übernimmt fremde Anteile als Teil seiner inneren Welt. Diese werden zu einem sogenannten »Fremden Selbst«. In diesem Fall repräsentieren sich im Selbst des Kindes die Haltung und Botschaften der Bezugsperson. Dann bleibt dem Kind nur die Möglichkeit, den mentalen Zustand der Mutter in sein eigenes Selbst zu übernehmen, von dem es später verzweifelt versucht, sich durch Externalisierung zu befreien (Fonagy & Target 2006).

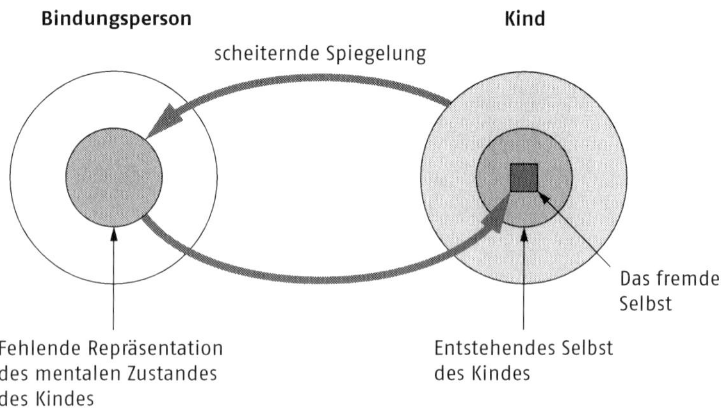

Abbildung 1 Die Entwicklung des Fremden Selbst (modifiziert nach Bateman & Fonagy 2007: 149)

Insbesondere bei der desorganisierten Bindung widersprechen sich das primäre Selbsterleben des Kindes und die über die Bindungspersonen internalisierten Selbstrepräsentanzen, da die primären Selbstzustände nicht akkurat gespiegelt werden. Diese Spannung zwischen primärem Affekt und verzerrten Rückmeldungen der Bezugsperson (sekundären Repräsentanzen) hinterlassen eine schwer auszuhaltende, oft diffuse innere Spannung. Daher wird das Fremde Selbst häufig externalisiert (projiziert). Die Externalisierung dieser Selbstanteile auf Bindungsfiguren wird zum Organisator des gesamten Bindungsverhaltens (Fonagy et al. 2002). Die Externalisierung fremder Selbstanteile, die dann im anderen gehasst, entwertet und bekämpft werden können, dient der Kohärenz des Selbst. Damit dies gelingt, muss der andere physisch anwesend sein. Selbstkohärenz wird somit über die Externalisierung fremder Selbstanteile illusionär erzeugt, wodurch eine Abhängigkeit entsteht, da Selbst und Objekt nicht deutlich getrennt erlebt werden können. Das Potential einer wirklichen Beziehung geht verloren, weil der andere sich wie ein Selbstanteil verhalten muss (Taubner 2015).

Menschen mit einem Fremden Selbst berichten über Gefühle von innerer Leere und unerträglicher Missstimmung. Erfahrungen aus der äußeren Welt sind von dem Erleben der inneren Welt nicht klar getrennt, weil sie unmarkiert oder inakkurat markiert wurden und nicht unterschieden werden können. In diesen Notlagen werden die eigenen Gefühle in die äußere Welt projiziert. Dies wird nicht nur von Konflikten oder Schuldgefühlen, sondern aus unerträglichen inneren Spannungen und dem Bedürfnis, eine Kongruenz im Selbsterleben aufrechtzuerhalten, ausgelöst (Brockmann & Kirsch 2015).

Nach Ansicht der Autoren erlebt das Kind ein Trauma – wahrscheinlich als Aspekt einer allgemeineren Unfähigkeit der Bezugsperson, seine Perspektive zu berücksichtigen. Diese Unfähigkeit äußert sich in Form von Vernachlässigung, Ablehnung, exzessiver Kontrolle und inkohärenten, verwirrenden Beziehungen (Fonagy et al. 2015). Die Hemmung von Mentalisierung ist ein adaptiver Bewältigungsversuch, mit dessen Hilfe das Kind ein Nachdenken über die Motive der misshandelnden Bindungsperson verweigert. Daher scheint es sinnvoll, Mentalisierung in diesen Fällen zunächst gezielt zu fördern, bevor an den Inhalten der Repräsentanzen oder einsichtsorientiert gearbeitet werden kann (Taubner 2015).

1.4 Bindung, Mentalisieren und Stress

Bindungsverhalten als frühe Copingstrategien für Stress

Bereits sehr frühe Erfahrungen von unangenehmen Gefühlen, Stress, Angst oder Alleinesein aktivieren das Bindungssystem. Das darauf folgende Bindungsverhalten (Weinen, Klammern, Nähesuche) kann daher als Versuch gesehen werden, diese unangenehmen Gefühlszustände mit Hilfe einer Bezugsperson zu regulieren. In Abhängigkeit von den im Bindungsmuster verdichteten Erfahrungen mit den ersten Bezugspersonen wird Stress in der Folge unterschiedlich bewältigt.

Unsicher-verstrickt gebundene Erwachsene, deren Bindungssystem bei Stress hyperaktiv wird, verfolgen ängstlich die emotionale Erreichbarkeit der Bezugsperson, um von ihr Unterstützung und Trost zu erhalten. Personen mit einem unsicher-vermeidenden Bindungsstil aktivieren bei Stress eher kognitive Aspekte von Mentalisierung, unterdrücken Gefühle und versuchen, möglichst autonom zu bleiben (Mirkulincer & Shaver 2007). Menschen mit unverarbeiteten Traumata wechseln zwischen diesen beiden Strategien (Mertens 2012).

Als wichtige Ursachen für psychische Störungen gelten unsichere Arbeitsmodelle und die Abwehr der Angst vor dem Verlassenwerden durch Hyperaktivierung oder die Abwehr der Angst vor Verletzungen in Beziehungen durch Deaktivierung von Bindungsverhalten. Die Aktivierung bindungsbezogener Angst ist die treibende Kraft für die Unterlassung bestimmter Verhaltensweisen.

Am deutlichsten weisen die Forschungsergebnisse auf einen Zusammenhang zwischen desorganisierter Bindung und psychischen Problemen oder Verhaltensauffälligkeiten hin. Desorganisierte Bindung gilt als allgemeiner Risikofaktor für fehlangepasstes Verhalten und zeigt den engsten Zusammenhang zwischen Bindungserfahrungen und Persönlichkeitsstörungen. Ebenfalls besteht ein starker Zusammenhang zwischen der Dauer einer Deprivation einerseits und Bindungsstörungen, Störungen in Peer-Beziehungen, Unaufmerksamkeit und Hyperaktivität, sowie Kognitionsvermögen andererseits (Rutter 2006).

Eine Erklärung für auffälliges Verhalten bei unsicheren Bindungsmustern oder desorganisiertem Bindungsverhalten liefert Fonagy (2003) mit Bezug auf Lyons-Ruth et al. (1999). Eine Desorganisation des Bindungsverhaltens ist sowohl abhängig von der Intensität angsterzeugender Erfahrungen (Stress) als auch von der Sicherheit, die das jeweilige Bindungsmuster bietet. Lyons-Ruth fasst also die Schwere des Traumas und die Qualität der Bindungsbeziehung im Rahmen eines Diathese-Stress-Modells zusammen. Hiernach bieten unsichere, aber organisierte Bindungsbeziehungen angemessenen Schutz, solange die traumatische Intensität nicht überwältigend ist. Je unsicherer die grundlegende Bindung, desto schwieriger wird die Verarbeitung stressvoller Erfahrungen. Desorganisiert gebundene und auffällige Kinder sind nach diesem Modell bereits bei leichten Irritationen extrem gestresst und verfügen über keine oder unzureichende Bewältigungsmöglichkeiten. Jedoch lässt es sich retrospektiv kaum sagen, ob ein Trauma die Bindungssicherheit vorher zur Desorganisierung hin verändert hat, oder ob von Beginn an eine unsichere oder desorganisierte Bindung da war. Fonagy und Luyten (2009) haben anhand eines stressabhängigen Schaltmodells auf den Zusammenhang zwischen Stress, Bindung und Mentalisierung hingewiesen. Mayes (2000, 2006) ging davon aus, dass bei steigender emotionaler Erregung kontrollierte, reflektierende Prozesse im präfrontalen Cortex (PFC) in schnelle und automatische implizite Verarbeitungsprozesse (im posterioren Cortex und subcortical) umschalten. Luyten et al. (2015a) ergänzten das Modell um das emotionale Arousal, das in Bindungsstress und den individuellen bindungsmusterbezogenen Bewältigungsstrategien entsteht.

Es existieren einige empirische Untersuchungen, die zeigen können, dass emotionale Anspannung und psychosozialer Stress besonders dann zu einer Hemmung reifer Mentalisierung führen, wenn sie mit Bindungsbeziehungen zu tun haben. Mit steigendem Bindungsstress kommen prä-mentalisierende Funktionsmodi (psychischer Äquivalenz-, Als-Ob- oder teleologischer Modus) zum Einsatz, die entwicklungsgeschichtliche Vorläufer der Mentalisierungsfähigkeit sind (Taubner 2015).

Stress jeglicher Art und intensive Emotionen behindern Reflexion.

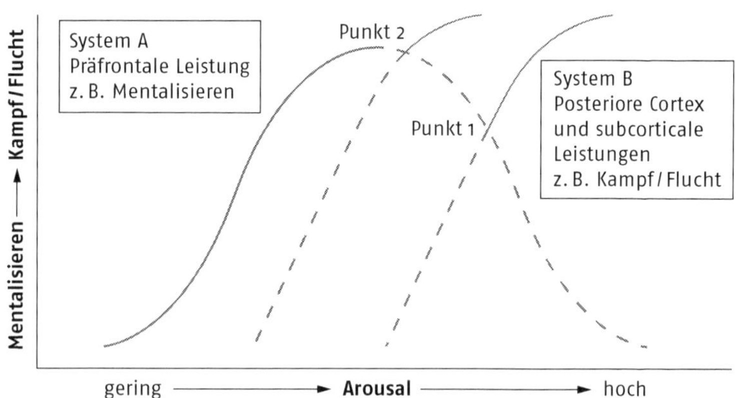

Abbildung 2 Kognitive Verarbeitungsprozesse in Abhängigkeit von emotionaler Erregung, modifiziert nach Mayes (2000).

Mit zunehmender emotionaler Intensität (Arousal) werden Verarbeitungsprozesse in unterschiedlichen Hirnregionen in Gang gesetzt. Bei geringer bis mittlerer Erregung werden überwiegend Aktivitäten in präfrontalen Hirnregionen (System A) zur Problemlösung eingesetzt. Dies scheint mit reflexiven kognitiven Leistungen in Verbindung zu stehen, während bei intensivem Stress eher der posteriore Cortex und subcorticale Hirnregionen aktiviert werden (System B). Dies führt zur Abnahme reflexiver Fähigkeiten und zur Zunahme automatisierter Kampf- und Flucht-Reaktionen (automatisches Mentalisieren).

Bei Individuen mit traumatischen Erfahrungen (und bei Adoleszenten) ist der Umschaltpunkt zwischen reflexiven und automatisierten Problemlösestrategien nach links verschoben, d. h. schon bei einem mittleren Arousal verringert sich die Fähigkeit, zu reflektieren und automatisierte Kampf- und Fluchtreaktionen (nicht-mentalisierende Modi) werden eingesetzt (Mayes 2000).

Sicher gebundene Menschen schalten erst bei relativ hohem emotionalen Arousal in den automatischen Modus um und können rascher wieder kontrolliert mentalisieren. Bei unsicher-verstrickt gebundenen Menschen wird angenommen, dass hier eine Neigung zum Hyperarousal besteht und daher bereits geringe Stressauslöser zu einem Umschalten auf automatisches Mentalisieren führen können (vgl. die klinischen Ausführungen zur Borderline-Persönlichkeitsstörung bei Fonagy & Luyten 2009). Dahingegen neigen unsicher-vermeidend gebundene Individuen eher zu einer Deaktivierung, was jedoch auch zu einem Verlust der explizit reflexiven Mentalisierungsfähigkeit führen kann.

Luyten et al. (2015a) schlagen für den Zusammenhang von Bindung, Mentalisierung und Stress folgende Einteilung vor:

Bindungsmuster	Grenzbereich für Umschaltung	Stärke der automatischen Antwort	Wiedergewinnung der kontrollierten Mentalisierung
Sicher	Hoch	Mittel	Schnell
Hyperaktivierend (unsicher-verstrickt)	Niedrig (hyperresponsiv) Bindungssystem wird früh aktiviert	Stark	Langsam
Deaktivierend, (oft zu gelassen für die Situation) (Unsicher-vermeidend)	Relativ hoch (meist emotional distanziert, kognitiv orientiert, erst bei stärkerem Stress werden starke Affekte aktiviert)	Schwach (aber stark unter zunehmendem Stress)	Relativ schnell
Desorganisiert (Deaktivierende und hyperaktivierende Strategien wechseln)	Inkohärent	Stark	Langsam

Tabelle 1.1 Mentalisieren im Stress ist abhängig von Bindungserfahrungen (nach Luyten et al. 2015a: 79).

Bei intensiven Emotionen (nicht nur, wenn wir verliebt sind) oder wenn unser Bindungssystem aktiviert ist (in Krisen), nimmt unsere Mentalisierungsfähigkeit deutlich ab. Von der Vorstellung, dass unsere Reflexionsfähigkeit bei mittlerer emotionaler Intensität am besten gelingt, wird die Empfehlung abgeleitet, in Psychotherapien die emotionale Intensität zu regulieren: »nicht zu nah am Feuer und nicht zu weit entfernt.«

KAPITEL 2

Das Mentalisierungskonzept als neues Paradigma in der Psychotherapie?

Das Mentalisierungskonzept gilt als ein Brückenkonzept, das über seine psychodynamische Ausrichtung hinaus Überschneidungen mit einigen anderen Therapiemodellen aufweist, z. B. mit der Systemischen Therapie, der Klientenzentrierten Therapie oder der Dialektisch Behavioralen Therapie (DBT). Nach mehr als 20-jähriger Forschung formulieren die Autoren: »Wir behaupten kühn, dass das Mentalisieren – die aufmerksame Beachtung und Reflexion des eigenen psychischen Zustandes und der psychischen Verfassung anderer Menschen – der grundlegende gemeinsame Faktor psychotherapeutischer Behandlungen ist und dass infolgedessen jeder, der auf dem Sektor der psychischen Gesundheitsversorgung arbeitet, von einem gründlichen Verständnis des Mentalisierens und einiger seiner klinischen Anwendungsmöglichkeiten profitieren wird« (Allen et al. 2011: 21).

> Die Förderung von Mentalisieren gilt als ein zentraler Wirkfaktor in allen psychotherapeutischen Behandlungen (Allen 2013).

Die Autoren erheben jedoch nicht den Anspruch, eine neue Therapierichtung erschaffen zu wollen. Sie gehen weiter davon aus, dass Behandlungen im Spektrum von Psychoanalyse bis kognitiver Verhaltenstherapie, Klientenzentrierter Therapie und Systemischer Therapie die Mentalisierungsfähigkeit fördern – solange sie den generellen und situativen Mentalisierungsfähigkeiten des Patienten angepasst sind.

2.1 Psychoanalyse und das Mentalisierungskonzept

Mit der Formulierung ihres Mentalisierungskonzeptes unternehmen Fonagy und seine Arbeitsgruppe den Versuch einer psychoanalytischen Weiterentwicklung der Bindungstheorie (Fonagy 2003). Die Bindungstheorie betont den Einfluss der realen sozialen Umwelt auf die psychische Entwicklung, schon und vor allem in der Säuglingszeit. Dies wird vermittelt über die reale und direkt beobachtbare Beziehung zwischen Bezugspersonen und Säugling. Bowlbys (1969, 1973) Erkenntnisse zum Bindungsverhalten wurden jedoch von Anna Freud und anderen führenden Psychoanalytikern als ›naiver Realismus‹ kritisiert, als behavioristisch diffamiert und schließlich links liegen gelassen. Erst spät (ab Mitte der Achtziger) wurde die Nähe zur Objektbeziehungstheorie erkannt und Bowlby auch in psychoanalytischen Kreisen rezipiert.

Die psychoanalytische Kritik an der Bindungstheorie, die Bedeutung des Unbewussten oder der Phantasien werde nicht anerkannt, wird auch heute noch aufrechterhalten (Fonagy & Target 2006). Nicht beobachtbare Triebmotive oder Phantasien des Kindes könnten dazu führen – so die Kritik –, dass das Kind die Verhaltensweisen der Bezugspersonen verzerrt wahrnimmt oder interpretiert. Durch individuelle Unterschiede in Konstitution und Temperament scheint es unausweichlich, dass unterschiedliche Kinder (z. B. Geschwister) das Verhalten der Bezugsperson auf jeweils individuelle Weise wahrnehmen (Fonagy 2003).

Fonagy et al. (2002) nehmen einen engen Zusammenhang zwischen Mentalisierungsfähigkeit und Bindung an. Sichere Bindung fördert die Entwicklung der Mentalisierungsfähigkeit und diese fördert wiederum sichere Bindungen. Bindungssicherheit entsteht nicht allein durch eine hinreichende Feinfühligkeit der Beziehungspersonen, sondern ebenso durch die Fähigkeit der Bezugspersonen anhand der Äußerungen des Kindes, die darin zum Ausdruck kommenden Intentionen und Gefühle des Kindes zu verstehen und zu verbalisieren (zu mentalisieren). Tatsächlich zeigte sich in verschiedenen Studien, dass die mütterliche Mentalisierungsfähigkeit besser erklären kann, wann ein Kind eine sichere Bindung entwickelt als die mütterlichen Bindungsrepräsentationen (Fonagy et al. 1991, Slade et al. 2005, Meins et al. 2012).

»Sowohl die moderne Bindungstheorie als auch die moderne Psychoanalyse verfolgen das grundlegende erkenntnistheoretische Ziel, die inneren Mechanismen zu beschreiben, die für die Diskrepanz zwischen äußerer und psychischer Realität verantwortlich sind« (Fonagy 2003: 168).

Indem Erikson die interaktionalen und psychosozialen Aspekte der Entwicklung über den Lebenslauf betonte, zeigen seine Konzepte zu *Urvertrauen* und *Urmisstrauen* Gemeinsamkeiten mit der Bindungsklassifikation. Fairbairn und Winnicott entwickelten im Kreis der britischen Objektbeziehungstheoretiker eine grundsätzlich soziale Theorie, die Psychoanalyse als eine Theorie menschlicher Beziehungen versteht. Die frühen Konflikte in der Entwicklung kreisen in diesen Theorien wesentlich um Autonomie und Abhängigkeit, Selbständigwerden, Bindung und Selbstbehauptung. Winnicott beschreibt in einer sehr sensiblen Sprache die Komplexität der Beziehungen zwischen innerer und äußerer Realität. Mit dem »Übergangsobjekt« entwickelt das Kind die Fähigkeit, ein Objekt nicht nur als Nicht-Ich zu erkennen, sondern das Objekt selbst zu erschaffen, es sich vorzustellen, zu erdenken, zu erfinden. Es entsteht also ein Möglichkeitsbereich für das Kind, mit Hilfe von Illusionen die Überschneidungen, Grenzen und Unterschiede zwischen innerer und äußerer Realität auszuloten (Shaked 2011). Die wichtigen Gemeinsamkeiten dieser psychoanalytischen Konzepte mit dem Mentalisierungskonzept belegen die beiden folgenden Zitate:

> »Psychotherapy is not making clever and apt interpretations; by and large it is a long-term giving back what patients bring. It is a complex derivate of the (maternal) face, that reflects back what there is to be seen« (Winnicott 1972, z. n. Jurist et al. 2008: 239).

»Patients experience an intense hunger for understanding the ways that minds function; they learn this not so much from specific comments of the analyst but rather through the observation of the analyst's developing a coherent model of their minds – through the experience of a mind's having their minds in mind« (Fonagy & Target 2005, z. n. Jurist et al. 2008: 239).

2.2 Verbindung zu anderen Therapiemodellen

Die Mentalisierungstheorie wird seit seiner Einführung in den 1990 Jahren international rezipiert und hat kreative Prozesse angestoßen, als Brückenkonzept ruht es auf vielen Säulen und gilt als bedeutsame Weiterentwicklung psychoanalytischer und bindungstheoretischer Überlegungen, auch über den spezifisch psychotherapeutischen Kontext hinaus (Taubner 2015).

Verbindung zu anderen Therapiekonzepten

- zur Klientenzentrierten Therapie
- zur Kognitiven Verhaltenstherapie, der Dialektisch Behavioralen Therapie (DBT) sowie den empirischen Ansätzen der italienischen Kognitivisten
- zur Systemischen Therapie
- zu den achtsamkeitsbasierten Ansätzen (Mindfulness)

Verbindungen des Mentalisierungskonzepts zur Klientenzentrierten Therapie bestehen über die herausragende Bedeutung von Empathie einerseits und Experiencing andererseits. Experiencing wird verstanden als ein Prozess des In-sich-Hineinschauens, der Wahrnehmung und Differenzierung des Selbsterlebens (Gendlin 1961, Klein et al. 1986). Ebenso wie der Begründer der Klientenzentrierten Psychotherapie, Carl Rogers, betont das Mentalisierungskonzept den Prozess innerhalb der Psychotherapie stärker als die Inhalte.

Als Vertreter der kognitiven Verhaltenstherapie beschreiben z. B. Björgvinsson & Hart (2009), bzw. Lewis (2009) als Vertreter der Dialektischen Verhaltenstherapie, Verbindungen zum Mentalisierungskonzept. Die Autoren sehen diese vor allem auf der Ebene der Behandlungstechnik, z.B. im »Sokratischen Dialog«. Auch hat die Mentalisierungsbasierte Therapie (MBT) bei Borderline-Störungen (Bateman & Fonagy 2007) einige Gemeinsamkeiten mit der Dialektisch Behavioralen Therapie (DBT) nach Marsha Linehan (Bohus 2013). Diese bestehen insbesondere in strukturellen Aspekten der Behandlung und den Interventionen, z.B. der »Validierung« des Erlebens des Patienten. Eine weitere Verbindung besteht über die italienischen Kognitivisten, diese betonen die kognitiven Aspekte (Mentalisierung bei sich und bei anderen) und zeigen, als Erweiterung des Mentalisierungskonzeptes, Interesse dafür, ob Mentalisieren auch zur Problemlösung erfolgreich genutzt wird (Semerari et al. 2003, Carcione et al. 2013).

Verbindungen zur Systemischen Therapie bestehen insbesondere in der Mentalisierungsbasierten Familientherapie (MBT-F) (Asen & Fonagy 2015). Mentalisieren wird nicht alleine als intrapsychische Fähigkeit gesehen, sondern ist vor allem auch eine interaktionelle Fähigkeit, bzw. eine Fähigkeit eines Systems, einer Gruppe (Bolm 2015, Schultz-Venrath 2013), bzw. einer Familie (Luyten et al. 2015a). Dies hat zur Konsequenz, dass besonders in der Arbeit mit Jugendlichen und Kindern, die Mentalisierungsfähigkeit der Familie als System gestärkt werden soll. Die Arbeit mit einer Gruppe oder einer Familie erleichtert die Einnahme unterschiedlicher Perspektiven. In den von der Mentalisierungstheorie abgeleiteten Präventionskonzepten wird diese Fokusverschiebung vom Individuum auf größere Gemeinschaften, wie Schulsysteme erweitert (Twemlow et al. 2005; Taubner et al. 2014).

2.3 Mentalisierungsförderung in anderen Settings

Das Mentalisierungskonzept erhebt den Anspruch, grundlegende Aussagen über die psychischen Verarbeitungsprozesse und die Regulierung von Emotionen treffen zu können. In der Psychotherapie und Beratung, bei Beziehungsproblemen, in der Erziehungsberatung und bei schweren psychischen Störungen bewähren sich die Erklärungsmodelle und mentalisierungsfördernden Behandlungsansätze (Bateman & Fonagy 2015a). Ebenso gehen von dem Konzept wichtige Impulse für das Verständnis von Resilienz und psychischer Gesundheit aus (Allen & Fonagy 2009, Kirsch 2014, Taubner 2015).

Außerhalb klinischer Settings haben sich mentalisierungsfördernde Interventionen in verschiedenen sozialpädagogischen Kontexten als erfolgreich erwiesen, z. B. in der Erziehungsberatung und Gewaltprävention an Schulen (Übersicht bei Kirsch 2014, Taubner 2015). »Beratung und Psychotherapie können nicht grundsätzlich voneinander getrennt gesehen werden. Auf der Ebene des praktischen Handelns bestehen zahlreiche Übereinstimmungen« (Schnelzer 2015: 45). In der Arbeit mit schwer erreichbaren Jugendlichen (Bevington et al. 2015), in der mentalisierungs-orientierten Erziehungsberatung (Sadler et al. 2009, Kaufmann & Zimmer 2014) wird Mentalisierungsförderung nicht als Heilkunde angewandt, sondern zur Förderung der seelischen und sozialen Entwicklung von Kindern. Aktuell wird Mentalisierung auch auf weitere außerklinische Bereiche angewendet, wie dem Mentalisierungsbasierten Management (Döring 2013; Taubner & Kotte 2015) und der Berufsausbildung (Taubner et al. 2014).

Achtsamkeit (Mindfulness) verstanden als »Aufmerksamkeit und Bewusstheit von momentanen Vorgängen und Erfahrungen« (Brown & Ryan 2003) wird ebenso von den Autoren des Mentalisierungskonzepts diskutiert – mit Bemühungen, beiden Konzepten gerecht zu werden:

> »Seinen buddhistischen Wurzeln entsprechend, konnotiert der Begriff Achtsamkeit bisweilen ein relativ distanziertes Gewahrsein; in der mentalisierungsfokussierten Therapie hingegen setzen wir einen Preis aus für das Mentalisieren in der Hitze emotionaler Zustände. Ungeachtet dieser Diskrepanzen ist der Begriff ›Achtsamkeit‹ an sich außerordentlich nützlich; zudem erfasst er den Aufmerksamkeitsaspekt des Mentalisierens: die Achtsamkeit für mentale Zustände.« (Allen et al. 2011: 86).

Das Mentalisierungskonzept enthält also vieles, was als Fundus erfolgreicher therapeutischer Interventionen bekannt ist und verbindet Erkenntnisse aus Neurobiologie, Bindungsforschung und Entwicklungspsychologie, Psychoanalyse und Psychotherapieforschung. Neu ist jedoch das Konzept – der Fokus liegt auf dem Prozess des Mentalisierens, nicht auf den einzelnen Techniken. Ebenfalls neu ist die konsequente Fokussierung auf die Förderung von Mentalisierung und das Verständnis für prä-mentalisierende Denkprozesse.

Auf die zentrale Bedeutung eines Konzepts weist ein antikes philosophisches Rätsel hin: »Was ist das wichtigste Teil an einem Ochsenkarren?« Zunächst fällt einem wohl ein: »die Räder«, »der Ochse« oder »die Deichsel«. Die beste Antwort auf dieses Rätsel lautet wohl: »*das Konzept*« (Yudolfsky 2011).

2.4 Die zentrale Bedeutung der therapeutischen Beziehung

Ausgangspunkt der jüngsten Überlegungen von Fonagy & Allison (2014) zu den Grundlagen von Therapieprozessen ist die therapeutische Beziehung. Die Ergebnisse der Psychotherapieforschung der letzten Jahrzehnte liefern zwei zentrale Ergebnisse. Zum einen zeigen sie, dass keine der evidenzbasierten Therapieformen einer anderen deutlich überlegen ist und zum anderen, dass die therapeutische Beziehung im weitesten Sinn der zentrale Wirkfaktor in den therapeutischen Behandlungen ist (Wampold 2001, Laska et al. 2014).

Nach Laska, Gurman & Wampold (2014) liefern die Ergebnisse der Psychotherapieforschung die ernüchternde Erkenntnis, dass die Wirksamkeit von Psychotherapie am deutlichsten von der Realisierung der allgemeinen Wirkfaktoren, der »Common Factors« (Frank & Frank 1993), abhängt. Wampold überprüfte dies in den Bereichen therapeutische Beziehung, Empathie, gemeinsame Ziele, Zusammenarbeit, positive gegenseitige Rücksichtnahme, Kongruenz und Therapeutenfaktor. Spezielle Faktoren, wie z. B. der Unterschied der

Therapierichtungen oder die Manualtreue wirkten sich nicht auf die Wirksamkeit von psychotherapeutischen Behandlungen aus.[5]

Die therapeutische Beziehung wird hier nicht als direkter Wirkfaktor wie z.B. die Wirkung eines Medikaments angesehen – im Sinne von »die therapeutische Beziehung bewirkt den Therapieerfolg«, sondern als Moderator, d.h. im Sinne eines Katalysators therapeutischer Veränderung. Die therapeutische Beziehung besteht nach Bordin (1979) aus den folgenden drei Faktoren: vertrauensvolle Zusammenarbeit, Ziele und Aufgaben[6]. Die therapeutische Beziehung enthält damit auch Aspekte alter Bindungserfahrungen und den Versuch einer Neuorientierung. In der therapeutischen Beziehung berichtet der Patient über Erfahrungen, die je nach Therapierichtung reflektiert werden und zu neuen Erfahrungen führen.

Warum kann die therapeutische Beziehung die Symptomatik verändern? Die therapeutische Beziehung ist der Ort des Veränderungsprozesses, aber nicht der Mechanismus der Veränderung alleine. Die therapeutische Beziehung öffnet einen sozialen Lernprozess, von dem der Patient auch zwischen den Behandlungsstunden profitiert. Mentalisierung fördert dabei die Sicht des Patienten als eigenständige Person, die für sich selbst gültige Erfahrungen macht. Wenn der Therapeut sich in die Gedanken, Intentionen und Affekte des Patienten hineindenkt und einfühlt, fördert er im Patienten ein Gefühl von Sicherheit, so dass dieser mit dem Therapeuten kooperieren kann. Im Rahmen der Mentalisierungstheorie wird dies als Förderung des epistemischen Vertrauens bezeichnet, das im Folgenden näher erläutert wird.

- Die Ergebnisse der Therapieforschung weisen auf die therapeutische Beziehung als einen wichtigen Moderator des Therapieerfolgs hin.
- Die therapeutische Beziehung öffnet einen sozialen Lernprozess, von dem der Patient vor allem zwischen den Behandlungsstunden profitiert.

---

5 Die Aussagen beziehen sich auf auf Evidenz geprüfte Therapien.

6 Auch die Operationalisierung der therapeutischen Beziehung im international sehr verbreiteten Untersuchungsinstrument »Work Alliance Inventory« (WAI, Wilmers et al. 2008) folgt diesem Konzept.

- Mentalisierung fördert dabei die Wahrnehmung des Patienten als eigenständige Person. Wenn der Therapeut sich in die Gedanken, Intentionen und Affekte des Patienten hineindenkt und einfühlt, fördert er im Patienten ein Gefühl von Sicherheit, etwas Neues zu wagen und mit dem Therapeuten zu kooperieren.

2.5 Kommunikation und epistemisches Vertrauen

Fonagy et al. (2015) gehen davon aus, dass moderne psychodynamische Modelle auf der Annahme von drei menschlichen Motivationsstrukturen aufbauen:

1. Die psychosexuelle Entwicklung und Aggression (Freuds Triebtheorie)
2. Das Bindungssystem (Bowlby) und Mentalisierung
3. Kommunikation als bedeutsames Motiv zu Bildung von Kultur und transgenerationaler Weitergabe von Wissen.

Gegenwärtig werden die ersten beiden Sichtweisen durch eine Theorie der Kommunikation, des epistemischen Vertrauens ergänzt. Moderne Genetik und andere Befunde haben zu einem zunehmenden Skeptizismus gegenüber den ersten beiden Annahmen geführt. Psychopathologische Entwicklungen sind nicht allein aufgrund von Bindungsstörungen erklärbar, selbst wenn man Mentalisierungsstörungen mit berücksichtigt. Die Konzeptualisierung durch Triebe und Bindung reiche nicht aus, um die Komplexität der Entstehung von Persönlichkeitsstörungen zu erklären (Fonagy et al. 2015).

Die Bedeutung von Kommunikation: die intergenerationale Weitergabe von Wissen und Erfahrung

Die Entwicklung von Mentalisierung wurde aus evolutionstheoretischer Sicht notwendig, damit Menschen in größeren sozialen Gruppen kommunizieren und davon profitieren können. Es scheint in der Entwicklung des Homo sapiens von Vorteil gewesen zu sein, das Verhalten von Artgenossen interpretieren und antizipieren zu können. Dies verbesserte seine Fähigkeit zur Kooperation und bot Konkurrenzvorteile gegenüber anderen Spezies, wie z. B. der des Homo neanderthalensis, die viel besser an die Natur angepasst waren (z. B. in Bezug auf die Nachtsehfähigkeit) als der Homo sapiens (Allen & Fonagy 2009).

Die Fähigkeit zur transgenerationalen Weitergabe von Wissen und zum symbolischen Denken ermöglichte die kulturelle Entwicklung in größeren Gruppen. Die Größe sozialer Gruppen wiederum korreliert mit der Größe des Neocortex beim Homo sapiens[7] (Fonagy et al. 2015).

> Erst die zwischenmenschliche Kommunikation ermöglicht es, relevantes Wissen an die nächste Generation weiterzugeben.

Fonagy und Kollegen (2015) gehen von drei Entwicklungslinien aus, die menschliche Kulturen von nicht-menschlichen unterscheiden:

1. Die Erschaffung von Symbolen wie Wörter, Sprache, Schrift, Musik, etc.,
2. Die Erschaffung von Werkzeugen (im Kontrast zur lediglichen Nutzung derselben) sowie komplexer Technologien,
3. Die Erschaffung komplexer sozialer Systeme, Strukturen und Organisationen.

Die entscheidende Gemeinsamkeit dieser Entwicklungen sei der intergenerationale Transfer von Wissen und die Erschaffung von Kultur, die die Bedeutung der DNA relativiert habe. Soziales Lernen erlaubt uns Wissen in sozialen Gruppen zu erwerben, zu behalten und weiterzugeben. Die Weitergabe von Wissen hängt von einer Kombination aus imitierenden und symbolischen Repräsentanzen von Erfahrungen ab. Dies beinhaltet außerdem das Verständnis von Intentionen (Fonagy et al. 2015).

Die meisten kulturellen Übereinkünfte und Regeln des Zusammenseins erklären sich nicht aus sich heraus. Sie sind für das Kind,

---

7 Primärer frontaler und parieto-temporaler Cortex

den Betrachter undurchsichtig (opak). Weder das Ziel noch die Intentionen des Gebrauchs sind unmittelbar einsichtig. Daher kommt der Kommunikation (z. B. warum man üblicherweise an einer roten Ampel stehen bleibt oder das Messer in die rechte und die Gabel in die linke Hand nimmt) eine überragende Bedeutung zu. Das Kind muss relativ rasch die Eigenschaften und den Gebrauch dieser Werkzeuge und Verhaltensweisen kennen lernen, um ein Teil der kulturellen Gemeinschaft zu werden. Um eine Generalisierbarkeit dieses Wissens zu ermöglichen, macht dies die Integration von prozeduralen (Gebrauch) und semantischen Informationen (Symbolisierung) nötig.

Epistemisches Vertrauen bezieht sich auf eine spezifische Art des Vertrauens, die es ermöglicht, von einer anderen Person zu lernen (Fonagy 2012). Dabei meint der Begriff »*epistemisch*« das Wissen um den Grad der Sicherheit des Wissens (also glauben, vermuten etc.), was Gewissheit ausmacht und wie Wissen zustande kommt.

> Epistemisches Vertrauen ist das basale Vertrauen in eine Bezugsperson als sichere Informationsquelle (Sperber et al. 2010, Wilson & Sperber 2012).

Individuen müssen jedoch auch wachsam sein, um den Wahrheitsgehalt der erhaltenen Informationen überprüfen zu können, da dieser wie beschrieben meist nicht direkt beobachtbar ist. Ohne eine *epistemische Wachsamkeit* laufen sie sonst Gefahr, getäuscht zu werden von Informanten, die falsches Wissen weitergeben. Es gibt zwei Wege, wie das Individuum kulturell weitergegebene Informationen zu eigenem Wissen machen kann: entweder schlussfolgernd, über die Überprüfung des Inhaltes (z. B. stimmt der Glaube an Hexen mit unseren Überzeugungen nicht mehr überein) oder durch die Autorität der Wissensquelle.

Da die schlussfolgernde Form der Verarbeitung eine relativ stark ausgebildete Argumentationskapazität benötigt, überwiegt meist die Haltung, eine Aussage auf der Basis der Vertrauenswürdigkeit einer Person zu übernehmen oder zu verwerfen. Wir sind klar im Vorteil, wenn wir, anstatt etwas ausarbeiten zu müssen, einfach annehmen können, dass etwas so ist, weil die Quelle der Information vertrauenswürdig ist (Fonagy et al. 2015).

Menschen sind von den ersten Sekunden ihres Lebens an auf Kommunikation angewiesen. Aber Kommunikation ist riskant, denn wir können falsche Informationen erhalten. Um Aussagen vertrauen zu können, müssen wir uns rückversichern, ob die Informationen richtig oder wahr sind. Um unser Vertrauen in die Bezugspersonen zu beschreiben, haben Sperber et al. (2010) den Begriff der *epistemischen Wachsamkeit* (epistemic vigilance) eingeführt.

Haben Sie auch die Erfahrung in der Schule gemacht, von manchen Lehrern viel, von anderen nichts gelernt zu haben?

Bei ersteren hatte man das Gefühl wahrgenommen zu werden, bei letzteren lernte man nur, was man musste (Fonagy 2012).

Das ist deshalb interessant, weil wir es in der Therapie meistens mit Menschen zu tun haben, deren bisherige Beziehungserfahrungen zu einem *epistemischen Misstrauen* führten. Sie sind sehr eingeschränkt in der Lage von anderen zu lernen, sind rigide und unflexibel. Trotz ihres Leidensdruckes können sie sich nicht so einfach ändern.

Die verschiedenen Therapieformen öffnen spezifische Kommunikationskanäle und fördern in – Anlehnung an die Konzepte von Sperber und Kollegen – *epistemisches Vertrauen* (Fonagy 2012, Fonagy & Allison 2014). Indem wir uns für die zwischenmenschlichen Erfahrungen interessieren, die zu einer Abnahme des *epistemischen Vertrauens* geführt haben, können wir das *epistemische Vertrauen* fördern.

Epistemisches Vertrauen und Bindung

Sichere Bindung ist nicht die einzige Bedingung, in der *epistemisches Vertrauen* erlangt werden kann, aber es ist eine förderliche Bedingung. Das Kind muss erst die natürliche *epistemische Wachsamkeit* überwinden, um vertrauensvoll und aufnahmefähig für die sozial relevanten Informationen zu sein. So gesehen ist Bindung ein Teil der Mechanismen von Wissensvermittlung, die sich entwickelt haben, um eine *epistemische Verbindung* zwischen Lernendem und Lehrendem aufzubauen, die das gleiche genetische Material teilen (Fonagy et al. 2015).

Sichere Bindung legt also den Grundstein für eine epistemische Sicherheit, d. h. für Vertrauen in die eigenen Erfahrungen und Überzeugungen. Bindung ermöglicht eine spezifische Form des Vertrauens in die soziale Welt, um aufnahmebereit zu sein für die Übermittlung sozial relevanten Wissens.

Sicher gebundene Individuen gehen selbstverständlich davon aus, dass bei unangenehmen Stresserfahrungen Trost erfolgt, ohne sich ständig dessen rückversichern zu müssen. Eine sichere Bindung puffert Stresseffekte und spielt eine Schlüsselrolle in Resilienz und Vulnerabilität. Sie ermöglicht außerdem die Akzeptanz negativer Affekte, die Toleranz von Differenz sowie eine offene Kommunikation. Eine unsichere Bindung mit einem verstärkten Sicherheitsbedürfnis beeinflusst die Affektwahrnehmung und Offenheit gegenüber neuen Erfahrungen und kann zu einer eher rigiden Einstellung führen.

»Markierte Spiegelung« als Modell für die Förderung epistemischen Vertrauens[8]

Ungefähr ab dem achten Lebensmonat bekommt ein emotionaler, über Mimik, Gestik und erste Worte vermittelter Austausch zwischen Bezugsperson und Kind eine herausragende Bedeutung. Eltern reagieren auf den Emotionsausdruck des Säuglings. Sie stellen Blickkontakt her, übertreiben und »markieren« dabei ihren spiegelnden Emotionsausdruck, z. B. indem sie etwas abmildern, verstärken oder einen anderen Affekt beimischen. Dies ermöglicht dem Säugling zu erkennen, dass nun eine wichtige Wissensvermittlung stattfindet und die Mutter auf seinen Ausdruck reagiert.

Die Mutter versucht sich in das Kind hineinzuversetzen. Sie nimmt das Kind als »mentalen Akteur« wahr und interpretiert: »das Gefühl ist es, das du empfindest«. Der markierte, spiegelnde Ausdruck der Mutter öffnet durch den Blickkontakt Kommunikationskanäle und entschärft die Angst des Kindes. Später wird das primäre Gefühl (z. B. Angst) zusammen mit der Reaktion der Mutter als Gedächtnisspur, bzw. als (sekundäre) Repräsentanz aufbewahrt und

8 Siehe auch Kapitel 1.2.2: Markierte Affektspieglung als soziales Feedback.

ermöglicht einen kognitiven und damit affektregulierenden Zugang zu den eigenen Emotionen und Selbstzuständen (Fonagy et al. 2002). Der Vorgang des interaktiven Lernens eigener Selbstzustände über das markierte Spiegeln der Bezugsperson wird als »soziale Bio-Feedback-Theorie« bezeichnet (Gergely & Watson 1996).

Die gemeinsame Aufmerksamkeit, die etwa ab dem 9. Lebensmonat einsetzt, ist ein Anzeichen für das wachsende Verständnis von anderen als intentional Handelnde.

Das zentrale Merkmal von kulturell imitierendem Lernen ist das Verständnis, dass andere aus inneren Beweggründen handeln und, wie man selbst, eine Perspektive auf die Welt haben, welche verstanden und geteilt werden kann. Imitierendes Lernen fokussiert besonders auf das lernende Objekt und dessen Intention und weniger auf den physikalischen Kontext (Fonagy et al. 2015).

Die Grundlagenforschung von Csibra & Gergely (2009) zeigt, wie Blickkontakt, geteilte Aufmerksamkeit und »Ammensprache« Kommunikationskanäle öffnen, die die Aufmerksamkeit lenken und das Vertrauen des Kindes in die Wichtigkeit und Generalisierbarkeit der Aussagen ihrer Bezugsperson verbessert. *Epistemisches Vertrauen* entsteht häufig dann, wenn über diese Kommunikationskanäle das Kind die Erfahrung macht, dass die Bezugsperson versucht, die Welt mit den Augen des Kindes zu sehen.

In einer experimentellen Studie mit kleinen Kindern konnte gezeigt werden, dass über den Blickkontakt zum Kind erreicht werden kann, dass das Kind der Blickrichtung der erwachsenen Person in den meisten Fällen folgt. Ohne vorhergehenden Augenkontakt folgt es dem Blick nicht. Ähnlich verhält es sich mit der kindgerechten, persönlichen Anrede. Daher geht man davon aus, dass sowohl über den Blickkontakt (visuell) oder akustisch über die Ansprache eine gemeinsame Aufmerksamkeit hergestellt wird, die Kommunikationskanäle öffnet und dem Kind signalisiert, dass nun wichtige Informationen folgen (Csibra & Gergely 2009).

Csibra & Gergely (2009) argumentieren, dass Menschen sowohl die Fähigkeit haben zu lernen als auch, dazu korrespondierend, die

Fähigkeit zu lehren. Dies bezeichnen sie als *natürliche pädagogische Haltung*. Eine *natürliche pädagogische Haltung* nutzt bestimmte Kommunikationssignale, die dem Lernenden signalisieren, dass jetzt wichtige Informationen folgen, die Allgemeingültigkeit haben (Fonagy 2012), persönlich gemeint und zutreffend sind, die als kulturelles Wissen geteilt werden und generalisierbar sind. Diese Signale heißen *ostensive cues* (was soviel heißt, wie »anschauliche Hinweise«) und verringern die epistemische Wachsamkeit.

Als »Türöffner« *(ostensive cues)* gelten:

- Bezogenheit, kontinuierliche Einstimmung auf ein Gegenüber,
- Blickkontakt und gemeinsame Aufmerksamkeit,
- Die persönliche Anrede, Name und z. B. kindgerechte Sprache.

Alle gemeinsam fördern einen speziellen Lernmodus – und das nicht nur bei Kindern. Fonagy und Kollegen nehmen an, dass mit dem Gebrauch dieser Signale der Lehrende explizit anzeigt, dass er eine mentalisierende Haltung gegenüber dem Zuhörer eingenommen hat (Fonagy et al. 2015). Wenn der Zuhörerin besondere Aufmerksamkeit zukommt und sie als eigenständig Handelnde gesehen wird, fördert dies eine Haltung des *epistemischen Vertrauens*. Ein Zuhörer ist dann offen für Informationen über die soziale Welt, die über die persönliche Erfahrung hinausgehen. *Epistemisches Vertrauen* wird also durch besondere Signale angestoßen *(ostensive cues)*, die wiederum eine spezielle Art von Aufmerksamkeit fördern. Bindung ist genau solch eine spezielle Bedingung zur Bildung von *epistemischem Vertrauen*, denn Eltern sicher-gebundener Kinder setzen verstärkt *ostensive cues* ein. Blickkontakt, den Zeigefinger aufrichten (Achtung!), ein kontingentes Wechselspiel sowie ein bestimmter Tonfall unterstützen also soziales Lernen. Besonders erfolgreiche Redner oder Politiker, wie z. B. Bill Clinton oder Gerhard Schröder, setzen ebenfalls *ostensive cues* verstärkt in ihren öffentlichen Auftritten ein.

Corriveau et al. (2009) konnten in einer Studie zeigen, dass das *epistemische Vertrauen* eines Kindes in einem Zusammenhang mit Bindung steht. 147 Kinder im Alter von ca. 5 Jahren sollten entscheiden, ob ein Phantasietier (z. B. 75 % Pferd und 25 % Kuh) eher einem Pferd oder einer Kuh ähnlich ist. Die Mutter und eine fremde Person benannten nun das Objekt unterschiedlich. Die Mutter nennt es z. B. eine Kuh, die fremde Person ein Pferd. Ein Hybrid- oder Phantasietier ist ein gutes Beispiel für die »Undurchsichtigkeit« der Dinge und Situationen, deren Bedeutung, Nutzen oder Gebrauch nicht unmittelbar einsichtig ist. Die Studie geht der Frage nach, welche Entscheidung das Kind trifft und wie das Kind vom Kommentar der Mutter bzw. der Bezugsperson beeinflusst wird. Es zeigt sich, dass die Bindungserfahrungen des Kindes einen starken Effekt auf die Entscheidungen des Kindes haben. Kinder, die sicher gebunden sind, antworten flexibel. Sie bevorzugen die Aussage der Bindungsperson, aber trauen der eigenen Wahrnehmung, wenn die Aussage der Bezugsperson vom objektiven Bild abweicht. Unsicher gebundene Kinder trauen der eigenen Wahrnehmung insgesamt weniger als sicher gebundene Kinder, wobei die ambivalent-gebundenen dann eher der Mutter trauen, während die vermeidend-gebundenen eher der fremden Person trauen. Besonders unsicher-desorganisiert gebundene Kinder geraten in eine epistemische, angstgesteuerte, intensive Anspannung (»epistemic hypervigilance«), da sie weder sich selbst noch den anderen (Mutter, fremde Person) vertrauen können (Corriveau et al. 2009).

Wer durch soziale Erfahrungen mit den Bezugspersonen das *epistemische Vertrauen* verloren hat, wird zurückgelassen in einer Zwickmühle aus Unsicherheit und permanenter epistemischer Anspannung.

2.6 Über die gemeinsame Ätiologie schwerer struktureller Störungen

Die Bemühungen um die Verbesserung der Qualität von psychiatrischen Diagnosen, d. h. die Differenzierung der Diagnosen, die Entwicklung im Verlauf und die Abgrenzungen gegenüber anderen Diagnosen, werden mit jeder neuen Revision des diagnostischen, statistischen Manuals (DSM) fortgesetzt. Dennoch werden die diagnostischen Bemühungen in der Praxis immer wieder durch Komorbidität und eine Veränderung der Symptome und Diagnosen im zeitlichen Verlauf relativiert.

Eine aktuelle Studie (Caspi et al. 2014) legt nahe, dass sich hinter der Vielfalt psychiatrischer Diagnosen ein genereller psychopathologischer Faktor, ein sogenannter p-Faktor, verbirgt.

Caspi et al. (2014) untersuchten die Struktur von Psychopathologien, ihre Dimensionen, ihr Auftreten und die Komorbiditäten über eine Zeitspanne von 20 Jahren. Nach ihren Analysen konnten sie psychiatrische Erkrankungen mit einer dreifachen Struktur erklären:

- Einen generellen Psychopathologiefaktor p (in Analogie zum g-Faktor der generellen Intelligenz).
- Einem Cluster von Symptomen (z. B. Internalisierung oder Externalisierung).
- Individuellen Störungsbildern (z. B. Angst oder Depression).

Der generelle Psychopathologiefaktor p ist assoziiert mit mehr aktuellen Beeinträchtigungen und größeren Belastungen in der Biografie, sowie mit biologischen Faktoren.

Diese neue Perspektive entfernt sich von der klassischen Einteilung in Neurose einerseits und struktureller Störung anderseits. Hier wird aufgrund empirischer Befunde ein gemeinsamer Faktor angenommen, der allen psychischen Störungen zugrunde liegt. Er setzt sich zusammen aus der Schwere der Beeinträchtigung, biologischen Faktoren und Belastungsfaktoren in der Kindheit, bzw. in der Biografie.

Die Betonung eines gemeinsamen Faktors, der allen psychischen Erkrankungen zu Grunde liegt ist auch als Kritik an der Annahme störungsspezifischer Ursachen und störungsspezifischer Behandlungen zu verstehen.

Fonagy und Kollegen (2015) entwickeln diese Perspektive weiter und gehen davon aus, dass Persönlichkeit als psychologisches Konstrukt die Schnittstelle zwischen dem Individuum und seiner sozialen Umwelt darstellt. Die jüngere Forschung zu Persönlichkeitsstörungen konzentriert sich auf Entwicklungsfragen, einschließlich der Stressbewältigung, Emotionsregulierung und der Belohnungsprozesse. Sie folgt der Annahme, dass Persönlichkeitsstörungen ihre

Wurzeln in der frühen Entwicklung haben. Diese entwicklungspsychopathologische Perspektive ermöglicht den folgenden Schluss: frühe Belastungen programmieren die Stressreaktion des Individuums (HPA-Achse)[9] und führen aufgrund negativer Effekte auf vielen Ebenen zu verstärkter Verletzlichkeit für psychiatrische und körperliche Probleme (neuro-endokrinologische Einflüsse, Einflüsse auf das Immunsystem, auf psychologische Kapazitäten wie Bindung, Selbstwerterleben oder Reflexionsfähigkeit) (Meaney 2010, Egle 2015).

Überschneidungen mit Modellen der Hirnforschung (das Gehirn z.B. funktioniert erwartungsabhängig bzw. experience-expectant) und der Konzeptualisierung von Psychopathologie (der p-Faktor bestimmt z.B. die schwere psychischer Störungen) führen zu einem Wechsel der Perspektive von einer Störungsspezifität (Hirnregion) zu einem personenbezogenen Ansatz und einer Personen-Umwelt-Betrachtung. Soziale und interpersonale Beziehungen stehen dabei im Mittelpunkt.

Es gibt eine große Übereinstimmung von kindlichen Belastungsfaktoren bei Persönlichkeitsstörungen, insbesondere durch:

- Unsichere Bindungen,
- verunsichernde und oftmals stupide und invalidierende Interaktionen mit den Fürsorgepersonen,
- eine »anormale« frühe Mutter-Kind-Kommunikation, die nicht nur desorganisierte Bindung, sondern auch auftauchende Persönlichkeitspathologie voraussagen kann.

Als Folge dieser entwicklungspsychologischen Einflüsse für die Psychopathologie sind vier Funktionen für das Verständnis schwerer psychischer Störungen von Bedeutung (Fonagy et al. 2015: 27):

9 Als Allostase wird der Prozess bezeichnet, durch den der Körper in Stresssituationen durch die Ausschüttung von Stresshormonen eine Anpassung vornimmt. Vermittelt wird die Allostase-Reaktion v. a. durch Hormone der *Hypothalamus-Hypophysen-Nebennieren-Achse* (*HPA-Achse* genannt), also z. B. Cortisol.

- Die Affektrepräsentation und damit zusammenhängend die Affektregulation,
- die Steuerung der Aufmerksamkeit, die ebenfalls eng mit der Affektregulation zusammenhängt,
- das duale Arousalsystem, das beschreibt, wie schnell die reflektierende kognitive Verarbeitung (Mentalisierung) in automatische, implizite Prozesse umschlägt und wie lange es dauert, um zur reflektierenden Verarbeitung zurückzukehren,
- das Mentalisieren als ein System des interpersonalen Verstehens mit spezieller Relevanz in Bindungskontexten.

Persönlichkeitspathologien sind gekennzeichnet durch unsichere Bindungsstrategien angesichts von Stress. Unsichere Bindung im Erwachsenenalter geht einher mit kognitiver Verschlossenheit, geringerer Ambiguitätstoleranz und einer stärkeren Tendenz für dogmatisches Denken. Unsicher gebundene Individuen fühlen sich eher bedroht durch Informationen, die ihre Wissensstruktur verändern könnten, weil ihr Selbstgefühl verletzlicher ist und sie besonders Angst haben, emotional überflutet zu werden (Fonagy & Allison 2014). Das Fehlen von Flexibilität findet sich vor allem bei denjenigen Personen, die beides zeigen – starke Vermeidung und Bindungsangst – traditionell ein Kennzeichen der desorganisierten Bindung. Wenn die Suche nach Trost und Unterstützung auch bei Anwesenheit einer Bindungsfigur nicht befriedigt werden kann, weil die Person zutiefst misstrauisch gegenüber den Motiven der Bindungsperson ist und ein intensives Bedürfnis nach Getrenntsein die Suche nach Rückversicherung unterminiert, befindet sich die Person in einem unlösbaren Dilemma (Fonagy et al. 2015).

> Aktuelle und lebensgeschichtliche Beeinträchtigungen können zu epistemischem Misstrauen und epistemischer Angespanntheit (Hypervigilanz) und einer Beeinträchtigung der Mentalisierungsfähigkeit führen (Fonagy et al. 2014).

Beziehungstraumata führen zu desorganisierter Bindung und epistemischem Misstrauen. Desorganisierte Bindung ist gekennzeichnet durch ausgeprägte interpersonale Fehleinschätzungen und Muster von Instabilität in Selbstbild und zwischenmenschlichen Beziehungen, verbunden mit Impulsivität und Einschränkungen der Mentalisierungsfähigkeit. Die Einschränkung der Mentalisierungsfähigkeit in Verbindung mit wenig integrierter Selbststruktur gilt als Kernmerkmal schwerer interpersonaler Störungen als Folge von interpersonalen Traumata (Fonagy & Luyten, 2009).

Neben interpersonellen Traumata[10] und unsicheren Bindungen kann epistemisches Misstrauen in einigen Fällen auch durch eine angeborene Neigung zur Überinterpretation von Motiven bedingt sein. Eine gesteigerte Fähigkeit, negative Emotionen zu identifizieren, kann durch eine Tendenz zur Hypermentalisierung erklärt werden, die wiederum eher auf einer genetischen Prädisposition als auf Umwelterfahrungen beruhen kann (Fonagy et al. 2015: 23). Manche Menschen mit Borderline-Störungen fehl-attribuieren Motive und Intentionen. Als Gründe für ihre Handlungen unterstellen sie anderen eher negative Motive und reagieren darauf mit epistemischer Hypervigilanz.

> Versteht man epistemisches Vertrauen als Übermittler von geteiltem Wissen und gemeinsamer Kultur, dann kann man die Zerstörungen von Vertrauen in soziales Wissen als Schlüsselmechanismus für die Entwicklung einer Persönlichkeitspathologie ansehen. »Wir definieren diese Verwundbarkeit als Verletzung des *epistemischen Vertrauens*.« (Fonagy et al. 2015, Übersetzung HK).

In Hinblick auf die Entstehung einer Psychopathologie gehen Fonagy und Kollegen (2014) davon aus, dass in der Entwicklungstriade aus Bindung, Mentalisierung und epistemischem Vertrauen die wichtigsten Folgen durch einen Zusammenbruch des epistemischen Vertrauens entstehen.

10 Bei Persönlichkeitsstörungen berichten 73 % von Missbrauchserfahrungen, darunter 34 % von sexuellem Missbrauch und 82 % von Vernachlässigung. Bei Borderline-Persönlichkeitsstörungen ist dieser Zusammenhang eindeutiger als bei anderen Persönlichkeitsstörungen (Fonagy et al. 2014).

> Was wir annehmen ist, dass die meisten, wenn nicht alle Formen der Psychopathologie durch eine vorübergehende oder permanente Störung des epistemischen Vertrauens entstehen (Fonagy et al. 2014).

Patienten mit Persönlichkeitsstörungen können sich häufig nicht auf die eigene Wahrnehmung verlassen und können Bezugspersonen (z. B. Therapeuten) nicht trauen. Sie werden damit einsam, isoliert und von sozialen Lernprozessen abgeschnitten.

Mentalisierung, die Fähigkeit zur Reflexion, kann die therapeutische Beziehung verbessern und öffnet damit einen »epistemischen Super-Highway« (Fonagy & Allison 2014) für soziales Lernen und Veränderungen.

Ein Individuum mit epistemischen Misstrauen oder einer epistemischen »Versteinerung« kann sich nur schwer durch interpersonale Erfahrungen verändern. Epistemisches Misstrauen ist dabei kein Fehlen von Interesse. Im Gegenteil, wir können epistemischen Hunger (ein drängendes Bedürfnis nach Validierung der eigenen Erfahrungen) finden, der in Kombination mit Misstrauen eine große Verunsicherung über die Bedeutung der eigenen Erfahrungen auslöst.

Konsequenzen für die Behandlung

Das hat Konsequenzen für eine psychotherapeutische Behandlung. Ein hoher p-Faktor ist verbunden mit schwereren Beeinträchtigungen, hoher Komorbidität und schwerer Erreichbarkeit der Klienten. Epistemisches Misstrauen und eine Beeinträchtigung der Mentalisierungsfähigkeit erschweren soziales Lernen. Die Öffnungsbereitschaft in Psychotherapien ist erschwert. Die Behandlungen dauern länger, da erst eine emotional aktivierende Beziehung und epistemisches Vertrauen aufgebaut werden müssen.

Patienten mit einem niedrigen p-Faktor sind eher für die klassischen, psychodynamischen Therapien zugänglich, da ihr epistemisches Vertrauen höher ist. Wir gehen davon aus, dass Personen mit einem hohen p-Faktor mehr von mentalisierungsorientierten Behandlungen profitieren. Ebenso scheinen sie in der Regel längere Therapien mit aktiveren Therapeutinnen sowie eine stärkere Fokussierung auf den Prozess als auf die Inhalte zu benötigen.

Wir heilen unsere Patienten nicht durch unsere Metaphern, sondern verändern eine Geisteshaltung durch das Vertrauen, sich von anderen beeinflussen zu lassen. In der Abwesenheit von Vertrauen ist Veränderung unwahrscheinlich, da die Person damit vorübergehend ihre Fähigkeit zu lernen eingebüßt hat (Fonagy 2012).

Patienten mit einem hohen p-Faktor gelten allgemein als »schwer zu behandeln«. Richtigerweise muss dieser Aussage aber hinzugefügt werden, dass Therapeuten und Mitmenschen sich schwer tun, diese Personen zu erreichen. Mentalisieren ist wichtig für die Affektregulierung und die Fähigkeit, angesichts von Stress auslösenden Bindungserfahrungen ruhig zu bleiben. Die schwierige Erreichbarkeit einiger Menschen hat daher Gründe. Die Vermeidung von Hilfe ist in tiefgehenden Turbulenzen innerhalb des Bindungssystems aktiv und intentional begründet. Hilfe annehmen kann für diese Menschen bedeuten, dass frühere traumatische Bindungserfahrungen reaktiviert werden. Ein anhaltender Effekt sozialer Traumata ist die Zerstörung des epistemischen Vertrauens. Epistemisches Vertrauen gilt daher als Schlüssel für erfolgreiche effektive Psychotherapien.

Wir nehmen an, dass wirkungsvolle Interventionen in der Förderung von epistemischem Vertrauen liegen, insbesondere bei Personen die Schwierigkeiten haben, ihre erhöhte epistemische Wachsamkeit zu entspannen (Fonagy et al. 2014). Der erste Schritt hin zu einer gewachsenen Bindungssicherheit ist sowohl die Fähigkeit, über simple Antworten hinaus das eigene Dilemma zu untersuchen, als auch die Freiheit, die innere – ebenso wie die externe – Welt, zu erkunden. Die Förderung dieser Mentalisierungsprozesse unterstützt die Wiederaufnahme des epistemischen Vertrauens.

2.7 Therapie als dreifaches Kommunikationssystem

Die Ergebnisse der oben vorgestellten Grundlagenforschung werden von Fonagy & Allison (2014) mit einer Theorie verbunden, Psychotherapie als dreifaches Kommunikationssystemzu verstehen:[11]

11 Die Überlegungen basieren weitgehend auf Fonagy & Allison 2014.

Die Therapietheorie als Kommunikationssystem

Die Therapietheorie der Therapeutin gilt als erstes Kommunikationssystem. Patientinnen lernen implizit oder explizit ein spezifisches Erklärungsmodell, wenn sie eine Verhaltenstherapie, eine Psychoanalyse oder eine Gesprächstherapie machen. Alle evidenzbasierten Psychotherapieformen liefern dem Patienten ein Verständnis über sich, seine oder ihre Psyche, die Beschwerden und darüber, wie Veränderungen in der Therapie verstanden werden können. Diese manchmal impliziten, manchmal expliziten Annahmen des Therapeuten wirken als wichtige, persönlich relevante Botschaften. Sie schaffen epistemisches Vertrauen bzw. reduzieren die epistemische Alarmbereitschaft.

Die Erweiterung und Wiederherstellung von Mentalisierung

Mentalisieren gilt als ein zentraler Faktor unterschiedlicher psychotherapeutischer Behandlungen. Die Förderung von Mentalisierung in der Therapie ist jedoch nicht ein Therapieziel für sich selbst, sondern ein Weg, Affekte besser modulieren, zentrale Beziehungskonflikte verstehen und regulieren zu können. Die Förderung von Mentalisierung verbessert dabei die Selbstkontrolle und das Empfinden von Selbstkohärenz. Eine mentalisierende Begegnung in der Psychotherapie öffnet Kommunikationskanäle, die die epistemische Wachsamkeit oder ein epistemisches Misstrauen abbauen und – im Verlauf der Therapie – epistemisches Vertrauen fördern kann.

Wiederherstellen von sozialem Lernen

Die Förderung der Mentalisierungsfähigkeit geht also einher mit der Förderung von epistemischem Vertrauen. Dies ermöglicht dem Patienten, Neues über die soziale Welt zu erfahren sowie alte Überzeugungen in Frage zu stellen. Die Wiederherstellung der Mentalisierungsfähigkeit holt den Patienten aus seiner durch das epistemische Misstrauen bedingten Isolation heraus.

Die epistemische Alarmbereitschaft bewirkt beim Patienten eine eingeengte Sichtweise seiner Erfahrungen. Patienten müssen neue Erfahrungen machen können, um sich zu verändern. Therapeuten wiegen sich zwar oft in dem Glauben, dass die entscheidenden Veränderungen innerhalb der Therapie eintreten, jedoch passieren diese häufig zwischen den Stunden, im sozialen Feld außerhalb der Therapie. Dies legt zumindest die Therapieforschung nahe (Bohart & Wade 2013).

KAPITEL 3

Mentalisierungsförderung in der ambulanten Psychotherapie

Psychotherapie bedeutet, präziser, häufiger und intensiver als im normalen Leben über Gefühle, Gedanken und Überzeugungen nachzudenken. In einer Psychotherapie wird meist das Bindungssystem aktiviert, weil sich der Patient in einer Notlage mit dem Wunsch nach Hilfe und Unterstützung an den Therapeuten wendet. Nun erzeugt Psychotherapie aber eine paradoxe Situation, da sie die Fokussierung auf mentale Zustände einfordert und zugleich die Bindung deutlich aktiviert. Das paradoxe Aktivierungsmuster wird auf zweierlei Weise aufrechterhalten: durch titrierte Aktivierung negativer Emotionen (aktuelle Schwierigkeiten, schmerzhafte Erinnerungen) und durch ermutigendes Verhalten, das die Reflexion affektbesetzter episodischer Erinnerungen – traumatische Erinnerungen einbegriffen – erleichtern soll (Fonagy et al. 2015). Dieser komplexe Zustand ermöglicht Einsicht in das emotionale Erleben.

Die auf Mentalisierungsförderung fokussierten Verfahren machen es erforderlich, dass der Therapeut oder die Therapeutin ungeachtet der theoretischen Orientierung auf die Überbewertung spezifischer Behandlungstechniken zugunsten einer allgemeinen therapeutischen Haltung verzichtet (ebd.). Fonagy und Kollegen empfehlen daher:

1. Eine Zurücknahme der Betonung tiefer Deutungen des Unbewussten zugunsten der Arbeit mit bewussten und bewusstseinsnahen Inhalten.
2. Die Wiederherstellung der Mentalisierungsfähigkeit (also der Prozess des Mentalisierens und die Kohärenz der Repräsentationen) hat Vorrang vor Einsicht (Inhalte).
3. Ein Verzicht auf Beschreibungen komplexer mentaler Zustände,

die bei labiler Mentalisierungsfähigkeit kaum verstanden werden.

4. Vermeidung intensiver Gespräche über traumatische Erfahrungen, es sei denn sie stehen im Zusammenhang mit der gegenwärtigen Wahrnehmung des Täters oder sie helfen zu verstehen, wie die traumatischen Erfahrungen aus der Vergangenheit das heutige Erleben beeinflussen (ebd.).[12]

3.1 Mentalisierungsbasierte Therapien (MBT)

Mentalisierungsbasierte Therapie bezeichnet zunächst eine manualisierte und empirisch validierte Langzeittherapie für Erwachsene mit Borderline-Persönlichkeitsstörungen (MBT) oder für Jugendliche mit strukturellen Störungen (MBT-A, Rossouw & Fonagy 2012).

Ausgangspunkt ist die Annahme, dass durch die therapeutische Beziehung dem leidenden und Hilfe suchenden Patienten ein bedeutendes Beziehungsangebot gemacht wird, in dem epistemisches Vertrauen und Mentalisierung gefördert werden können.

Durch das bedeutsame Beziehungsangebot werden das Bindungssystem dieser Patienten und die Übertragungsbereitschaft aktiviert. Dem dadurch drohenden Verlust der Mentalisierungsfähigkeit wird durch mentalisierungsfördernde Interventionen und eine klare, transparente Struktur der Behandlung begegnet. Zentrale Aufgabe ist die Verbesserung und Stabilisierung der Mentalisierungsfähigkeit. Der Fokus der Behandlung liegt im Hier und Jetzt. Im Hier und Jetzt wird auch untersucht, wie die Gegenwart von den Erlebnissen der Vergangenheit beeinflusst wird.

---

12 Zu Pkt. 4 vertritt J. Allen (2013), der sich im Vergleich zur Arbeitsgruppe am intensivsten mit der Behandlung von Traumata beschäftigt hat, eine etwas andere Ansicht. Er hält die Bearbeitung der Traumata für eine wichtige Aufgabe in der Behandlung (s. weitere Ausführungen in den Falldarstellungen, Giorgio L.).

Der Rahmen der Mentalisierungsbasierten Therapie und die Fokussierung auf den Prozess des Mentalisierens sollen helfen, intensive Affekte zu regulieren. Die Arbeit im Rahmen einer hilfreichen therapeutischen Beziehung soll dazu beitragen, stressvolle Situationen (mit aktiviertem Bindungssystem) zu bewältigen und Mentalisierung zu fördern.

Organisatorische Merkmale der MBT für Borderline-Patienten

- Ein hoher Grad an Strukturierung der Behandlung,
- eine konsistente und verlässliche Implementierung (meist im Team),
- eine theoretische Kohärenz für Therapeut und Patient,
- die Berücksichtigung der Schwierigkeiten, konstruktive Beziehungen aufzubauen das bedeutet eine aktive Förderung der Kooperationsbereitschaft durch den Therapeuten,
- eine aktive Haltung des Therapeuten,
- eine deutliche Fokussierung der Behandlung, z. B. auf die Problematik der Selbstverletzungen oder Aspekte der interpersonalen Beziehungsmuster,
- eine Flexibilität und relativ lange Dauer,
- eine gute Zusammenarbeit mit den übrigen Diensten, die der Patient in Anspruch nimmt.

Dabei scheint die Art und Weise, wie die Struktur besprochen wird und ihre Transparenz für den Behandlungserfolg ebenso wichtig zu sein, wie die therapeutischen Interventionen selbst.

»Therapeuten, die erfolgreich mit Patienten mit einer Borderline-Persönlichkeitsstörung arbeiten, sind in der Regel zuverlässig, ein wenig abenteuerlustig, handlungsorientiert und gutgelaunt, mit anderen Worten, sie sind aktiv und responsiv.« (Gunderson 2008, z. n. Bales & Bateman 2015: 261)

Das detailliert ausgearbeitete und manualisierte stationäre MBT-Behandlungskonzept (Bateman & Fonagy 2007) hat in randomisierten und kontrollierten Studien seine Wirksamkeit bewiesen (Bateman & Fonagy 1999, 2001, 2003, 2008). Die Behandlungsgruppe zeigte signifikant bessere Ergebnisse in den Bereichen Suizidalität, diagnostischer Status, Inanspruchnahme stationärer Behandlungen, Medikation, allgemeines Funktionsniveau und Berufstätigkeit gegenüber der Kontrollgruppe. In einer weiteren Studie mit ambulantem Setting wurden Einzel- und Gruppentherapie in einer Frequenz von zwei Wochenstunden über 18 Monate durchgeführt und in einer RCT Studie erfolgreich evaluiert (Bateman & Fonagy 2009). Die Behandlungsgruppe zeigte signifikant bessere Ergebnisse in den Selbsteinschätzungen, in Suizidversuchen und stationäre Einweisungen. Durch die Studien konnte MBT für Borderline-Persönlichkeitsstörungen als psychoanalytisch orientierter Behandlungsansatz in den USA den Status einer evidenzbasierten Behandlung erreichen – neben der Übertragungsforkussierten Psychotherapie nach Kernberg, der Schematherapie nach Young und der Dialektisch Behavioralen Therapie nach Marsha Linehan.

Inzwischen existieren weitere manualisierte, mentalisierungsbasierte Therapien für folgende Störungsgruppen (Taubner 2015):

- Rossouw & Fonagy (2012) evaluierten in einer RCT-Studie erfolgreich den mentalisierungsbasierten Ansatz für Jugendliche mit schweren strukturellen Störungen (MBT-A).
- Jugendliche mit beginnenden Persönlichkeitsstörungen (Bleiberg 2001, Bleiberg et al. 2015)
- Jugendliche mit Störungen des Sozialverhaltens (Taubner et al. 2015)
- Schwer erreichbare Jugendliche (Bevington et al. 2015) und deren Familien (Keaveney et al. 2012)
- Erwachsene mit antisozialen Persönlichkeitsstörungen oder Drogenabhängigkeit (McGauley et al. 2011)
- Essstörungen (Skarderud 2007)
- Posttraumatische Belastungsstörungen (Allen et al. 2003)
- Psychosen (Brent 2009)

In der Kinder- und Jugendpsychotherapie werden mentalisierungsbasierte Behandlungen von der niederländischen Arbeitsgruppe um Verheugt-Pleiter (Verheugt-Pleiter et al. 2008, Zevalkink et al. 2015), sowie als Mentalisierungsbasierte Familientherapie von Asen & Fonagy (2015) beschrieben. Im deutschsprachigen Raum beschreibt Zemke (2013) die Anwendung des mentalisierungsbasierten Konzeptes in der ambulanten Kinderpsychotherapie. Eine Übersicht über Geschichtenergänzungsverfahren als klinische Mentalisierungsdiagnostik bei Kindern gibt Juen (2014).

Für die Anwendung des MBT-Konzeptes in der stationären/teilstationären Behandlung in Kliniken für Psychiatrie oder Psychosomatik und die Mentalisierungsförderung in Gruppentherapien bieten Schultz-Venrath (2013) und Bolm (2015) eine gute Übersicht.

3.2 Mentalisierungsförderung als Fokus in Richtlinienpsychotherapien

Mentalisierungsbasierte Therapie (MBT) bedient sich einer allgemeinen Psychologie, die auch für Therapeuten anderer Schulen attraktiv ist. Sie greift Überlegungen auf, wie sie im generischen Modell der Psychotherapie (Orlinsky & Howard 1986, Orlinsky et al. 2004) entwickelt wurden. MBT konzentriert sich weniger auf spezifische Behandlungstechniken. Dieser Pluralismus ermöglicht es Therapeuten, ihre eigene Praxis zu modifizieren. Es geht den Autoren nicht darum, ein neues Therapieverfahren zu etablieren (Bales & Bateman 2015).

Wir beobachten jedoch eine entgegengesetzte Entwicklung einzelner Autoren hin zu einer stärkeren Normierung des MBT-Konzeptes. Dies erscheint einerseits notwendig, um Standards, Manualtreue (Katerud et al.) und Kriterien von RCT-Studien in Forschung und Weiterentwicklung einzuhalten. Eine MBT-Weiterbildung (Grundkurs, Fortgeschrittenenkurs, Spezialistenkurs, Einzelsupervision und Teamsupervision) ist bisher jedoch nur durch die Londoner Arbeitsgruppe und in englischer Sprache möglich (Taubner & Sevecke 2015) und deutlich am angloamerikanischen Versorgungssystem orientiert (z.B. in der Durchlässigkeit für Sozialpädagogen und andere Berufe im Gesundheitssystem). Eine stärker und explizit an der ambulanten psychotherapeutischen Versorgungspraxis orientierte Anwendung der Mentalisierungstheorie im deutschsprachigen Raum fehlt bisher (z. B. orientiert an psychotherapeutischen Einzelpraxen, Orientierung an den Vorgaben der Richtlinienpsychotherapie, insbesondere der tiefenpsychologisch fundierten und analytischen Psychotherapie). Wir wollen sie im Folgenden *»Mentalisierungsorientierte Therapie«* nennen[13].

> »[...] unserer Ansicht nach verläuft jede Therapie effizienter, in der sich die Aufmerksamkeit konsequent auf die Gedanken und Gefühle der Patienten richtet« (Bateman & Fonagy 2015b: 14)

Das Ausmaß, indem Mentalisierung in die Psychotherapie integriert wird, variiert hier zwischen den Polen Manualisierung und MBT einerseits und psychoanalytische/psychodynamische Therapie, Verhaltenstherapie oder Systemische Therapie mit unsystematischer Berücksichtigung von Mentalisierungsprozessen andererseits. Hier wird Mentalisieren mitunter als »add on« zusätzlich zu den bekannten Therapietechniken verwendet.

> Unseres Erachtens ist von einer Anwendung mentalisierungsfördernder Interventionen als reine Technik abzuraten. Berücksichtigt man die enorme Bedeutung der therapeutischen Beziehung und der Bindung (z. B. deaktivierendes oder hyperaktives Bindungsverhalten), so gelangt man fast zwangsläufig zu einer komplexeren Therapieplanung.

Diese berücksichtigt – wie im Folgenden ausführlich dargestellt werden soll – Rahmenbedingungen, Fokusformulierungen, eine kollaborative therapeutische Beziehung, vor allem aber eine bestimmte therapeutische Haltung, die eine Reihe von fördernden Interventionen mit einschließt.

Die Arbeitsgruppe von Vermote und Kollegen geht davon aus, dass eine Mentalisierungsfördernde Behandlung Patienten helfen

13 Zur Kritik an der Richtlinienpsychotherapie aus Mentalisierungsbasierter Perspektive siehe auch Bolm (2015).

kann, ihre Affekte und Impulse unter Kontrolle zu bringen und damit die Voraussetzungen für eine psychoanalytische Behandlung zu schaffen. Um Mentalisieren in eine psychodynamische Therapiekultur zu integrieren, empfehlen sie drei Dimensionen zu berücksichtigen (modifiziert nach Vermote et al. 2015: 297).

1. Eine sichere Basis schaffen, eine Hintergrunddimension, die durch ein Gefühl der inneren Sicherheit konstituiert wird. Konzepte der »inneren Sicherheit« wurden unter anderem von Balint, Winnicott, und Bowlby als grundlegend verstanden. Erweitert wird das Modell der sicheren Basis durch das Konzept des »epistemischen Vertrauens«, das jüngst von Fonagy & Allison (2014) in die Psychotherapie eingeführt wurde (s. Kap. 2.2).
2. Die Berücksichtigung der Objektbeziehungsdimension, die sich an der Objektbeziehungstheorie (Kernberg), der Selbstpsychologie oder der intersubjektiven Theorie orientieren kann. Die Ebene von Selbst- und Objektrepräsentanzen gibt hier die Möglichkeit einer Wendung vom Prozessdenken hin zu inhaltlichen Aspekten.
3. Und schließlich die Mentalisierungsdimension, die besonders den Prozess betont (Wie mentalisiert die Patientin in bestimmten Beziehungen?).

3.3 Für welche Patienten ist eine Förderung von Mentalisieren hilfreich?

Bateman und Fonagy verstehen Mentalisierungsbasierte Therapie (MBT) als psychotherapeutisches Verfahren, das sich zwischen psychodynamischer und kognitiver Therapie einpasst. Eine konsequente Fokussierung auf eine Verbesserung des Mentalisierens unterscheidet Mentalisierungstherapien jedoch von anderen Psychotherapien (Bateman & Fonagy 2015b).

> »Um eine psychotherapeutische Veränderung herbeizuführen, scheint es bei manchen Patientengruppen notwendig zu sein, die Mentalisierungsfähigkeit grundlegend zu fördern, wohingegen es bei weniger strukturell beeinträchtigten Patienten, die bereits über durchschnittliche Mentalisierungsfähigkeiten verfügen, wichtiger sein könnte, an den Inhalten ihrer Repräsentation zu arbeiten.« (Fonagy et al. 1993 z. n. Taubner 2015: 106)

Eine Förderung der Mentalisierungsfähigkeit gilt als primäres Ziel bei Persönlichkeitsstörungen. Doch auch Menschen ohne Persönlichkeitsstörung können von einer therapeutischen Verbesserung ihrer Mentalisierungsprobleme profitieren. Die Überlegung folgt dem Gedanken, dass solche Schwierigkeiten des Mentalisierens auch bei reiferen Persönlichkeiten möglicherweise zur Entstehung von Entwicklungskrisen beitragen (Bateman & Fonagy 2015b). Ebenso wissen wir, dass Konflikte und z. B. intensive Scham- oder Schuldgefühle die Mentalisierungsfähigkeit blockieren können, oder dass nicht-mentalisierende Modi auch zu Abwehrzwecken eingesetzt werden (Taubner 2008b, White 2008). Generell gilt, dass die Fähigkeit zur Mentalisierung, auch wenn sie einmal erreicht wurde, wieder verloren gehen kann. So können starke Stressoren und traumatische Erfahrungen zu einer Desintegration und zu Rückfällen in prä-mentalisierende Stadien führen.

Krüger (2015) schlägt folgende Differenzierung mit jeweils unterschiedlichem Vorgehen vor:

1. vorübergehende, durch Aktualkonflikte ausgelöste Blockaden des Mentalisierens,
2. Dauerhafte, durch neurotische Konflikte ausgelöste Blockaden des Mentalisierens,
3. Identitätskonflikte, bei einer strukturellen Störung der psychischen Selbstorganisation durch Defizite des Mentalisierens und
4. den Zerfall des Mentalisierens bei psychotischen Erkrankungen.

Fearon und Kollegen unterscheiden vier Typen des Mentalisierungsversagens: das konkretistische Verstehen, den kontextspezifischen

Zusammenbruch des Mentalisierens, das Pseudo-Mentalisieren und den Missbrauch des Mentalisierens (Fearon et al. 2009). Diese können Beziehungsschwierigkeiten erzeugen, aufrechterhalten oder auch verstärken.

> Der kontextspezifische Zusammenbruch des Mentalisierens findet in Stresssituationen statt und führt zu einer situationsspezifischen Unfähigkeit, die Gedanken und Gefühle anderer zu berücksichtigen. Bei einem solchen kontextspezifischen Zusammenbruch kann es dazu kommen, dass die Person glaubt, ihr Partner möchte sie absichtlich provozieren oder aber sie ignoriert den mentalen Zustand des Partners.

Nicht-mentalisieren löst intensive, schwer auszuhaltende Gefühle im anderen aus. Häufig wiederholen sich nicht-mentaliserende Interaktionen leicht und sind vorhersagbar. Nicht-Mentalisieren führt zu dem Versuch, Verhalten zu kontrollieren, anstatt es zu verstehen. Kontrollierendes Verhalten wiederum löst starke Emotionen bei dem anderen aus, so dass auch er nicht mentalisieren kann (Fearon et al. 2009).

Daraus kann man schlussfolgern, dass bei Pateinten mit wenig integriertem Strukturniveau oder zu Beginn einer Behandlung eine stärker auf den Prozess des Mentalisierens fokussierte Vorgehensweise sinnvoll ist. Im weiteren Verlauf, wenn grundlegendes Mentalisieren möglich ist, liegt der Schwerpunkt eher auf situativen Zusammenbrüchen des Mentalisierens, z.B. in stressvoll erlebten Interaktionen, und stärker auf Inhalten oder auf der Gewinnung von Einsicht.

Zusammenfassend lässt sich feststellen, dass insbesondere psychodynamisch orientierte Therapien eine Verbesserung der allgemeinen Mentalisierungsfähigkeit in längeren und eine symptombezogene Verbesserung der Mentalisierung in kürzeren Therapien erreichen. Allerdings zeigte sich in den meisten Studien kein Zusammenhang zwischen der Veränderung der Mentalisierung und anderen Erfolgskriterien einer gelungenen Psychotherapie, wie z.B. Verringerung der Symptomatik. Einige Studien zeigen eine Verbesserung der Bindungsstrategien von desorganisiert hin zu organisierten Bindungsmustern. Damit kann Mentalisierung als Mediator psychotherapeutischer Veränderung angesehen werden (Taubner 2015).

Insgesamt ist die Frage der spezifischen Indikation mentalisierungsorientierter Therapien jedoch nur annäherungsweise geklärt. Neben einer Fokussierung auf bestimmte Störungsbilder (siehe Kapitel 3.1) und auf Patienten mit strukturellen Störungen und hohem P-Faktor liegen erst wenige klinische Studien oder Falldarstellungen für strukturell reifere Patienten vor.

KAPITEL 4

Behandlungstechnische Aspekte

4.1 Der diagnostische Prozess

Der diagnostische Prozess zu Beginn einer Psychotherapie kann in einen allgemeinen diagnostischen Prozess und in die spezifische Untersuchung der Mentalisierungsfähigkeit unterteilt werden.

Im allgemeinen diagnostischen Prozess im Rahmen der Erstgespräche bzw. probatorischen Sitzungen werden Symptome erfragt, die Anamnese erhoben, eventuell eine ärztliche Konsultation eingeholt, Fragebögen gegeben, möglicherweise ein standardisiertes Interview eingesetzt und eine Diagnose nach ICD/DSM erstellt. Oftmals reichen diese Informationen für eine Indikationsstellung und Behandlungsplanung jedoch nicht aus. Erst mit psychodynamischen Hypothesen, einer Verhaltensanalyse oder anderen Erklärungsmodellen wird der allgemeine diagnostische Prozess vervollständigt.

Für eine mentalisierungsorientierte Arbeit ist es notwendig, zusätzliche Informationen über Bindungsverhalten und die Mentalisierungsfähigkeit in verschiedenen Beziehungen und Kontexten zu erhalten. Dabei lässt sich eine strukturierte Mentalisierungsdiagnostik, die sich eher an Forschungsinteressen orientiert, von einer individualisierten klinischen Mentalisierungsdiagnostik unterscheiden.

4.1.1 Instrumente zur Mentalisierungsdiagnostik

Um den abstrakten Begriff Mentalisierung näher untersuchen zu können, ist eine Operationalisierung notwendig. Die Reflexive Kompetenz[14] hat sich dafür als geeignet erwiesen und als sogenannter Goldstandard durchgesetzt (Taubner 2015). Ein häufig verwendetes Instrument zur Untersuchung der reflexiven Kompetenz ist die »Reflective Functioning Scale« (RF-Skala; Fonagy et al. 1998; Daudert 2001; 2002, Taubner 2015). Die Einschätzung der reflexiven Kompetenz erfolgt auf der Grundlage von narrativem Material, das explizit zur Reflexion auffordert. In Bezug auf die Standardauswertung der RF-Skala sind diese Fragen identisch mit dem Adult Attachment Interview (Main & Goldwyn 1996)[15]. Die Antworten eines Probanden können von geschulten Ratern auf einer Skala von –1 = Abwehr reflexiver Funktion bis +9 = außergewöhnlich hohe reflexive Funktion eingeschätzt werden. Bei der Einschätzung der Kodierer wird berücksichtigt, inwieweit ein Nachdenken über Gefühle und Gedanken vorhanden ist. Aufgrund des relativ hohen Aufwands in der Auswertung wird die RF-Skala fast ausschließlich im Forschungskontext verwendet. Seine Popularität in der Therapieforschung verdankt das Instrument den Erwartungen, dass sich mithilfe der RF-Skala in Psychotherapien, jenseits der Symptomveränderungen, Veränderungen im Bereich struktureller Persönlichkeitsmerkmale abbilden lassen. Es ließen sich Zusammenhänge zwischen den Ergebnissen der RF-Skala und dem Strukturniveau

---

14 Die Reflexive Kompetenz wird als unabhängig von Geschlecht, ethnischer Zughörigkeit und Intelligenzquotienten gesehen, sie scheint mit allgemeiner psychischer Gesundheit assoziiert zu sein (Staun et al. 2010).

15 Im Folgenden sind Beispiele für die reflexionsanregenden Fragen aus dem Adult Attachment Interview aufgeführt:

- Insgesamt betrachtet: In welcher Weise, glauben Sie, haben Ihre Kindheitserfahrungen Ihre erwachsene Persönlichkeit beeinflusst?
- Gibt es Umstände oder Aspekte in Ihrer Kindheit, von denen Sie glauben, dass sie Ihrer persönlichen Entwicklung in irgendeiner Weise hinderlich waren?
- Was glauben Sie, hat Ihre Eltern dazu veranlasst, sich während Ihrer Kindheit Ihnen gegenüber so zu verhalten, wie sie es taten?

finden, erfasst über die Operationale Psychodynamische Diagnostik (OPD), (Müller et al. 2006).

> »Für die klinische Praxis haben die eher forschungsorientierten Operationalisierungen von Mentalisierung einige Nachteile, da sie oftmals nicht ohne Training einsetzbar sind, auf transkribierten Interviews basieren und lediglich ein allgemeines Niveau der Mentalisierung erheben, welches abhängig von Situation, Affekt und Gegenüber variieren kann« (Taubner 2015: 48).

Zur Einschätzung unterschiedlicher Aspekte der Mentalisierungsfähigkeit liegt eine Vielzahl weiterer und weniger aufwändiger Instrumente vor (Übersicht bei Luyten et al. 2015a). Populär sind der »reading the mind in the eyes«-Test (Baron-Cohen et al. 2001), der für Selbstversuche im Internet zu finden ist sowie »Movie for the Assessment of Social Cognition« (»MASC«, Dziobek et al. 2006).

In dem »reading the mind in the eyes«-Test werden Augenpaare gezeigt. Dabei wird zur Einschätzung über den Gefühlszustand der fremden Person aufgefordert[16]. In »MASC« werden kurze Filmsequenzen von vier Erwachsenen gezeigt, die miteinander interagieren, dazu werden Fragen gestellt. Diese Fragen differenzieren nach fehlender Mentalisierung (konkretistische Antwort) sowie angemessener oder hyperaktiver Mentalisierung und können als Multiple-Choice-Antworten kodiert und mit einer Normstichprobe verglichen werden.

Hausberg und Kollegen (Hausberg et al. 2012) entwickelten einen Mentalisierungsfragebogen (Mentalization Questionnaire, MZQ) und überprüften ihn an psychiatrischen und psychosomatischen Patienten. Dabei konnten sie Zusammenhänge geringer Mentalisierungsfähigkeit mit der Symptomschwere, der Häufigkeit von Selbstverletzungen und Suizidversuchen aufzeigen. Der Versuch reifere Mentalisierung zu erfassen schlug jedoch fehl (Hausberg et al. 2012),

16 https://www.aspergerforum.ch/selbsttests/reading_mind_in_the_eyes/test.html

denn es ließen sich mit Hilfe des Fragebogens eher basale Aspekte erfassen. Die Autoren kommen zu dem Schluss, dass niedrige Mentalisierungsfähigkeit zu Einschränkungen in den meisten Lebensbereichen führt und Mentalisierung eine Fähigkeit ist, über die präzise zu berichten genau diese Fähigkeit voraussetzt.

Zur Einschätzung der Mentalisierung eines Patienten in der Psychotherapie haben Semerari et al. (2003) eine Metacognitive Assessment Scale (MAS) entwickelt (Carcione et al. 2008, 2011). Darin wird Mentalisierung differenziert in:

- Reflektion über die eigenen Kognitionen,
- Reflektion über die Kognitionen des Anderen und
- Metakognitive Meisterung/Bewältigungsstrategien.

Die Metacognitive Assessment Scale (MAS) ist zur Einschätzung von Therapiesequenzen bzw. Therapietranskripten geeignet. Es ist ein Ratinginstrument, das der Schulung der Rater anhand eines Manuals bedarf. Während die RF-Skala eine eindimensionale Skala zur Erfassung der Mentalisierungsfähigkeit ist, ist die MAS eine dreidimensionale Skala, die jedoch stärker die Kognitionen fokussiert. Bewältigungsstrategien (»Metakognitives Mastery«) sind Aspekte, die durch die RF-Skala nicht erfasst werden. In einer Einzelfallstudie (Brockmann et al., zur Publikation eingereicht) wurde dieser Aspekt bei einer erfolgreichen analytischen Einzeltherapie über die MAS-Skala erfasst.

4.1.2 Die individuelle Mentalisierungsdiagnostik

In neueren Arbeiten wird vorgeschlagen, die Mentalisierungsfähigkeit mehrdimensional zu erfassen (Fonagy et al. 2015). Außerdem werden Zusammenhänge zwischen Mentalisierung, Stress und der Aktivierung von Bindungsstrategien ausgearbeitet.

Die Erstellung eines individuellen Mentalisierungsprofils ermöglicht die Differenzierung der Mentalisierungsfähigkeit einer Patientin anhand der verschiedenen Mentalisierungsdimensionen. Es ist für die klinische Praxis relevant und leicht einsetzbar.

Verschiedene Dimensionen der Mentalisierung

Die vier Dimensionen werden von Fonagy, Bateman und Luyten (2015) polar gegenübergestellt. Im Idealfall werden die Pole flexibel genutzt, so werden besipielsweise manchmal besonders die eigenen Motive, Gefühle etc. beleuchtet, ein anderes Mal eher die Motive des Gegenübers. Problematisch erscheint dabei, wenn eine Patientin zu sehr auf jeweils einen Pol fixiert ist[17].

1. Automatisches Mentalisieren versus kontrolliertes Mentalisieren
2. Fokussierung auf innere versus Fokussierung auf äußere Vorgänge
3. Selbstorientiert versus fremdorientiert
4. Kognitives Mentalisieren versus affektives Mentalisieren

Die Dimensionen werden im Folgenden näher erläutert.

1. Automatisches (implizites/schnelles) Mentalisieren versus kontrolliertes, explizites Mentalisieren: Letzteres geschieht langsam, meist verbal, verlangt Aufmerksamkeit und ist reflektierend. Automatisches und kontrolliertes Mentalisieren basieren jeweils auf unterschiedlichen Prozessen, die in verschiedenen Hirnregionen stattfinden. Stress und große emotionale Erregung erleichtern automatisches Mentalisieren und hemmen explizites Reflektieren.

Im Alltag mentalisieren wir hauptsächlich implizit, solange die Dinge geschmeidig ablaufen, explizites Mentalisieren ist hier eher hinderlich. Probleme entstehen, wenn ausschließlich auf automatische Weise mentalisiert wird oder Mentalisieren auf verzerrten Annahmen über das Selbst oder über andere beruht.

Psychotherapie kann automatische Mentalisierung, die verzerrt oder zu einfach ist, verlangsamen oder in Frage stellen und fordert zur Reflexion, also kontrolliertem Mentalisieren auf. Dies ist am ehesten in stressarmen Situationen möglich.

Wenn Patienten sehr rasch, automatisch und verzerrt mentalisieren, dann ist es sinnvoll, zu bremsen. Das bedeutet, noch einmal auf

17 Die Darstellung folgt Fonagy et al. (2015) sowie Luyten et al. (2015a).

den Anfang zurückzukommen und langsam und differenziert nachzufragen, um explizites, verbales Mentalisieren anzuregen.

2. Mentalisierung von internalen oder externalen Aspekten: Mentalisierung, die Gedanken, Überzeugungen und Wünsche fokussiert, wird als internal bezeichnet, da sie sich auf innere Prozesse bezieht. Als external wird die Fokussierung auf Aktivitäten oder sichtbare Ausdrücke bezeichnet (z. B. Handlungen oder das Ablesen mimischer Affektausdrücke). Mentalisierung, die externale Aspekte fokussiert, ist eher automatisch, wohingegen die Mentalisierung, die sich auf internale Aspekte konzentriert, eher kontrolliert ist.

Oft nehmen Patienten mit einer Borderline-Störung sehr rasch den mimischen Emotionsausdruck im Gegenüber wahr und setzen diesen rasch mit den Gedanken und Motiven des Gegenübers gleich. Es fehlt die Fähigkeit, die auf äußeren Merkmalen basierenden ersten Eindrücke zu reflektieren. Zum Beispiel: »Ich habe seinem Gesicht sofort angesehen, dass ihm nicht zu trauen ist« (Luyten et al. 2015a: 87). Fällt der Therapeutin dieser »Kurzschluss« auf, so kann dies zu Fragen nach unterschiedlichen Perspektiven anregen.

3. Mentalisierung auf das Selbst orientiert und auf andere orientiert. Hiermit ist entweder eine global eingeschränkte Mentalisierung bei sich selbst oder auf andere gemeint. Es kann auch sein, dass sich ein deutliches Ungleichgewicht in der Mentalisierungsfähigkeit bezogen auf die eigene Person, bzw. auf Mitmenschen findet.

Bei mangelnder Selbst-Objekt-Abgrenzung kann es zur Affektansteckung kommen. Manchen depressiven Patienten gelingt es, die Wünsche und Motive des Gegenübers sehr differenziert zu beschreiben. Fragt man sie jedoch nach den eigenen inneren Beweggründen, so gelingt es ihnen nur schwer, diese zu erkennen und zu differenzieren. Umgekehrt kann eine egozentrische Haltung vorliegen, ohne die Perspektive anderer zu berücksichtigen.

Ein flexibles Wechseln zwischen der eigenen Perspektive und dem Blickwinkel anderer kann dann als Ziel von Interventionen formuliert werden.

4. Kognitive versus affektive Mentalisierung: Manche Menschen zeigen ein gutes kognitives Verständnis mentaler Prozesse, sind aber nicht im Kontakt mit den dazugehörigen Emotionen (dies ist häufiger bei narzisstischen oder antisozialen Persönlichkeitsstörungen der Fall). Die Erzählungen, die den Bezug zur Realität und zu Affekten vermissen lassen, entsprechen eher dem »Als-Ob-Modus«, der durch reflexive Gedanken gekennzeichnet ist, die unverbunden zur Realität stehen. Diese Menschen zeigen oft eine Hypermentalisierung – eine Form der Pseudomentalisierung, die oft kaum von einer echten zu unterscheiden ist.

Andere Menschen sind rasch überwältigt von automatischer, affektgesteuerter Mentalisierung und der Unfähigkeit, diese affektiven Erfahrungen mit kognitivem Wissen oder der Realität in Verbindung zu bringen. Beim Nachdenken über psychische Zustände sind sie rasch emotional überwältigt. Das Ziel ist hier eine »mentalisierte Affektivität«, d. h. Wissen und Affekte zu integrieren.

Auch wenn es zu Beginn der Behandlung oft nicht gelingt, Einschätzungen in allen vier Dimensionen zu treffen, liegt die klinische Bedeutung vor allem in Hinweisen für die Fokusformulierung und für die Richtung der Interventionen. Fällt der Therapeutin z. B. auf, dass der Patient kognitiv sehr differenziert reflektiert, aber Emotionen eher abwehrt oder wenig differenzieren und mentalisieren kann, dann kann dies ein Teil der Fokusformulierung werden und z. B. zu Fragen nach der emotionalen Bedeutung des Erlebten anregen.

Die individuelle Mentalisierungsdiagnostik sollte mindestens drei weitere Aspekte berücksichtigen:

1. Die Beziehungsdimension. Sie setzt sich zusammen aus den aktuellen Beziehungspersonen, der Bindungsgeschichte und dem Gebrauch sicherer versus hyperaktivierender und deaktivierender Strategien.
2. Die Mentalisierungsfähigkeit in ihren verschiedenen Dimensionen über verschiedene Kontexte und Beziehungen hinweg einschätzen, einschließlich der Art prä-mentalisierender Modi (z. B. Pseudomentalisierung oder konkretistischer Modus).
3. Die Fähigkeit, trotz Stress und intensiven Emotionen die Mentalisierung aufrechtzuerhalten oder dorthin zurückzukehren.

(Modifiziert nach Luyten et al. 2015a)

Aus den dargestellten Aspekten ergibt sich ein individuelles Mentalisierungsprofil. Dieses ermöglicht Annahmen zur Fokusformulierung, zur Übertragungsentwicklung sowie Hinweise auf die Richtung mentalisierungsfördernder Interventionen (Allen et al. 2015).

Die Diagnostik sollte die individuelle Mentalisierungsfähigkeit in Abhängigkeit von den Intensitäten emotionaler Erregung berücksichtigen. Therapeutinnen brauchen ein tiefergehendes Verständnis für Situationen, die intensive Emotionen triggern, insbesondere Scham, Schuld und Missverstehen. Daher erscheint es wichtig, die emotionale Anspannung des Patienten wahrzunehmen und mit der Patientin gemeinsam zu überlegen, wie sie diese regulieren kann.

Die Schilderung von Beziehungsepisoden gibt wertvolle Hinweise auf bisherige Beziehungs- und Bindungserfahrungen sowie Anhaltspunkte für epistemisches Misstrauen und deaktivierende, bzw. hyperaktivierende Bindungsstrategien.

Oft finden sich Beziehungen, die differenziert und reflektierend erzählt werden können neben solchen, die als stressvoll erlebt werden und eher inkohärent berichtet werden. Eine Weigerung, die Perspektive des Gegenübers einzunehmen, führt häufig zu nicht-mentalisierenden Kreisläufen. Ebenfalls wichtig erscheint das Ausmaß, in dem diese Aspekte sich in verschiedenen Bindungsbeziehungen unterscheiden und inwieweit ein Individuum sich selbst reflektieren kann.

In der Erhebung von Beziehungsepisoden kann sich die Therapeutin auch an der Beziehungsachse der Operationalisierten Psychodynamischen Diagnostik (Arbeitskreis OPD 2006) orientieren. Lediglich in der Auswertung und Interpretation liegt der Schwerpunkt auf:

- Hinweisen auf unsichere Bindungsmuster und die korrespondierenden inneren Arbeitsmodelle, z. B. durch Beschreibungen von wichtigen Beziehungsepisoden, in denen die Autonomie betont wird, oder die emotionale Bedeutung von Ereignissen oder Personen heruntergespielt wird (deaktivierende Bindungsstrategie bei unsicher vermeidendem Bindungsmuster). Im Falle eines unsicher-verstrickten (ambivalenten) Bindungsmusters, finden wir

häufig hyperaktivierende Strategien, die schon bei leichteren Belastungen oder Konflikten die Nähe und Unterstützung einer Bezugsperson suchen, oft sogar regelrecht einfordern. Desorganisiert gebundene Patienten wechseln häufig rasch zwischen beiden Strategien bzw. zeigen kein durchgängiges Muster.
- Hinweisen auf epistemisches Misstrauen, das den Therapieprozess wesentlich beeinflussen kann.
- Aktuellen Beziehungsschwierigkeiten, die vom Patienten als quälend erlebt werden und ihn zur Psychotherapie motiviert haben. Diese können einen ersten Fokus in der Behandlung bilden.

Bei Individuen, die hyperaktivierende Strategien nutzen, ist es ratsam, in der ersten Phase der Therapie supportive Interventionen in den Vordergrund zu stellen, um die Mentalisierungsfähigkeit zu unterstützen. Der Therapeut sollte zwischen Nähe und Distanz ausbalancieren. Für Patienten mit deaktivierenden Strategien hingegen ist es wichtig, in Kontakt mit ihren Gefühlen zu kommen. Die Integration von kognitiver und affektiver Mentalisierung sollte hier im Mittelpunkt stehen.

Wie kann die Mentalisierungsfähigkeit in verschiedenen Beziehungen und Kontexten eingeschätzt werden und wie können prä-mentalisierende Modi erkannt werden? Die Mentalisierungsfähigkeit hängt eng mit dem aktuellen Beziehungskontext zusammen, in welchem sich die Mentalisierungsstörung manifestiert. Mentalisierung ist genauso eine interpersonale Fähigkeit, wie sie eine intrapsychische ist. Die Qualität der Mentalisierung in der Therapeuten-Patienten-Dyade ist bi-direktional, d. h. die Mentalisierungsfähigkeit der Therapeutin bestimmt die Mentalisierungsfähigkeit der Patientin und umgekehrt.

> Mentalisieren ist eine »gleichermaßen interpersonale wie eine intrapersonale Fähigkeit« (Luyten et al. 2015a: 76).

Prä-mentalisierende Modi

Die drei Denk- und Erlebensmuster (teleologisch, konkretistisch und pseudomentalisierend) sind in der klinischen Praxis nicht immer klar voneinander zu trennen, da sie sich überlappen oder ineinander übergehen können. Für die Therapeuten ist es nicht so wichtig, die Modi genau zu diagnostizieren, sondern das Erkennen von Nicht-Mentalisieren steht im Vordergrund. Die Anwendung entsprechender spezifischer Techniken sollen helfen, die Mentalisierungsfähigkeit wiederherzustellen (Taubner 2015). Hierzu sollen kurze Beispiele den teleologischen und den konkretistischen Modus veranschaulichen. Ein Beispiel zum pseudomentalisierenden Modus findet sich in Teil II, insbesondere beim Patienten Georgio L.

Beispiel für teleologisches Denken

Der teleologische Modus ist mit einer Zeit verbunden, in der ein Säugling seine emotionalen Zustände nur mit Hilfe einer erwachsenen Pflegeperson regulieren konnte. In der Regression oder durch den hohen emotionalen Arousal des Erwachsenen muss – aus seiner Sicht – die Umwelt aktiv werden, um die inneren Spannungszustände zu mindern. Dies kann einen sehr drängenden und manipulativen Charakter annehmen (Taubner 2015: 55).

> »Eine junge Borderline-Patientin geriet von Zeit zu Zeit in eine große innere Not und forderte dann reale Liebesbeweise von ihrer Therapeutin ein, damit sie sich sicher sein konnte, dass sie dieser wirklich etwas bedeutete. Besonders schwierig war in diesen Zeiten das Stundenende, das die Patientin als große Kränkung erlebte und als Beweis dafür, dass die Therapeutin sich nicht wirklich um sie kümmern wollte. In einer besonders dramatischen Zuspitzung nahm die Patientin ein paar Münzen und warf sie der Therapeutin vor die Füße mit den wütenden Worten ›Dann muss ich Sie wohl dafür bezahlen, dass Sie sich um mich kümmern!‹« (Taubner 2015: 122).

Denken und Wahrnehmen im konkretistischen Modus

In dem folgenden Beispiel aus einer Therapiesitzung berichtet eine Patientin aus der Trennungsphase von ihrem Ehemann und den Töchtern. Sie lässt keine Traurigkeit, keine Zweifel und keine Schuldgefühle zu, sondern nur den Blick nach vorne.

> *P:* Ja und ich bin gegangen und habe keine Einbuße in dem Selbstbewusstsein an sich gehabt.
> *T:* Wobei, was mir immer auffällt, wenn Sie das so schildern. Es ist immer die handlungsorientierte Sicht und was nicht vorkommt, ist die Gefühlswelt. Handeln ist ja auch begleitet von Stimmungen und Gefühlen und die Gefühle sind wiederum wichtige Motive für das Handeln. Und … und da weiß ich manchmal nicht, wo ist Ihre Gefühlsseite geblieben?
> *P:* Die war nicht da. Ich habe ja auch nichts gemerkt. Bei diesem Mobbing und den Depressionen, das war, sage ich mal, über Krümel bin ich hinweg gestiegen, ich habe die auch nicht gesehen. Oder als ich in die Klinik gekommen bin, nach Jacobsens Muskelentspannung. Ich dachte ›na du hast doch noch Muskeln‹ aber da war nichts mehr, total aus. Da habe ich gemerkt, dass ich nichts gemerkt habe. Das habe ich vorher verdrängt, aber nicht bewusst.«

Entnommen aus: Brockmann, Kirsch, Dembler, Koenig, Zabolitzki & de Vries. o.J.

Zwar kann eine innere Leere und die Abwehr der »Gefühlsseite« thematisiert werden, aber das Denken und Erleben im Äquivalenzmodus bleibt vorherrschend. Hier am ehesten ausgedrückt durch die äußeren Kausalitäten: Mobbing, Depression, oder »… du hast doch noch Muskeln«; mit nur wenig differenzierter Innenwelt aus Motiven, Wünschen oder Empfindungen.

Auch auf eine gelungene, affektfokussierte und Reflexion anregende Intervention des Therapeuten reagiert die Patientin mit einer Fortsetzung konkretistischer Schilderungen und Abwehr oder Blockierung der Suche nach Motiven, Affekten, Gedanken etc.

Werden konkretistische Schilderungen nicht frühzeitig angesprochen und unterbrochen, dann entsteht leicht ein aggressives Gegenübertragungserleben, Ungeduld oder Langeweile. Nicht zuletzt wird auch die Mentalisierungsfähigkeit des Therapeuten gestört, es fallen ihm dann z.B. keine symbolischen, reflexiven Deutungen mehr ein.

Andererseits gilt es zu berücksichtigen, dass das »Ausweichen« auf prä-mentalisierende Modi auch vor unerträglichen Emotionen (z.B. Scham, Schuld, Enttäuschung oder Trauer) schützt. Eine zu frühe Konfrontation, ohne ausreichend sichere Basis in der therapeutischen Beziehung, kann zum rigiden Festhalten an der »Abwehr« führen und so eine Krise oder Dekompensation begünstigen.

Ein individuelles Mentalisierungsprofil sollte verschiedene Intensitäten emotionaler Erregung berücksichtigen, d.h. eine Exploration von verschiedenen Kontexten und Beziehungen. Gelingt Reflektieren in Bindungsbeziehungen? in welchen? Wie rasch gelingt es der Person wieder in kontrolliertes, reflektierendes Mentalisieren zurückzukehren? Und schließlich, wie kann Stress im Kontext der Exploration der inneren Welt in der therapeutischen Situation gemeinsam reguliert werden?

Beispiel für eine Checkliste »individuelles Mentalisierungsprofil«

1. Aussagen zu Bindungsstil und wichtigen Bezugspersonen
a) Hinweise auf eine sichere Bindung,
b) auf hyperaktivierende Strategien (unsicher-verstrickten Bindungsstil),
c) auf deaktivierende Strategien (unsicher-vermeidenden Bindungsstil),
d) auf desorganisiertes Bindungsverhalten?

Sind Aussagen hinsichtlich verschiedener Bindungspersonen möglich?

2. Aussagen zu Störungen der Mentalisierungsfähigkeit
a) hinsichtlich bestimmter Bindungspersonen,
b) hinsichtlich bestimmter Themen (z.B. Traumata, Verlust, narzisstische Kränkungen)?

3. Schnelligkeit in der Veränderung in der Mentalisierungsfähigkeit
a) schneller Wechsel in prä-mentalisierende Denk- und Erlebensmuster?
b) Wiedergewinnung reflektierender Verarbeitung: langsam oder rasch?

4. Vorwiegender Modus der Mentalisierung
a) reflektierend, (aa) auf einem einfachen Niveau, (ab) mit Hinweisen auf unterschiedliche Perspektiven im Verlauf, z. B. damals habe ich es so gesehen und heute sehe ich es anders, (ac) differenziertes Mentalisieren auf hohem Niveau (z. B. kann unter Stress mentalisieren aufrechterhalten),
b) häufig teleologisch,
c) häufig konkretistisch,
d) häufig pseudomentalisierend.
e) Kein Modus vorherrschend? Starkes Oszillieren?

5. Dimensionen des Mentalisierens: Auf welche Weise wird vorwiegend mentalisiert?
a) automatisches versus kontrolliertes Mentalisieren
b) Fokus auf innere versus auf äußere Vorgänge
c) Fokus auf das Selbst versus auf andere
d) kognitiv versus affektiv

4.2 Den Patienten für die Behandlung gewinnen (Aufklärung und Psychoedukation): Was ist Mentalisieren und warum ist es wichtig?

In der Kurzzeittherapie oder zu Beginn einer Langzeittherapie ist oft der Einsatz von psychoedukativen Interventionen, Übungen und Rollenspielen sinnvoll. Grundkenntnisse über Mentalisieren können hier vermittelt und Wege zum Mentalisieren angeregt werden. Als Ziel wird eher die Kultivierung mentaler Prozesse gesehen als das Aufdecken oder Verändern mentaler Inhalte. Die Vermittlung relevanter Informationen (theoretischer Input) mit anschließender Diskussion, Übungen oder Rollenspielen fördert die Autonomie und Expertenschaft in eigener Sache, macht das Therapieangebot transparent und fördert Motivation und Reflexion. Dabei wird der Diskussionsprozess als entscheidend angesehen. Bereits in der Diskussion wird mentalisiert, da über das Denken und über Gefühle nachgedacht wird (Haslam-Hopwood et al. 2009, Kalbfuss et al. 2014). Spielerische Angebote und Übungen sind dazu gedacht, das »Mentalisieren in Aktion« zu zeigen und die Teilnehmerinnen mit einzubeziehen.

Mentalisieren muss man üben.

Kurze psychoedukative Interventionen können motivierend wirken und dem Patienten als Anstoß dienen sich auf die Behandlung einzulassen. Auch schriftliche Patienteninformationen sind hilfreich um auf die Behandlung vorzubereiten und den Patienten über Aufgaben und Ziele der Therapie aufzuklären. Mentalisierungsfördernde Psychoedukation hat sich dabei in verschiedenen Settings als klinisch erfolgreich erwiesen (Haslam-Hopwood et al. 2009, Schultz-Venrath 2013, Kirsch 2014).

Eine Patienteninformation:[18]

Mentalisieren – ein Kompass in der Psychotherapie
Eine Psychotherapie zu machen heißt, einen neuen Versuch im Leben zu starten und alte Wege zu verlassen. Dazu kann ein Kompass nützlich sein. Mit einem Kompass alleine kommt man allerdings nicht ans Ziel und ein Kompass reicht nicht aus, um zu erklären, wie Psychotherapie funktioniert. Dennoch brauchen wir eine generelle Richtung. Es kann hilfreich sein, dass ein Patient weiß, was der Therapeut über die Therapie denkt. Wenn der Patient darüber informiert ist, kann er daraus vielleicht einen Nutzen ziehen.

Die größte Bedeutung für eine erfolgreiche Therapie hat die Zusammenarbeit. Zusammenarbeit fordert ein gemeinsames Verständnis und Mentalisieren ist dabei der entscheidende Punkt.

Wir mentalisieren, wenn wir:

- die Welt des anderen mit seinen Augen zu sehen.
- die eigene Welt mit den Augen des anderen sehen.
- uns bewusst machen, was in einem anderen Menschen vor sich geht oder was in uns vor sich geht – in den Gedanken, in den Gefühlen und in unseren Handlungen.
- uns bemühen, Missverständnisse zu verstehen.
- versuchen, ein zusammenhängendes Bild von uns selbst und von anderen zu entwickeln.

18 Anmerkung: der folgende Text ist angelehnt an eine Patienteninformation der Menninger Clinic (2007).

Mentalisierung und seelische Gesundheit

- Mentalisieren ist die Basis für das Gefühl, lebendig und eigenständig zu sein. Mentalisieren versichert uns unserer Identität und Ganzheitlichkeit von Körper und Seele.
- Mentalisieren ermöglicht uns bedeutende, dauerhafte und einigermaßen konfliktfreie menschliche Beziehungen zu gestalten. Mentalisieren gestattet uns, Missverständnisse als solche zu erkennen und aufzulösen. Mentalisieren lässt uns Bedürfnisse, Wünsche und Ziele anderer erkennen und entsprechend reagieren. Dazu müssen wir uns gleichermaßen in den anderen sowie in uns selbst hineinversetzen.
- Mentalisieren ist der Schlüssel für unsere Selbststeuerung. D. h. Mentalisieren ermöglicht uns, schwer zu ertragende Gefühle, wie z. B. Enttäuschungen, Ärger, Angst, Traurigkeit, aber auch Verliebtheit zu ertragen, ohne in einen Kampf mit anderen zu geraten oder die Flucht zu ergreifen. Mentalisieren hilft nicht nur bei der Bewältigung von schwer zu ertragenden seelischen Zuständen, sondern auch dabei, selbstzerstörerische Teufelskreise zu unterbrechen. Mentalisieren schafft nicht nur Flexibilität und Hoffnung, sondern vermittelt auch Bedeutung All diese Faktoren stellenwichtige Aspekte seelischer Gesundheit dar.

Mentalisieren und psychische Probleme

Mentalisieren ist eine Fähigkeit, die alle Menschen haben. Das ist Alltagspsychologie. Aber wir Menschen können die Fähigkeit zum Mentalisieren auch verlieren, vor allem bei Stress und in engen, intensiven Beziehungen. In Situationen großer Erregung verlieren wir nach und nach diese Fähigkeit und gehen manchmal zu automatisierten Kampf- oder Fluchtmustern über.

Seelische Erkrankungen sind oft mit Einschränkungen der Mentalisierung verbunden. Sie führen uns zu Schwierigkeiten mit anderen Menschen und halten Teufelskreise, negative Erfahrungen, sowie ungeeignete Bewältigungsversuche aufrecht. Mentalisierungsstörungen sind sowohl Folgen psychischer Störungen als auch ihre Ursachen.

Mentalisieren ist dann am schwierigsten, wenn wir es am nötigsten brauchen:

- wenn wir unter Stress stehen,
- wenn wir heftige Gefühle haben,
- in intensiven Beziehungen mit anderen Menschen,
- wenn wir uns unverstanden fühlen,
- wenn wir ein seelisches Trauma erlitten haben.

Informationen zur Therapie
Ein zentraler Punkt in der Therapie ist die Wiederherstellung von Vertrauen in die eigene Wahrnehmung und ein angemessenes Vertrauen in andere Menschen. Um hierfür eine Basis zu schaffen sind aus unserer Sicht zwei Punkte hilfreich:

- Transparenz in der Behandlung. Der Therapeut wird sich bemühen, das, was in der Therapie geschieht, zu erklären und eine größtmögliche Transparenz herzustellen. Der Therapeut wird versuchen, ihre Fragen ernst zu nehmen und zu beantworten. Die Behandlungsziele sollten deutlich und beide Seiten sollten sich über die gemeinsamen Ziele und Aufgaben einig sein.
- Zusammenarbeit und Gleichwertigkeit in der Behandlung. Stärker als in der medizinischen Behandlung körperlicher Erkrankungen ist der Therapeut in der Psychotherapie auf ihre Mithilfe und Aktivität angewiesen. Der Therapeut versucht, mit Ihnen gemeinsam einen Weg aus ihren Problemen zu finden. Die Sichtweise des Therapeuten ist dabei nicht immer die richtige. Das ist kein Fehler in der Behandlung oder ein Mangel an Kompetenz, denn der Prozess, »Ihren persönlichen Weg zu finden«, ist in der Therapie oft entscheidender als das Ergebnis einer Therapiestunde selbst.

Zur Förderung der Mentalisierung wird der Therapeut versuchen:

- die gegenwärtigen Gedanken, Wahrnehmungen und Gefühle in den Mittelpunkt zu stellen.
- Fragen anzuregen, nach ihrer eigenen inneren Welt und der anderer Menschen.
- Sie dazu zu gewinnen, Beziehungen und eigene Erfahrungen aus verschiedenen Perspektiven zu betrachten.

4.3 Einen Fokus formulieren

Eine Fokusformulierung zu erarbeiten sollte eine Gemeinschaftsarbeit von Patientin und Therapeutin sein (Allen et al. 2015: 218). Die gemeinsame Problemformulierung gilt als »Work in Progress« und sollte von Zeit zu Zeit überprüft und modifiziert werden. Die Fokusformulierung strukturiert das Denken von Therapeuten und Patienten; sie erleichtert die Konzentration auf die wichtigsten Probleme, sowie auf die kurz- und mittelfristigen Ziele und lässt Fortschritte im zeitlichen Verlauf erkennen.

> Die gemeinsame Fokusformulierung formuliert die aktuellen Probleme der Patientin in wichtigen Beziehungen und mit sich selber. Sie ordnet die aktuellen Probleme in einen Entwicklungskontext ein und führt dies an konkreten Beispielen aus.

Beispiele für konkrete Fokusformulierungen werden im Kapitel 5 ausführlicher dargestellt. Leitfragen für eine Fokusformulierung können sein (ebd.):

- Welches sind die Hauptprobleme, für die Sie Hilfe suchen?
- Was möchten Sie an sich selbst verändern?
- Was hat dazu geführt, dass Sie feststecken, oder Sie daran gehindert, sich weiterzuentwickeln?
- Gibt es ein Problem oder einen Konflikt, dem Sie sich noch nicht gestellt oder mit dem Sie sich noch nicht auseinandergesetzt haben?
- Was werden Sie anders machen, wenn Sie Ihre Ziele in der Therapie erreicht haben?
- Was gibt Ihnen Hoffnung?

4.4 Die therapeutische Haltung und mentalisierungsfördernde Interventionen

Das Mentalisierungskonzept ist eine moderne psychoanalytische Theorie, entfernt sich aber von der psychoanalytischen Behandlungstechnik. Ausgehend von der Annahme, dass durch die Aufnahme einer Psychotherapie das Bindungssystem stark aktiviert wird, stellt sich unter dieser Perspektive die Aufgabe, das Bindungssystem des Patienten zu beruhigen, um Reflexionsprozesse zu unterstützen. Ein geschützter, sicherer Rahmen sowie eine mittlere emotionale Distanz in der Beziehung, die Etablierung klarer Strukturen (z. B. Absprachen) und größtmögliche Transparenz sind dabei hilfreich.

Im Sinne einer Mentalisierungsbasierten Therapie wird eine aktive Haltung des Therapeuten gefordert. Bei Patienten mit wenig integriertem Strukturniveau sollte der Therapeut nicht mit gleichschwebender Aufmerksamkeit abwarten, sondern als Gegenüber deutlich präsent sein. Der Therapeut fokussiert besonders die prozesshaften, interaktionellen und weniger die inhaltlichen Aspekte (zur Kritik siehe Diamond & Kernberg 2008). Ziel hierbei ist nicht die zutreffende Interpretation unbewusster Motive oder Abwehrvorgänge, sondern die Verbesserung der Fähigkeit, eigene Motive und Emotionen sowie mentale Inhalte bedeutsamer anderer zu verstehen. Der Patient sollte zur Reflexion angeregt werden, d. h. der Patient wird gefordert, seine innere Welt selbst zu entdecken und diese beschreiben zu lernen.

Eine nicht-wissende Haltung und Exploration erlaubt, dass die Therapeutin ihre eigene Reflexion (auch die der eigenen inneren Welt in Bezug auf das, was im Hier und Jetzt passiert) dem Patienten in geeigneter Form mitteilen kann. Dies ermöglicht es dem Patienten, an einem Modell zu lernen und sich selbst in diesem Prozess (wieder-) zu finden.

Ein Patient drückt in der Stunde seinen Ärger aus – ein Beispiel:
T: Was macht Sie jetzt ärgerlich?
P: Sie waren letzte Stunde von mir gelangweilt!
T: Das muss Sie stark gekränkt haben. Was hatten Sie wahrgenommen?
P: Sie waren völlig unkonzentriert.
T: Ja, das kann sein. Dafür muss ich mich entschuldigen. Sie haben mein Verhalten auf sich bezogen. Ist es so?
P: Fragen Sie doch nicht so blöd!
T: Was ist es, was Sie jetzt ärgerlich macht?
P: Das klang nach einer therapeutischen Floskel.
T: Das kann sein, wie hätte ich es aus ihrer Sicht besser machen sollen?
P: Na ja, einfach ist das nicht, mit mir darüber zu reden, das weiß ich schon …

Beispiel für eine mentalisierende Haltung (aus Brockmann & Kirsch 2010: 285)

Der Ärger des Patienten wird erst einmal als genauso von ihm erlebt angenommen. Ob berechtigt oder nicht, so hat der Patient die Situation erlebt. Diese interpersonale Erfahrung wird als wichtiges Beispiel hervorgehoben und weiter exploriert. Interpretationen des Therapeuten werden vom Patienten im Beispiel als »therapeutische Floskel« zurückgewiesen, doch bleibt der Therapeut empathisch interessiert, bereit zur Perspektivenübernahme, um auch in Belastungssituationen mentalisierend auf den Patienten zu antworten.

Das Beibehalten einer mentalisierenden Haltung über die Behandlung hinweg klingt einfach. Unglücklicherweise ist es aber so, dass gerade dann, wenn die Mentalisierungsfähigkeit im Patienten versagt oder sich verschlechtert, z. B. in Momenten von hoher Affektivität oder heftiger Aggression, auch die Mentalisierungsfähigkeit des Therapeuten gefährdet ist. In einem zunächst normal erscheinenden Prozess und aus einem bekannten therapeutischen Vorgehen (z. B. dem empathischen Verstehen) entstehen dann Hindernisse. Diamond und Kollegen kommen zu dem Ergebnis, dass es sich am günstigsten auswirkt, wenn die Mentalisierungsfähigkeit der Therapeuten während der Therapiesitzungen leicht ausgeprägter sind als die ihrer Patienten (Diamond et al. 2003 z. n. Taubner 2015: 117).

Wie bereits oben erwähnt, ist das A und O der mentalisierenden Haltung die psychische Verfassung der Patientin aufmerksam zu beobachten. Dabei regt die Therapeutin den Patienten an, sowohl eigene als auch fremde psychische Prozesse bewusst zu beobachten (Bateman & Fonagy 2015c: 92): »Was denken Sie, wie kam er dazu sich so zu verhalten?« Manche Patienten antworten »ich weiß nicht« und versuchen; sich wieder der eigenen inneren Befindlichkeit zuzuwenden. Die Autoren empfehlen dann beharrlich zu bleiben: »Haben sie noch einen Moment Geduld mit mir – ich habe mich gefragt, weshalb ihr Freund Ihrer Meinung nach so und so reagiert hat« (ebd.: 94).

In Momenten hoher affektiver Erregung oder beim Zusammenbruch der Mentalisierung ist es für den Therapeuten ratsam, den »Pausenknopf zu drücken«. Hierdurch wird der Patientin und der Therapeutin Zeit gegeben, zurückzugehen zu dem Zeitpunkt in der

Therapiestunde, an dem die Mentalisierungsfähigkeit noch stabiler war oder strukturelle Rahmenbedingungen noch gemeinsam akzeptiert und präsent waren. Die Identifizierung von Versagen des Mentalisierens und die Erforschung des Triggers für dessen Zusammenbruch sind dabei maßgeblich. Ein Zurückgehen bis zu dem Moment des Zusammenbruchs soll die Möglichkeit eröffnen, die Entwicklung, mögliche Missverständnisse oder den Beginn des Ärgers dann noch einmal zu betrachten.

Die Förderung von Mentalisieren in der Psychotherapie ist mehr eine Frage der therapeutischen Haltung als der Therapietechnik. Dabei ist die Haltung eine aktiv fragende, die dem Patienten vermittelt, dass der Therapeut nicht der Experte ist, der dem Patienten sagen kann, was er denkt und fühlt und welches die unbewussten Motive dahinter sind. Der Therapeut nimmt eine mentalisierende und authentische Haltung des Nicht-Wissens ein.

Die fragende Haltung des Therapeuten kann dabei den Patienten anregen, sich selbst und andere zu verstehen. Fragen nach dem »Wie?« sind dabei meist hilfreicher als Fragen nach dem »Warum?« Also z. B. besser: »Wie fühlte es sich an, sich so zu ärgern?« als: »Warum haben Sie sich geärgert?« Warum-Fragen führen zur Ursachen-Forschung, Wie-Fragen hingegen fokussieren den Prozess.

Innerhalb dieses Rahmens hat der Therapeut die Aufgabe, die Begrenzung der Fähigkeit zur Mentalisierung beim Patienten abzuschätzen und auf dieser Basis mit dem Patienten die Mentalisierungsfähigkeiten zu erweitern. Je fragiler die Fähigkeiten zur Mentalisierung sind, desto einfacher, kürzer und basaler sollten die therapeutischen Interventionen sein. Neben der Einschätzung der generellen Mentalisierungsfähigkeit ist zu berücksichtigen, dass sich die Mentalisierungsfähigkeit auch innerhalb und zwischen den Therapie-Stunden – abhängig von Stress und emotionaler Intensität – ändern kann.

»Mentalisieren ist eher eine Einstellung als eine Fertigkeit, eine forschende Haltung …« (Fearon et al. 2009: 303).

Mentalisieren fördern bedeutet die Exploration der eigenen Innenwelt, die einfühlsame Erforschung der Welt des anderen und der gemeinsamen Beziehung. Die Mentalisierungsfähigkeit des Patienten wird dabei am besten gefördert, wenn der Therapeut sich selbst und dem Patienten gegenüber eine mentalisierende Haltung einnimmt: Es gibt keinen besseren Weg der Förderung des Mentalisierens als es selbst zu tun. Dabei kann es hilfreich sein, wenn der Therapeut einen »Standpunkt des Nichtwissens« einnimmt. Dies heißt neugierig zu bleiben. Der Standpunkt des Nicht-Wissens ermöglicht dem Therapeuten und dem Patienten ein gemeinsames Erforschen der äußeren und inneren Welt. Es ist eine Haltung, die der Detektiv Columbo in seinen Kriminalfilmen meisterhaft und kreativ darstellte: rhetorisch tiefstapeln und sich nicht scheuen, (scheinbar) dumme Fragen zu stellen. Ein Standpunkt des Nichtwissens schützt davor, dem Patienten die eigene Sichtweise aufzudrängen. Wenn der Therapeut darauf beharrt, dass er es besser weiß als der Patient, ist der Prozess des Mentalisierens meist zu Ende.

Mentalisierungsfördernde Interventionen

Interventionen sollten von der *Oberfläche in die Tiefe* gehen. Bei stark eingeschränkter Mentalisierungsfähigkeit sind Unterstützung und Empathie zunächst die geeigneten Interventionen, um die Mentalisierungsfähigkeit zu verbessern. Sie vermitteln Sicherheit (sichere Basis) und epistemisches Vertrauen. Die emotionale Erregung kann sich abschwächen, die therapeutische Arbeit der Patientin wird erleichtert (Bales & Bateman 2015).

Interventionen, vor allem in der frühen Behandlungsphase sollten möglichst (nach Fonagy et al. 2015):

- einfach und kurz formuliert sowie leicht zu verstehen sein,
- den Affekt fokussieren,
- die Patientin zur Mitarbeit einladen,
- auf Motive, Einstellungen oder Gedanken und nicht das Verhalten fokussieren,
- Bezug auf aktuelle Vorgänge nehmen,

- die Psyche der Therapeutin mit einbeziehen, um Dinge zu veranschaulichen.

Der Gebrauch von Metaphern, Analogien und/oder symbolischen Bedeutungen sollte selten erfolgen. Wenn sie erfolgen, dann sollten sie angemessen klar und verständlich sein. Bateman und Fonagy empfehlen mentalisierungsgestützte Interventionen nach und nach entlang einer spezifischen Linie zu entwickeln (modif. nach Bateman & Fonagy 2015c):

- unterstützend, empathisch, klärend (ermutigen),
- herausfordernd, in Frage stellend (dekonstruieren, Unerwartetes in den Dialog einbringen),
- Affektfokussiert,
- Mentalisieren der Beziehung.

Hilfreiche Aspekte zur Förderung von Mentalisierung (Brockmann & Kirsch 2015)

- Die gegenwärtigen Gedanken, Wahrnehmungen und Gefühle fokussieren.
- Alternative Erklärungsweisen anbieten.
- Weitere Explorationen anregen. Bereitstellen von Erfahrungen einer sicheren Basis, die dem Patienten die Exploration der inneren Zustände erleichtert.
- Beschäftigung mit Spiegelungsprozessen, in denen zeitnah und verständnisvoll die »markierten« Emotionen, die den »Mental State« des Patienten repräsentieren, zurückgemeldet werden.
- Interventionen, die einfach, kurz und prägnant sind.
- Den Patienten dazu gewinnen, Interaktionen und eigene Erfahrungen aus verschiedenen Perspektiven zu betrachten.
- Förderung einer mittleren Intensität emotionaler Beteiligung, die weder zu »kalt« noch zu »heiß« ist.

Für Forschungsvorhaben ist es notwendig, mentalisierungsfördernde Interventionen weiter zu operationalisieren. Dies kann auch nützliche Aspekte für die klinische Praxis aufzeigen. Um einzelne Episoden oder Interventionen einschätzen zu können, wurden von Karterud und Kollegen (2013) 17 mentalisierungsfördernde Interventionen kategorisiert und empirisch untersucht (MBT-Adherence and Competence Scale). Die Items beschreiben Interventionen, die für mentalisierungsbasierte Therapie als typisch gelten. Ihre Anwendung und die Kompetenz des Therapeuten in der Anwendung werden mit Hilfe dieser Skala eingeschätzt.

Mentalisierungsfördernde Interventionen:

1. Engagement, Interesse und Wärme
2. Exploration, Neugier und ein Standpunkt des Nicht-Wissens
3. Ansprechen und Veränderung ungerechfertigter Überzeugungen
4. Anpassung an die Mentalisierungsfähigkeit des Klienten
5. Regulierung des emotionalen Arousals
6. Stimulierung des Mentalisierens im Prozess
7. Bestätigung gelungener Mentalisierung
8. Umgang mit dem Als-Ob-Modus (Pseudomentalisierung)
9. Umgang mit dem Äquivalenz-Modus (konkretistisches Verstehen)
10. Affekt-Fokussierung
11. Verknüpfung von Affekten und interpersonalen Ereignissen
12. Anhalten und zurückgehen
13. Bestätigung emotionaler Reaktionen
14. Umgang mit Übertragung
15. Umgang mit Gegenübertragung
16. Monitoring des eigenen Verständnisses und Missverstehen korrigieren
17. Integration von Einzel- und Gruppentherapie

Mentalisierungsfördernde Interventionen, modifiziert nach Karterud et al. (2013).

Die oben gezeigte »Mentalization Based Treatment Adherence and Competence Scale« (Karterud et al. 2013) erwies sich in einer Studie als geeignetes Maß zur Prüfung der Behandlungstreue. Die Autoren schlagen es als Instrument in der Qualitätskontrolle und in der Supervision vor. Die einzelnen Skalen geben einen guten Überblick über die verschiedenen Aspekte von mentalisierungsbasierten Interventionen. Die als zentral für mentalisierungsfördernde Behandlungen geltenden Items waren:

Zentrale mentalisierungsfördernde Interventionen:
- Exploration, Neugier und Standpunkt des Nicht-Wissens,
- Stimulierung des Mentalisierens im Prozess,
- Affekt-Fokussierung,
- Verknüpfung von Affekt und interpersonalen Ereignissen.

Zur Stimulierung der Mentalisierung im Prozess identifiziert die Therapeutin den Als-Ob-Modus oder Äquivalenz-Modus in den Erzählungen der Patientin und interveniert angemessen um die Mentalisierungsfähigkeit wiederherzustellen. Gelingendes Mentalisieren wird gefördert und aufrechterhalten. Der Therapeut identifiziert und exploriert gelingendes Reflektieren (Mentalisieren) und bekräftigt oder unterstützt es.

Affekt-Fokussierung heißt, dem Affekt einen Realitätsgehalt beizumessen und den Fokus auf die Affekte aufrecht zu erhalten. Die Therapeutin regt die Exploration der Patientin an, ihre Emotionen außerhalb und in den Sitzungen differenziert wahrzunehmen und zu reflektieren. Die Therapeutin versucht dabei, Verbindungen zwischen Affekten und interaktionellen Ereignissen zu explorieren. Mit dem Fokus auf Affekte im Hier und Jetzt richtet sich die Aufmerksamkeit auch auf die augenblicklichen von der Patientin und der Therapeutin gemeinsam geteilten Affekte. Der Therapeut kann versuchen, die Affekte zu identifizieren und zu benennen. Damit werden die Affekte in die gemeinsame Arbeit miteinbezogen (Bateman & Fonagy 2015c). Die Fähigkeit des Therapeuten, Affektzustände markiert zu spiegeln, sollten Abstimmung und Mitgefühl ausdrücken und gleichzeitig durch die Markierung des gespiegelten Affektes die Differenzierung zwischen Selbst und anderen signalisieren (Fonagy et al. 2015).

Die Therapeutin sollte versuchen, Momente des Zusammenbruchs der Mentalisierung der Patientin zu identifizieren. Dies können z.B. Momente sein, in denen die Patientin Interaktionen sehr schnell und inkohärent berichtet. Sie versucht, bei dem Erzählten zu verweilen und zusammen mit dem Patienten die Geschichte durchzuarbeiten. Die Therapeutin sollte dabei eine generelle Haltung zeigen, die durch das Interesse gekennzeichnet ist, herauszufinden, ob ihr Verständnis mit dem des Patienten übereinstimmt. Sie sollte dabei bereit sein, sich von der Sicht des Patienten beeinflussen zu lassen und von einer Offenheit gegenüber der Mitteilung von Missverständnissen leiten lassen. Irritationen in der Allianz können so wahrgenommen und bearbeitet werden. Es gilt dabei, die Anteile des Patienten, aber auch die eigenen Anteile der Therapeutin zu klären.

Der Prozess des Mentalisierens der therapeutischen Beziehung lässt sich grob in vier Schritte unterteilen. Der erste Schritt ist die Validierung des Übertragungsgefühls des Patienten durch den Therapeuten. Validieren heißt hier: Die Patientin hat diese Sichtweise, diesen Eindruck und dieses Gefühl, die Therapeutin erkennt es an. Die Patientin wird dazu ihre Berechtigung und ihre Begründung haben. Mit weiterer Exploration wird im zweiten Schritt die augenblickliche Beziehung untersucht. Drittens werden die Vorgänge, die die Übertragungsgefühle erzeugt haben, identifiziert. Die Verhaltensweisen, an welche die Übertragungsgefühle geknüpft sind, werden explizit herausgearbeitet, einschließlich des Beitrags des Therapeuten. Viertens sollte versucht werden, ein gemeinsames Verständnis zu erarbeiten und alternative Perspektiven aufzuzeigen. Zudem sollte die Therapeutin die Reaktion des Patienten sorgfältig beobachten (Bateman & Fonagy 2015c).

Das Ausmaß, in dem die Patientin fähig ist, effektiv zu mentalisieren, ist im Hinblick auf die Übertragung wichtig, denn diese ist ein »real time Assessment« der Mentalisierung unter hohem Arousal.

Die Wirkung von mentalisierungsfördernden Interventionen haben wir zusammen mit einer Forschungsgruppe in einer Einzelfallstudie untersucht. Bei zwei von drei Patienten in psychoanalytischer Behandlung konnte die Wirksamkeit der mentalisierungsfördernden Interventionen gezeigt werden. Bei einem dritten Patienten hatte die positive Entwicklung der therapeutischen Beziehung einen Bezug zum Therapieerfolg, während die Interventionen selbst nicht mit einer Verbesserung der Mentalisierungsfähigkeit einhergingen (Brockmann et al. zur Publikation eingereicht).

Mentalisierungsfördernde Interventionen in schwierigen Momenten – ein Beispiel:

P: »Ihre Sekretärin hat mich beleidigt! Ich wollte Sie sprechen und Sie hat mich angegriffen.«
T: »Sie sind ja ganz aufgeregt. Lassen Sie uns versuchen, etwas ruhiger über die Situation zu sprechen.«

Kommentar: Der Therapeut versucht die Affekte runter zu regulieren.

P: »Ich werde sie verklagen!«
T: »Da ist ja etwas ganz Heftiges zwischen Ihnen passiert, kein Zweifel. Versuchen Sie doch – wenn's geht, etwas ruhiger – mir die Situation zu beschreiben. Damit wir weitersehen können.«

Kommentar: Der Therapeut versucht die Affekte zu validieren und Exploration anzuregen.

P: »Nein, mir reicht's!«
T: »Wenn Sie mich so anschreien, kann ich nicht besonders gut nachdenken! Sie auch nicht?«

Kommentar: Der Therapeut versucht erneut, die Affekte runter zu regulieren, diesmal etwas unkonventioneller – mit Humor.

P: »Hören Sie auf!«
T: »OK, was war los?«
P: »Ich kann mich nicht mehr ganz erinnern, aber Sie glauben mir ja doch nicht.«
T: »Sie haben das so erfahren, und das ist für mich maßgeblich.«

Kommentar: Der Therapeut versucht eine Validierung der Erfahrungen des Patienten.

P: »Ich muss die Dinge jetzt unbedingt mit Ihnen besprechen. Haben Sie 2 Stunden Zeit?«
T: »Es ist manchmal besser, etwas Abstand von den Dingen zu haben bevor man sie bespricht. Wir können Dinge besser handhaben und verstehen, wenn wir nicht zu nah am Feuer sind.«

Kommentar: Der Therapeut versucht die Mentalisierungsfähigkeiten beim Patienten und Therapeuten wieder herzustellen.

P: »Ja, ich bin so aufgeregt, dass ich mich nicht vollständig erinnern kann.«
T: »Ok. Gehen wir noch einmal zurück. Wie hat das mit der Sekretärin alles angefangen? Aber regen Sie sich nicht so auf, ich bin nicht die Sekretärin.«

Kommentar: Der Therapeut versucht »Stop and Rewind«.

P: »Sie sind der Einzige hier, außer Dr. S., mit dem man sich vernünftig unterhalten kann.«
T: »Na, das weiß ich nicht so.«

Mentalisierungsfördernde Interventionen in schwierigen Momenten (Brockmann & Kirsch 2015)

Prä-mentalisierende Modi und die Gegenübertragung

Bateman und Fonagy verknüpfen die Erzählungen des Patienten in prä-mentalisierenden Modi mit jeweils typischem Gegenübertragungserleben (Bateman & Fonagy 2015c). Bei Erzählungen im Als-Ob-Modus entstehe typischerweise ein Gefühl der Langeweile. Die Aussagen des Patienten werden als trivial erlebt. Das Gegenübertragungsgefühl entspricht dem Gefühl, »auf Autopilot geschaltet zu haben«. Häufiges »Mhm« kann ein Hinweis darauf sein, dass überhaupt nichts verstanden wurde. Die fehlende Affektmodulation löst ein Gefühl der Lustlosigkeit, Inflexibilität, oder Unverbundenheit aus.

Bei Berichten im teleologischen Modus drängt der Wunsch, etwas zu tun. Eine Aufstellung von Listen, die Empfehlung von Coping-Strategien, oder das Erteilen praktischer Ratschläge kann auf diesen Modus hinweisen.

Bei Schilderungen im Psychischen Äquivalenz-Modus kann Verblüffung, Verwirrtheit, oder Unverständnis entstehen (worum geht es eigentlich?). Ständiges zustimmendes Nicken, nicht zu wissen, was man sagen soll, oder Ärger auf den Patienten können Hinweise auf diesen Modus sein.

Interventionen im späteren Verlauf

Mit einigen Patienten gelingt es, im Verlauf einer Behandlung zunehmend und gemeinsam zu mentalisieren. Auch in kleineren oder mittleren stressvollen Situationen bleibt ihre Reflexionsfähigkeit erhalten, so dass inhaltliche Aspekte, Träume, sexuelle Themen und schließlich die Übertragung thematisiert werden können.

> »It was a dreary wet morning in Hampstead, the kind that London is capable of producing regardless of the season. By sharp contrast, the consulting room was on fire. Dan and I were discussing sex. Or, to be perfectly accurate, the lack of it. He claimed that his schoolmates, the other seventeen-year-olds, were all sexually active — what was the matter with him? Why was he the only one still having sex on his own? Masturbating was no fun. It was not even a relief; it left him feeling full of stuff that he wanted to get rid of. He was suffocating with it. Why could he not do the same with a girl? (Fonagy 2008: 12)

Fonagy (2008) sowie Target (2013) berichten anhand kurzer Fallvignetten, wie sie sexuelle Themen, Träume und Phantasien für die psychotherapeutische Arbeit nutzen. Darin gleicht ihr Vorgehen einer modernen psychoanalytischen, intersubjektiven Perspektive. Die Aufmerksamkeit liegt nicht mehr allein auf dem Prozess (wie wird mentalisiert? Wie das emotionale Arousal reguliert?), sondern ebenso auf den psychischen Inhalten und der Übertragung.

Umgang mit Träumen

Der Stellenwert von Träumen wurde bisher in der Literatur zur mentalisierungsbasierten Therapie (MBT) nicht diskutiert. Einerseits wurde in Seminaren die Arbeit mit Träumen sehr kritisch gesehen. Träume können einerseits zu Pseudomentalisierung anregen, z. B. wenn starke Affekte getriggert werden. Schnell sind Patient und Therapeut dann »zu nah beim Feuer«. Damit droht dann ein Zusammenbruch der Mentalisierung. Die Deutung des Traums ist dann auch meist keine Lösung mehr. Andererseits können Träume bei Patienten mit einem höheren Strukturniveau auch einen guten Zugang zu bedeutenden Themen ermöglichen, die mentalisierend bearbeitet werden können.

Beispielhaft soll dazu eine Sequenz aus einem Therapieverlauf dargestellt werden (Traumschilderung, 154. Stunde). Diese Traumschilderung aus einer späteren Therapiephase zeigt (die gleiche Patientin aus Kapitel 4.1.2, Beispiel für einen konkretistischen Modus), wie sich die Denk- und Wahrnehmungsweise der Patientin entwickelt hat, wie sie sich von der konkretistischen Denkweise gelöst hat und im Als-Ob-Modus, in der Traumschilderung spielerischer eine andere Perspektive ausprobiert.

> *P:* Ich habe einen Traum gehabt. Da waren Sie der Mittelpunkt (lacht).
> *T:* Das kann schon mal sein (lacht).
> *P:* Soll ich weiter erzählen? Also und zwar war das in der Nacht vom Sonnabend zum Sonntag. Bevor ich so richtig aufgestanden bin, so'n Dämmerzustand aber ich habe es richtig geträumt. Und zwar, ich bin von der Therapie gekommen, es ist Schluss, und verheult und so, aber es ist schönes Wetter draußen und Sie gehen mit mir die Treppe und sagen auf einmal, »ich warte auf so'ne Komparse« oder wie man die nennt, »ich muss ein Bild machen, aber Sie, Sie passen da jetzt genau hin« und Sie schaffen es, mich da genau zu fotografieren. Ja, »Sie können ruhig so bleiben, Sie brauchen sich nicht ändern«, so haben Sie mit mir gesprochen, weil Sie brauchten ganz dringend ein Bild, ein Foto.

T: Ein Foto von wem?

P: Von einer Person eigentlich von einem jungen Mädchen und ich will Ihnen auch sagen meine Brücke …

T: Ganz kurz noch mal, zuerst die Traumszene. Wir gehen zusammen raus …

P: Hier im dunklen Flur. Und da kommt so'n Sonnenstrahl und da sagen Sie »stopp, ach Mensch, ich kann Sie doch auch gleich fotografieren.«

T: Also, ich will Sie fotografieren?

P: Sie wollen unbedingt ein Bild und da kommt gleich eine wie nennt man die? So'n Modell, Fotomodell, Sie hatten da eine ganz spezielle Person im Visier.

T: Die sollte kommen, war aber noch nicht da und das Modell sollte fotografiert werden, ach so.

P: Jetzt haben Sie aber uns die Treppe runtergehen sehen und da kommt der Sonnenstrahl auf uns rauf und da haben Sie praktisch ihr Motiv, was Sie haben wollten. Haben Sie auch in mir gesehen, obwohl ich verheult, also mit roten Augen und weiß ich was noch alles, aber mit 'nem Schal. Sie: »bleiben Sie so wie Sie sind, ich fotografiere Sie« und dann haben Sie ein Bild gemacht, also was dann war weiß ich nicht mehr. Ob das Modell kam oder nicht, das weiß ich nicht mehr.«

[…] später in der gleichen Stunde:

P: erinnert hat mich die Situation an das Bild aus D., ich glaube ich hatte es Ihnen gezeigt, wo ich so bockig war und meine Mutter dann herausgerannt ist und das Bild gemacht hat. Das Bild war total irgendwie gegenwärtig.

T: Also ein bisschen bockig haben Sie sich doch gefühlt, vielleicht?

Entnommen aus: Brockmann, Kirsch, Dembler, Koenig, Zabolitzki & de Vries. o.J.

Die Patientin berichtet einen Traum, darin finden sich vielfältige Übertragungsaspekte, sowie eine Verbindung zur toten Mutter, als die Erinnerung an die Mutter im Verlauf weiter exploriert wird, werden erstmals Erinnerungen an den tödlichen Unfall der Mutter ausführlich, emotionsgeladen und reflektiert dargestellt. Auch wenn die Therapeutin den Trauminhalt in dieser Stunde nicht weiter bearbeitet, nicht assoziieren lässt oder von sich aus die Übertragung anspricht und stattdessen eine nicht wissende, wohlwollend fragende Haltung einnimmt, entwickelt sich die Traumschilderung als »Türöffner« für die Bewusstmachung einer ambivalenten Mutterübertragung mit »Bockigkeit« und starker Sehnsucht nach der Mutter. Die Sicherheit und Halt gebende therapeutische Beziehung ermöglicht der Patientin nun, ihre Erinnerungen, ihre Affekte und diffusen Empfindungen in Bezug auf den Tod der Mutter zu berichten. Bisher abgewehrte Affekte, wie die Trauer über den Tod der Mutter, das unerträgliche Gefühl alleine und ohnmächtig zu sein, können zugelassen und berichtet werden. Gleichzeitig gewinnen die Schilderungen etwas Lebendiges, Nachvollziehbares, Authentisches.

4.5 Besondere Behandlungssituationen: Krisen und Suizidalität

Die Erarbeitung eines Krisenplans

Bales und Bateman (2015) empfehlen, zu Beginn der Behandlung einen Krisenplan zu erarbeiten. Dieser besteht aus einem »individualisierten Teil« und einem »praktischen Teil«.

Suizidale Patienten haben häufig keine genauen Vorstellungen von ihren inneren Zuständen und fühlen sich schnell überwältigt von intensiven Gefühlen. Die kontinuierlichen Klärungen der inneren Zustände senken die Wahrscheinlichkeit, mit der Selbstverletzungen oder andere destruktive Handlungen als einziger Ausweg gesehen werden. Diese Auswege werden von Patienten gewählt, um mit den unerträglichen Zuständen fertig zu werden. Das Ziel ist es, den Patienten anzuregen, über die Situationen und die sie begleitenden mentalen Zustände nachzudenken, die eine Krise auslösen können, und zu überlegen, welche Maßnahmen zu seiner Stabilisierung beitragen können. Ziel einer therapeutischen Sitzung in einer Krise ist es, überwältigende und undifferenzierte Gefühlszustände in wichtige Aspekte zu zerlegen und sie auf kleine, spezifische mentale Zustände herunterzubrechen (Bales & Bateman 2015). Der Plan ist zunächst vorläufig, er sollte verbessert und ergänzt werden, wenn einzelne Aspekte klarer sind.

Im zweiten Teil wird ein Notfallplan erarbeitet, z. B. werden Anrufe während der Sprechzeiten und Arbeitszeiten vereinbart, wenn andere Methoden sich zu beruhigen nicht ausreichen. Außerhalb der Arbeitszeiten wird die Inanspruchnahme von Notdiensten besprochen, Adressen und Ansprechpartner werden notiert. Der Therapeut betont, dass die Notdienste versuchen, dem Patienten zur Seite zu stehen bis die Gelegenheit kommt, in der Therapie weiterzuarbeiten.

Suizidale psychische Zustände sind insofern mit traumatischen Erfahrungen vergleichbar, als dass beide durch das Gefühl charakterisiert sind, »mutterseelenallein« einer unerträglichen emotionalen Verfassung ausgesetzt zu sein. Die Einsamkeitserfahrung leitet sich aus einem völligen Fehlen des Mentalisierens her. Ein suizidaler Mensch kann sich nicht vorstellen, dass irgendjemand über ihn und seine Verfassung nachdenkt. Die suizidale Bedrohung untergräbt jedoch auch die Fähigkeit des Therapeuten, sich eine mentalisierende Haltung zu bewahren (Allen et al. 2015). Die hier zitierte Arbeitsweise: Kollaborative Bewertung und Management von Suizidalität (CAMS; Jobes 2006, z. n. Allen et al. 2015: 195) sieht eine strukturierte Erhebung der auslösenden Situation vor; damit soll der Patient angeregt werden, mentalisierend über seinen emotionalen Zustand nachzudenken (aktueller Stress in fünf Bereichen: situativer Stress, psychischer Stress, emotionaler Schmerz, Agitiertheit in Verbindung mit dem Drang aktiv zu werden). Dabei sitzt z. B. der Therapeut neben dem Patienten, um ihm Unterstützung zu signalisieren. Die Patienten sollen überlegen, inwieweit ihr suizidaler Zustand mit Gedanken und Gefühlen bezüglich ihres Selbst, bzw. bezogen auf andere Menschen zusammenhängt. Ambivalenz wird als gegeben vorausgesetzt, Risikofaktoren werden evaluiert und ein Behandlungsplan wird erstellt. Ziel ist es, den Suizid aufzuschieben um zunächst einer Therapie eine Chance zu geben.

Suizidalität geht meist einher mit dem psychischen Äquivalenz-Modus. Suizidale Menschen nehmen nicht mehr wahr, dass ihre Gedanken und Gefühle die Realität auf eine spezifische Weise repräsentieren, sondern setzen ihr Erleben mit der Realität gleich. Von Anti-Suizid-Verträgen raten die Autoren ab, da deren Ineffektivität belegt sei und eine Zusage außerhalb der Behandlungsstunden nicht eingehalten werden kann, wenn der Stress zu nicht-mentalisierenden Denkmodi führt und die Steuerungsfähigkeit herabgesetzt ist. Ein strukturiertes Vorgehen, das nicht zu sehr das Bindungssystem aktiviert (die Angst des Therapeuten und die des Patienten), ermöglicht es, neutraler und sachlicher zu explorieren. Wenn eine Krisenintervention angeboten wird, dann nicht als zusätzliche Therapiesitzungen, sondern konsequent auf die Suizidalität und ihre Auslöser konzentriert (ebd.: 196).

Die suizidale Krise wird in einem detaillierten Narrativ entwickelt und in einen neuen Entwicklungskontext eingeordnet. Coping-Strategien und Emotionsregulierung stehen im Vordergrund.

Bindung wird als primärer Faktor der Behandlung betrachtet. Im Verlauf, wenn ein Arbeitsbündnis bekräftigt wurde, erfolgen Anregungen, die qualvollen Gefühle in einer Bindungsbeziehung erneut zu durchleben, in der die Patientin sich im Denken und Fühlen eines anderen aufgehoben fühlt. Dies unterstützt die Emotionsregulierung und fördert die narrative Kohärenz. Letztere wirkt einer für Suzidalität zentralen Erfahrung entgegen; einem intrapsychischen Zusammenbruch der Selbstkohäsion und dem Selbsthass, der mit einer intrusiven Repräsentation eines fremden Selbst einhergeht, welches seinen Ursprung in traumatisierenden Bindungsbeziehungen hat (ebd.: 197).

4.6 Anforderungen an eine mentalisierungsfördernde ambulante Psychotherapie und Supervision

Interventionen, die Mentalisierung, in welchem Kontext auch immer, fördern sollen, brauchen einen stressfreien Raum. Bales und Bateman fordern eine konsequente, stimmige Anwendung des Behandlungsmodells, möglichst in einer Langzeittherapie. Bei Patienten mit schweren Borderline-Störungen ist die Vernetzung des

Therapeuten mit stationären Einrichtungen, die Notfälle aufnehmen, notwendig (Bales & Bateman 2015: 270). Für die Supervision, Evaluation und Forschung sollte für alle Patienten eine Aufnahmeerlaubnis (Audio oder Video), sowie das Ausfüllen von Fragebögen für eine Evaluation und Verlaufsbeobachtung erfragt werden. Ein Feedback über die Ergebnisse an den Patienten ist möglich und als Teil des Reflexionsprozesses erwünscht (ebd.: 265).

Regelmäßige Supervision ist für alle mentalisierungsorientierten Behandlungen eine unerlässliche Bedingung. Mentalisieren erfordert unterschiedliche Perspektiven, die eine Therapeutin in der Beziehung zu einer Patientin nur schwer alleine entwickeln kann, wenn die Patientin verursacht durch ihr seelisches Leiden oder strukturelle Defizite in ihrer Mentalisierung eingeschränkt ist. Die Erfahrungen mit Supervision zeigen uns, dass der mentalisierungsorientierte Ansatz seine Wirksamkeit nur dann in Therapien entfalten kann, wenn mindestens zwei Personen – die Therapeutin und die Supervisorin – ihre Perspektiven entwickeln können. Zur Supervision sind besonders Gruppen geeignet, da dort der Reichtum verschiedener Sichtweisen, die Unterschiede in den Affekten und der affektiven Resonanz groß sind.

Anforderungen an den MBT Therapeuten (Bateman & Fonagy 2015d: 315)

- »Demut, die sich aus dem Gewahrsein des ›Nicht-Wissens‹ herleitet.
- Geduld, voneinander abweichende Perspektiven in Ruhe zu identifizieren.
- Verzicht auf das Bedürfnis, Dinge zu verstehen, die keinen Sinn ergeben (stattdessen kann der Therapeut explizit darauf hinweisen, dass etwas unklar geblieben ist).
- Mut, seine eigenen und fremde Mentalisierungsfehler offen anzuerkennen.
- Aktives Fragen nach der Erlebensweise des Patienten.
- Bereitschaft, eigene und fremde mentale Zustände zu erforschen.
- Neugier auf sich wandelnde mentale Zustände.
- Die Fähigkeit, die eigene Meinung infolge eines verbesserten Verständnisses zu ändern und dies auch zu bekunden«.

TEIL II
Falldarstellungen

Mit unseren Falldarstellungen und anhand von detaillierten Beschreibungen der Interaktionen, die sich zwischen Patienten und Therapeuten entfalten, gewähren wir Einblick in die Arbeit mehrerer Psychotherapeuten. Die Falldarstellungen sind Versuche, das Mentalisierungskonzept für die ambulante Psychotherapie von Patienten umzusetzen, bei denen eine strukturelle Störung im Vordergrund steht. Vier Behandlungen mit diesem Schwerpunkt werden hier exemplarisch dargestellt. Dabei sind wichtige Aspekte verdichtet und hervorgehoben. Originale Transkripte sind für die Forschung unabdingbar, für Falldarstellungen sind sie durch ihre Länge jedoch oft eine Zumutung für den Leser. Daher werden wir gekürzte und verdichtete Behandlungsausschnitte präsentieren, die einen lebendigen Eindruck des Therapiegeschehens vermitteln sollen. Es geht uns dabei nicht um idealtypische Therapiesequenzen, sondern um die Realität des therapeutischen Arbeitens mit strukturell beeinträchtigten Patienten.

Wir haben die notwendige Vertraulichkeit in unseren Fallberichten gewahrt, denn die Patienten haben ein Recht darauf, dass wir ihre Privatsphäre respektieren. Aus diesem Grund wurden alle Personen, die in diesem Buch vorgestellt werden, anonymisiert und, wenn nötig, äußere Gegebenheiten verändert. Schließlich danken wir den Patienten, von denen wir gelernt haben und mit denen wir uns weiterentwickeln konnten.

Es ist nicht das Anliegen dieses Buches, den »einzig richtigen« Weg zu zeigen, wie Mentalisierungsbasierte Therapie umzusetzen ist, sondern, die verschiedenen Perspektiven mentalisierungsfördernder Psychotherapien deutlich zu machen. Die Leserin wird an manchen Stellen eine andere Sichtweise entwickeln als der Therapeut in der Falldarstellung oder die Autoren in ihren Kommentaren. Wir verstehen dies als Bestandteil einer multiperspektivischen Arbeit, die mehrere (begründbare) Perspektiven ermöglicht. Es gibt keine »richtigen« oder »falschen« Interventionen des Therapeuten, ebenso wie es keine einzig korrekte oder effektive Intervention in psychoanalytischen Therapien gibt (Schachter & Kächele 2015). Die Interventionen des Therapeuten sollten deshalb weitgehend unter dem Blickwinkel betrachtet werden, ob sie mentalisierungsfördernd waren oder nicht. Ob eine Intervention mentalisierungsfördernd ist oder nicht, hängt letztlich von der aktuellen Mentalisierungsfähigkeit und der Reaktion der Patientin ab.

Mentalisierungsstörungen des Patienten führen manchmal rasch und unbemerkt zu Mentalisierungsstörungen des Therapeuten. Dies geschieht in einer so intensiven Weise, dass wir darüber in einem Einzelforschungsprojekt sehr überrascht waren, obwohl uns dies theoretisch vorher nicht unbekannt war (Brockmann et al., zur Publikation eingereicht).

Die Interventionen mögen manchem als zu anspruchslos, d.h. zu einfach erscheinen. Dies ist intendiert. Eine einfache Intervention ist nicht deshalb schon banal, weil sie leicht verständlich ist. Interventionen, die intellektuelle Glanzleistungen sind, sind in der Regel bei Patienten, die unter Stress stehen, z.B. weil ihr Bindungssystem aktiviert ist und sie möglicherweise in ihrer Mentalisierungsfähigkeit eingeschränkt sind, wenig sinnvoll. Deutungen, die beim gebildeten Leser intellektuelle Freude auslösen, werden oft vom Patienten, der in emotionalem Aufruhr ist, in der Therapiestunde nicht verstanden und nicht aufgenommen.

Therapeuten werden vielleicht für sich feststellen: Diese Intervention kenne ich doch auch! Sie stammt aus einer mir vertrauten therapeutischen Schule! Zum einen gilt hier das, worauf wir im Theorieteil bereits hingewiesen haben:

> »Wir räumen ein, dass wir mit dieser These weniger auf etwas Neues abheben als vielmehr auf das, was wichtig ist.«
>
> *(Allen et al. 2011: 21)*

Aber es gibt noch eine weitere Erklärung für dieses Phänomen. Therapien lassen sich auf der Makroebene (Therapietheorie), der Mesoebene (Behandlungstechnik) und der Mikroebene betrachten. Die größten Differenzen gibt es auf der Ebene der Therapietheorien. Auf der Mikroebene, der Ebene der Patientenäußerungen und Therapeuteninterventionen, geht es um die reale Interaktion zwischen Therapeutin und Patientin. Hier sind die Unterschiede zwischen den Therapierichtungen bekanntermaßen am geringsten.

Die Autoren haben sich mit den Falldarstellungen weit aus dem Fenster gelehnt und werden in ihren realen Interaktionen kritisierbar. Mag sein, dass deshalb so wenig über Therapien und Therapeuten auf der Mikroebene berichtet wird, obwohl Ausbildungskandidaten dies am meisten wünschen und durchaus schätzen, wie wir in unseren Seminaren erfahren haben.

In diesem Buch wird versucht, den mentalisierungsorientierten Ansatz mit den Möglichkeiten von Langzeittherapien bei strukturellen Störungen zu verbinden. Langzeitpsychotherapien, wie sie in Deutschland zum Leistungskatalog der Krankenversicherungen gehören, sind international gesehen eine Besonderheit. Langzeittherapie sind, nach internationalem Verständnis, meist Therapien über 40 bis 50 Stunden. Im Mentalisierungsorientierten Ansatz bei strukturellen Störungen sind nach unserem Verständnis Langzeittherapien über mindestens zwei Jahre indiziert.

Die Verwirklichung des Mentalisierungskonzeptes ist an die persönlichen Eigenarten und den persönlichen Stil des jeweiligen Therapeuten gebunden. So berichtet z. B. Jon Allen, Anthony Bateman habe zu ihm gesagt, dass für ihn ein sehr charakteristisches Merkmal von MBT der Gebrauch von Ich-Botschaften sei, z. B.: »Ich sage im Moment nichts, weil ich nachdenke.« oder: »Wenn ich Ihr Vater gewesen wäre und Sie eine Woche nicht aufgetaucht wären, hätte ich auch vor lauter Angst keinen klaren Kopf mehr behalten« (Allen 2013: 275). Wie die Mentalisierungsförderung durch die Intervention geschieht, muss für den Therapeuten ebenso passen, wie für den Patienten. Stiles hat das Phänomen der Passung von Antwort auf der einen Seite und Empfänglichkeit auf der anderen unter dem Begriff der »responsiveness« beschrieben und untersucht (Stiles 2009, 2013). Die hier dargestellten Falldarstellungen sind deshalb von den Eigenarten der Persönlichkeit und dem jeden Therapeuten eigenen Verständnis des Konzeptes geprägt.

KAPITEL 1

Susanne R.: Behandlung einer Patientin mit einer Borderline-Störung

Fonagy und Kollegen beschreiben die Störung der Mentalisierung in nahen Beziehungen als pathologischen Kern bei Borderline-Persönlichkeitsstörungen (z. B. Bateman & Fonagy 2007). Borderline-Persönlichkeitsstörungen können sich entwickeln, wenn die Mentalisierung infolge von Missbrauch oder Vernachlässigung defensiv gehemmt wird. Trauma oder desorganisiertes Bindungsverhalten führt häufig zur Aufrechterhaltung einer teleologischen, konkretistischen oder dissoziierten Selbst- und Fremdwahrnehmung, in der keine Motive und Bedeutungen wahrgenommen werden. Als Kinder und später als Erwachsene blockieren diese Menschen ihre Einfühlung in die Bezugsperson, um sich vor unerträglichen Affekten zu schützen. Sie stehen in dem Dilemma, dass die Bezugspersonen gleichzeitig Schutz und Gefahr darstellen. Die Motive der Bezugspersonen zu hinterfragen könnte die Situation verschlimmern, anstatt die Affektbewältigung zu unterstützen. Die Unfähigkeit zu mentalisieren kann in Verbindung mit einer tiefgreifenden Desorganisation der Selbststruktur die wesentlichen Merkmale des, für die Borderline-Persönlichkeitsstörung typischen psychischen Funktionierens, erklären (Bales & Bateman 2015). Hierdurch wird auch der Erwerb von epistemischen Vertrauen und Resilienz behindert, die auf der Fähigkeit beruhen, interpersonale Situationen angemessen zu verstehen.

Typisch für Patienten mit einer Borderline-Störung:

a) Die Mentalisierungsfähigkeit bricht in emotional aufgeladenen Beziehungskonstellationen vorübergehend zusammen.
b) In solchen Situationen tauchen prä-mentalisierende Denkmodi wieder auf, das subjektive Erleben wird auf eine Weise wahrgenommen, die der Entwicklung des reifen Mentalisierens vorangeht.
c) Das Individuum wird beherrscht von einem unablässigen Druck, innere Zustände zu externalisieren (projektive Identifizierung). Wir verstehen dies als Externalisierung desorgansierter, unerträglich schmerzvoller Selbstzustände (selbstdestruktives Fremdes Selbst).

Eine erhöhte Neigung zur Projektion bei Borderline-Patienten ergibt sich aus der misslungenen Affektspiegelung, die Anteile eines »Fremden Selbst« enthalten. Die Inhalte der Projektionen stammen aus verinnerlichten Beziehungserfahrungen. Daraus entsteht eine verzerrte Wahrnehmung des anderen.

Neuere Publikationen sehen die Störungen der Mentalisierung vorwiegend im Hypermentalisieren (exzessives Mentalisieren), als Ausdruck eines gestörten Verständnisses von Motiven. Dieses Entstehungsmodell geht aufgrund von Zwillingsuntersuchungen sowohl von neurobiologischen Veränderungen (z.B. im Zusammenhang mit Oxytocin und Serotonin sowie in der Stressreaktivität und der Cortisolausschüttung) als auch von belastenden Umweltfaktoren aus. Ein niedriger Sozioökonomischer Status gilt als eigenständiger Risikofaktor. Problematisches Elternverhalten (z.B. Vernachlässigung, häufige »Invalidierung« von eigenem Erleben und eigenen Erfahrungen),[19] Trauma, desorganisierte Bindung, epistemische Hypervigilanz und schließlich soziale Einflüsse in der Adoleszenz (insbesondere Peers) zählen zu den wichtigen Umweltfaktoren (Sharp & Fonagy 2015). Wahrscheinlich ist eine Hemmung der Reflexionsfähigkeit oder eine verzerrte Mentalisierung in desorganisierten Bindungsbeziehungen besonders hoch.

Häufig beginnen typische Borderline-Symptome in der Adoles-

19 Eltern, die in erster Linie Macht ausüben (z.B. Schlagen und Anschreien) erschweren ihrem Kind das Verständnis von Aufgaben zur falschen Überzeugung (Fonagy & Luyten 2011).

zenz. In der Adoleszenz und im jungen Erwachsenenalter trifft die eingeschränkte Mentalisierungsfähigkeit auf zunehmend komplexere Anforderungen, die das Individuum überfordern und zur Dekompensation beitragen (Taubner 2015). Das »hormongesteuerte Auftauchen der Psychosexualität kann psycho-physische Erfahrungen hervorrufen, für die junge Menschen keine angemessene sekundäre (symbolische) Repräsentation besitzen, so dass Agieren und Inszenieren zu bevorzugten Ausdrucksformen des subjektiven Erlebens werden« (Fonagy & Luyten 2011: 916). Viele solcher Patienten sind in Familien aufgewachsen, in denen niemand mit psychologischer Sensibilität auf sie eingegangen ist, so dass ihnen die Fähigkeit, ihre eigene Psyche und die mentalen Zustände anderer zu begreifen, nicht selten vollständig fehlt. Infolgedessen neigen sie dazu, ihre subjektiven Erfahrungen zu agieren (externalisierende Symptome, Promiskuität, etc.), statt sie zu mentalisieren. Unter Umständen versuchen sie, ihrer quälenden inneren Leere, den Schmerz- und Verwirrtheitszuständen mit Hilfe von Alkohol und Drogen Herr zu werden (Fonagy & Luyten 2011).

Aufgrund eines hyperreaktiven Bindungssystems – in Verbindung mit der Neigung zur Wahrnehmung in prä-mentalisierenden Denk- und Erlebensmustern – sind insbesondere nahe Beziehungen belastet und erzeugen eine hohe Anspannung und emotionalen Stress. Die Angst vor neuen Verletzungen und die Schwierigkeit, die Bindungsperson zu verstehen, sowie damit verbundene Hilflosigkeitsgefühle werden häufig durch Spaltung oder durch Projektion eines »Fremden Selbst« bewältigt, um eine labile Kohärenz zu ermöglichen.

Die Hauptsymptome der Borderline-Persönlichkeitsstörung sind Schwierigkeiten der Emotionsregulierung und mangelnde Impulskontrolle, Instabilität im Selbstbild und in Beziehungen. Sie können als Folge typischer Mentalisierungsstörungen verstanden werden. Die Störungen der Selbstregulation finden besonders im Kontext naher Beziehungen durch einen schnellen Verlust der Mentalisierungsfähigkeit statt (Bateman & Fonagy 2013).

Mentalisierungsorientierte Behandlung

Ausgehend von ihrer entwicklungspsychologisch begründeten Theorie zur Entstehung von Borderline-Persönlichkeitsstörungen entwickelte die Londoner Arbeitsgruppe um Bateman und Fonagy ein spezifisches, manualisiertes Behandlungsprogramm für Patienten mit schweren Borderline-Persönlichkeitsstörungen, die Mentalisierungsbasierte Therapie (MBT):

> »MBT was developed as a research based treatment to be quickly learned and easily implemented by generic mental health professionals« (Bateman & Fonagy 2013: 603).

Die gesamte Behandlung[20] stellt den Aufbau einer sicheren Bindungsbeziehung zwischen Patient und Therapeut in den Mittelpunkt. Innerhalb dieser sicheren Bindungsbeziehung können die mentalen Prozesse des Patienten vorsichtig fokussiert werden (Allen et al. 2011).

Als generelle Behandlungsziele werden daraus abgeleitet (Bales & Bateman 2015: 238):

- Die Motivierung zur Mitarbeit in der Therapie (Wiederherstellung eines epistemischen Vertrauens und Aufbau der therapeutischen Beziehung als sichere Basis)
- Die Verringerung psychiatrischer Symptome, insbesondere von Depression und Angst
- Die Reduzierung selbstschädigender, fremdgefährdender oder suizidaler Verhaltensweisen
- Ein verbessertes soziales und interpersonales Funktionieren

Um diese Ziele zu erreichen, empfehlen Bateman & Fonagy (2013) die Stabilisierung und Differenzierung der Selbstwahrnehmung so-

20 In der MBT wird die Einzeltherapie durch psychoedukative Angebote und Gruppentherapie ergänzt, dies vergrößert die Kontexte in denen Mentalisierung stattfinden kann. Daher werden meist Einzel- und Gruppentherapie kombiniert (Bateman & Fonagy 2013).

wie die Unterstützung der Mentalisierung im interpersonellen Kontext der Therapie, verbunden mit der Unterstützung des Patienten, um ein optimales »level of arousal« aufrechtzuerhalten.

Phasen der Behandlung

Nach der Erarbeitung eines individuellen Mentalisierungsprofils und der Diskussion der Diagnose werden die zentralen Probleme der Patientin als Fokusformulierung aufgeschrieben. Ein gemeinsames Bemühen um Formulierungen soll das Arbeitsbündnis fördern. Die Fokusformulierung wird im Verlauf überarbeitet und an die Entwicklung angepasst. Auch hier ist das Ziel, die Mentalisierung anzuregen (Bateman & Fonagy 2013).

Diese Art der Strukturierung der Anfangsphase der Behandlung, z. B. durch die konkrete Aufgabe einer Fokusformulierung, kann helfen, die geeignete »Betriebstemperatur« zu finden und aufrecht zu erhalten.

Patienten mit einer Borderline-Diagnose nehmen häufig rasch und intensiv Beziehungen auf. Das Bindungssystem ist oft hyperaktiv und stark idealisierende Beziehungen sind nicht selten. Durch das aktivierte Bindungssystem getriggert, können Fehlinterpretationen oder ein stressbedingter Zusammenbruch der Mentalisierungsfähigkeit ebenso schnell die Arbeitsbeziehung belasten wie zu Abbruch oder erneuter Krise führen. Daher strukturieren Aufgaben wie die gemeinsame Fokusformulierung das Beziehungsangebot des Therapeuten. Das Beziehungsangebot ist dadurch nicht alleine warmherzig und empathisch, sondern auch aufgabenbezogen und etwas distanziert. Das erleichtert es, Mentalisierungsprozesse aufrecht zu erhalten oder dorthin zurückzukehren.

Ist es in einem ersten Schritt gelungen, eine sichere Basis durch Zuverlässigkeit, Empathie und markierte Spiegelungsprozesse zu schaffen, wird in der mittleren Phase der Behandlung aktiv an einer Verbesserung der Mentalisierungsfähigkeit gearbeitet. Dabei wird auf die Intensität des emotionalen Arousals, auf nicht-mentalisierende Prozesse und auf Missverständnisse während der Sitzungen geachtet. Für Missverständnisse übernimmt der Therapeut zunächst die Verantwortung und hilft dabei, das emotionale Arousal zu verringern (Bateman & Fonagy 2013). Supportive Techniken können als Validierung des subjektiven Erlebens des Patienten zusammengefasst werden. Diese sind für Patienten mit Borderline-Diagnose besonders wichtig, da sie häufig invalidierende Erfahrungen mit ihren primären Bezugspersonen gemacht haben. Die Validierung ist die Grundlage, um gemeinsam das vom Patienten Erlebte aus anderen Blickwinkeln reflektieren zu können.

> Aus MBT-Perspektive gilt, dass der Patient seine Gefühle und Motive möglichst selbst zu differenzieren lernt (Sharp & Fonagy 2015).

Erst wenn die Mentalisierungsfähigkeit stabiler geworden ist und unter Belastungen (z. B. Streit mit Partner) aufrechterhalten werden kann, empfehlen Bateman & Fonagy die Thematisierung der therapeutischen Beziehung, einschließlich der Übertragungsgefühle. Die Bearbeitung von Übertragung und Gegenübertragung unterscheidet sich im mentalisierungsorientierten Therapieansatz deutlich vom klassisch psychoanalytisch-deutenden Ansatz. Es ist schwer, im »Trommelfeuer« der Gefühle die Mentalisierungsfähigkeit aufrechtzuerhalten und das emotionale Erleben des Patienten und des Therapeuten gemeinsam zu reflektieren. Gegenübertragungsgefühle, d. h. die eigenen affektiven und kognitiven Reaktionen des Therapeuten auf den Patienten, werden zunächst unter »Quarantäne« gestellt, d. h. nur mitgeteilt, wenn es den interpersonalen Prozess weiterbringt. Gegenübertragungsgefühle müssen im therapeutischen Dialog deutlich als Erleben des Therapeuten gekennzeichnet werden (Taubner 2015).

Die zentrale Aufgabe der Therapie besteht also darin, die Neugier auf die Art, wie mentale Zustände das eigene Verhalten und die Aktionen andere Menschen motivieren und erklären, zu wecken und wachzuhalten (Fonagy & Luyten 2011).

Auszüge aus der Behandlung von Susanne R.

Die recht sympathisch wirkende, dreiundzwanzigjährige Frau gab an, ihre Freundin habe für sie angerufen und den ersten Termin ausgemacht, da sie so große Angst gehabt hätte, abgewiesen zu werden. Sie berichtete von wiederkehrenden depressiven Stimmungen, Antriebslosigkeit, stundenlangem Grübeln, Schlafstörungen. Sie könne ihre Impulse und Gefühle, insbesondere ihre Wut, nicht kontrollieren, weine oft, sei gereizt und schlecht gelaunt, ohne einen Grund angeben zu können. Sie sei oft unsicher, habe Angst und Panikgefühle, besonders in sozialen Situationen, z.B. in der Schule. Sie fühle sich irgendwie leer. Sie berichtete von einem Suizidversuch mit Tabletten im 14. Lebensjahr und vom »Ritzen« an beiden Unterarmen (zwischen dem 13. und 16. Lebensjahr). Auf Suizidgedanken oder Handlungen in der letzten Zeit angesprochen, konnte sie sich glaubhaft distanzieren. Sie habe früher unregelmäßig Drogen konsumiert (Amphetamine, Kokain und Marihuana). Aktuell fühle sie sich seit mehreren Monaten wieder depressiver, häufig gereizt, aufbrausender und aggressiv, vor allem gegenüber ihrem Freund und ihrer Mutter. Sie könne sich nicht konzentrieren.

Die Angaben zu ihrer Lebensgeschichte sind bruchstückhaft und die wichtigen Bezugspersonen ihrer Kindheit kann sie nur schemenhaft skizzieren. Als Kind sei sie ängstlich und anklammernd gewesen. Die Mutter sei schon immer depressiv und wenig belastbar gewesen. Die Eltern trennten sich in ihrem 10. Lebensjahr. Der Vater, zu dem sie sporadisch Kontakt habe, rede zwar viel, könne sich jedoch nicht durchsetzen und bekomme nichts auf die Reihe.

Immer wieder habe sie sich abgelehnt gefühlt, damals in der Schule und in der ersten Ausbildungsstelle. Zwei Ausbildungen habe sie abgebrochen, danach sei sie lange depressiv zu Hause gewesen. Seit einem Jahr mache sie nun eine Ausbildung in einem Pflegeberuf. Sie arbeite gerne mit den Patienten. Sie besuche, im Rahmen ihrer Ausbildung, jeweils für vier Wochen eine Fachschule für Pflegeberufe. Dies sei für sie sehr belastend.

Im Kontakt ist sie freundlich, aber wenig fassbar. Häufig wirkt sie gelangweilt, manchmal abweisend, spielt mit den Haaren, mit ihren Ringen und sucht kaum Blickkontakt. Emotional bleibt sie distanziert, auch wenn sie aufwühlende Erlebnisse erzählt. Sie habe schon dreimal versucht eine Psychotherapie zu machen, jedoch jedes Mal abgebrochen, zuerst nach der Trennung der Eltern, später mit ca. 17 Jahren und zuletzt vor einem Jahr. Sie misstraue Gesprächen irgendwie: »Gespräche alleine können ja doch nichts bewirken«.

Behandlungsbeginn (zweite bis fünfte Sitzung)

Sie ist in der zweiten Sitzung weiterhin freundlich im Kontakt, bleibt jedoch im Gegensatz zur ersten Sitzung distanziert und verschlossen. Darauf angesprochen erklärt sie, es sei ihr nach dem letzten Gespräch schlecht gegangen. Sie sei aufgewühlt gewesen und habe ein unangenehmes Gefühl gespürt, weil sie so viel von sich erzählt habe.

Der Therapeut fragt, ob sie heute vorsichtiger sein wolle. Susanne R. nickt. Der Therapeut fasst daraufhin Inhalte des ersten Gesprächs noch einmal zusammen, auch um zu prüfen, ob er sie richtig verstanden hat und um einen Anknüpfungspunkt zu finden. Dabei bestätigt sie das Zusammengefasste und es wird deutlich, dass sie als Kind häufig für Mutter und Vater da sein musste, parentifiziert war, z.B. putzte sie die Wohnung des Vaters am Wochenende ohne Aufforderung, einfach, um die Beziehung aufrechtzuerhalten.

In der Gegenübertragung erlebt der Therapeut sich bemüht, eine tragfähige Beziehung aufzubauen und aufrechtzuerhalten. Erste Hinweise deuten an, dass bereits in der ersten Sitzung ihr Bindungssystem stark aktiviert wurde. Susanne R. hat dies als eine Art Unwohlsein wahrgenommen. Es löste bei ihr Versuche zur Deaktivierung des Bindungssystems (Distanz), eine erhöhte epistemische Vigilanz (Misstrauen) und Abwertung (»Gespräche alleine können ja doch nichts bewirken«) aus. Die vom Therapeuten angeregte gemeinsame Reflexion über ihr Erleben und die Validierung durch den Therapeuten vermittelten Susanne R. das Gefühl, als eigenständige Person wahrgenommen zu werden und erleichterten den Fortgang der Stunde.

In der folgenden, der dritten Sitzung spricht der Therapeut die Behandlungsplanung an. Sie gibt ihr schriftliches Einverständnis für Videoaufnahmen und deren Verwendung, was wiederum als großer Vertrauensvorschuss und als positive, evtl. idealisierende Übertragung, gesehen werden kann. Auf die vorausgegangenen Psychotherapieversuche angesprochen, kann sie wenig zu den Abbruchgründen sagen. An die Kindertherapie könne sie sich kaum erinnern. Sie habe sich wohl nicht richtig verstanden gefühlt. Sie wolle sich jedoch jetzt hier bemühen, aufkommenden Ärger oder Missverständnisse gleich anzusprechen und nicht erst lange abzuwarten.

Nach ihren Zielen befragt, gibt sie eher allgemeine, wenig differenzierte Ziele an, »sich selbst finden zu wollen«, ruhiger zu werden und mit sich besser umgehen zu lernen. Sie möchte weniger Angst haben und weniger streiten müssen in ihrer Partnerschaft. Auch möchte sie gerne diese Ausbildung durchhalten und nicht wieder abbrechen müssen. Erst deutlich später können Ziele von ihr weiter differenziert werden.

Im Rahmen der Aufklärung und Psychoedukation erhält sie den Patienteninformationsbogen (siehe Kapitel 3.2). Mit Hilfe der Selbsteinschätzung in den Fragebögen (SCL 90-R und IIP) werden ihre Symptome und Probleme einem Krankheitsbild zugeordnet und die Diagnose wird ausführlich mit ihr besprochen.

Der Therapeut versucht daraufhin, einen ersten Fokus für die Behandlung zu formulieren und mit Beispielen zu belegen.

Er habe den Eindruck, dass sie eigene Bedürfnisse, Gefühle oder Motive wenig wahrnehme, manchmal ihre Impulse nur wenig steuern kann und in Situationen gerät, die sich schädigend auf sie auswirken (z. B. Handgreiflichkeiten, früherer Drogenkonsum). Besonders in nahen Beziehungen werde sie manchmal rasch sehr wütend und könne die Wut nicht mehr kontrollieren. Ein Ziel für die Therapie könne ja sein, besser zu verstehen, was da genau passiert und ihre Impulse, z. B. das Wütendwerden in Zeitlupe zu betrachten. Dies solle dazu dienen, diese Gefühle besser steuern zu können und würde einhergehen mit ihren eigenen Zielen, nämlich »ruhiger zu werden und mit sich besser umgehen zu lernen«. Nachdem gemeinsam Beispiele gesucht wurden, um die beschriebenen Konfliktfelder zu illustrieren, wurde die Fokusformulierung schriftlich festgehalten und Susanne R. mitgegeben.

Auch wenn diese Ziele zunächst recht undifferenziert klingen, bilden sie dennoch einen ersten Fokus, der die schwierigen Interaktionen genauso wie erste Ansätze der Interpretation und mentalisierungsorientierten Sichtweise festhält.

Als unmittelbare Antwort auf die Fokusformulierung erzählt sie, gerade gestern wieder sehr wütend gewesen zu sein. Sie habe den Freund rausgeworfen. Sie habe sich aufgeregt wegen Kleinigkeiten und könne ihre Impulse nur wenig steuern. In der Schule sei sie wie erstarrt vor Angst, könne nicht essen, mit niemandem sprechen und auch dem Unterricht nur wenig folgen. Danach sei sie total erschöpft, lege sich meist schon gegen 18 Uhr ins Bett und versuche zu schlafen.

Exkurs: Diagnostik, psychodynamische Hypothesen und Behandlungsplanung
Susanne R. beschrieb zu Behandlungsbeginn ihre Symptombelastung in der Symptomcheckliste (SCL 90-R) als sehr hoch (GSI = 2,55). Besonders belastet beschreibt sie sich in den Bereichen: Zwanghaftigkeit, Unsicherheit im Sozialkontakt, Depressivität und Phobische Angst. Im Inventar Interpersonaler Probleme (IIP-D) schätzt sie sich auf folgenden Dimensionen extrem ein: zu streitsüchtig, zu kalt, zu introvertiert, zu unterwürfig, ausnutzbar.

Folgende Kennzeichen für eine Borderline-Persönlichkeitsstörung (nach ICD 10 und DSM V) sind bei der Patientin erfüllt:

- Identitätsstörung, Selbstbild und Selbstwahrnehmung sind instabil,
- Impulsivität, Ausagieren von Impulsen ohne Berücksichtigung von Konsequenzen, Unfähigkeit, impulshaftes Verhalten zu kontrollieren,
- Suizidalität oder Selbstverletzung (in der Vergangenheit),
- Chronisches Gefühl der Leere,
- Unangemessene heftige Wut, oder Schwierigkeiten Wut zu kontrollieren.

Zusammenfassend stellt der Therapeut folgende Diagnosen nach ICD 10: rezidivierende depressive Episoden, gegenwärtig mittelgradig (F 33.1), soziale Phobie (F 40.1) vor dem Hintergrund einer emotional instabilen Persönlichkeit vom Borderline Typ (F 60.31).

Psychodynamische Hypothesen
Im Hinblick auf die Lebensgeschichte und Symptomatik, sowie auf Übertragungsaspekte ergibt sich folgendes Bild: Frühe enttäuschende Beziehungserfahrungen führten bei der Patientin zu einer unsicheren oder desorganisierten Bindung mit einer Einschränkung der Mentalisierungsfähigkeit und einer Vulnerabilität für (zwischen-

menschliche) Stresssituationen. Umwelteinflüsse, wie emotionale Vernachlässigung (seitens der depressiven Mutter), ein häufig invalidierender, eher autoritärer Erziehungsstil und Verzerrungen in der markierten Affektspiegelung hinterließen ein selbstdestruktives Fremdes Selbst, das in nahen Beziehungen unablässig externalisiert werden muss (projektive Identifizierung). Die Externalisierung verstärkt die beschriebene interpersonale Problematik. In einer anderen Person werden dann die externalisierten Anteile bekämpft und gleichzeitig darf sie die Person nicht loslassen. Die Externalisierung hängt mit unerträglich schmerzvollen Selbstzuständen zusammen, die ursprünglich im Kontext traumatischer Erfahrungen internalisiert wurden (Fonagy & Luyten 2011). Die Einschränkungen der Fähigkeit, mentale Zustände innerlich wahrzunehmen, erzeugen einen ständigen Druck, solche Zustände zu externalisieren.

Ein Fremdes Selbst und die Hemmung der Entwicklung »robuster sekundärer« Repräsentanzen führten zu Gefühlen innerer Leere, Unsicherheit in sozialen Kontakten und einer Hemmung sozialer Kompetenzen im Umgang mit Gleichaltrigen (z.B. in der Schule) oder mit Autoritätspersonen (z.B. Lehrer, Vorgesetzte in Berufsausbildungen). Dies hängt damit zusammen, dass die Entwicklung sekundärer Repräsentanzen mit der Fähigkeit einhergeht, innere Zustände zu benennen, sie als sinnhaft zu erkennen und anderen Individuen Absichten, Überzeugungen und Gefühle zuzuschreiben (Fonagy et al. 2015). Dies gelingt Susanne R. nur wenig.

Als Folge einer unsicheren oder desorganisierten Bindung, wenig mentalisierender Bezugspersonen, die die Eigenständigkeit der Psyche des Kindes nicht anerkannten und nicht ›psychologisch‹ interpretierten (im Sinne des Benennens von Gefühle, Motiven etc.), können intensive Affekte oder Impulse nur wenig abgemildert oder moduliert werden.

Da das Bindungssystem meist hyperaktiviert und Susanne R. auf der Suche nach Beruhigung und Trost ist, ist sie zumindest zeitweise bereit, ungeprüft intensive Beziehungen einzugehen. Andererseits nutzt sie in anderen Phasen eher deaktivierende Strategien, um emotionale Distanz zu schaffen. Dies ist oft mit dissoziiertem subjektivem Erleben verbunden. Hypermentalisieren kann hier auch als

Versuch gesehen werden, negative Emotionen auf Distanz zu halten. Dies führt zu Verzerrungen in der Wahrnehmung sozialer Situationen und geht häufig mit Ablehnung und Enttäuschung einher. Die Motive der anderen werden rasch als feindselig (oder abwertend, kritisierend) erlebt und interpretiert. Susanne R. gibt an, sie fühle sich in sozialen Situationen oft extrem unwohl. So lebt sie zurückgezogen, mit wenigen sozialen Kontakten, ein isoliertes Leben (Bateman & Fonagy 2013).

Da Susanne R. sowohl hyperaktivierende als auch deaktivierende Strategien verwendet, kann (als Arbeitshypothese) auf eine desorganisierte Bindung geschlossen werden. Die Desorganisation des Bindungssystems gilt als Schlüsselaspekt der Psychopathologie der Borderline-Persönlichkeitsstörung. Desorganisierte Bindungsbeziehungen gehen mit einer Inkohärenz des Selbsterlebens einher. Eine Tendenz zu Spaltungen erschwert dabei die Stressbewältigung erheblich (Fonagy & Luyten 2011). Eine desorganisierte Bindung beeinträchtigt die Entwicklung des Selbst als Urheber. Vor allem unter sozialem Stress hat Susanne R. erhebliche Schwierigkeiten, sich ihr Aufmerksamkeits- und Mentalisierungspotential zunutze zu machen, um ihren sozialen Kontext zu verstehen (Fonagy et al. 2015). In stressvollen Situationen verwendet sie häufig pseudomentalisierende oder konkretistische Denk- und Wahrnehmungsmuster. Diese prä-mentalisierenden Muster sind verbunden mit intensiven seelischen Schmerzen (Bateman & Fonagy 2013).

Dem Mentalisieren (z. B. bei der Erzeugung eines inneren Selbstnarrativs) liegt das Gewahrsein des Selbst als Urheber zugrunde. Ist die Fähigkeit in sozialen Kontexten zu mentalisieren beeinträchtigt, werden Anzeichen für eine brüchige Selbststruktur erkennbar.

1.1 »Bei Konflikten, ja da raste ich sofort aus« – Zusammenbrüche der Mentalisierung in nahen Beziehungen

Auf die Nachfrage nach einem Beispiel für ihr »Ausrasten« berichtet Susanne R. von nächtlichen Konflikten mit der Mutter, die prototypisch für die Atmosphäre ihrer Jugend waren, geprägt durch die Weigerung wechselseitiger Perspektivenübernahme und unermessliche Wut.

P: Ich kann Wut nicht regulieren, ich raste immer schnell aus. Richtige Wut, dass ich heulen könnte.
T: In welchen Situationen passiert das denn zum Beispiel?
P: Meine Mutter, die ist halt chaotisch und so. Sie hat ein kleines Haus, unten ist die Küche und darüber war mein Zimmer. Als ich noch zu Hause gewohnt habe, hatte meine Mutter die Angewohnheit, häufig nachts um zwölf anzufangen zu spülen und das war »sau laut«, die klappert da immer herum, ich weiß nicht, was sie da machte, Party mit dem Geschirr oder so? Wenn ich dann aufwachte davon, dann regte mich das so auf, dass ich richtig ausrastete, dann konnte ich heulen vor Wut. Meine Mutter, die wusste das und machte es immer wieder, die machte das mit Absicht, das regte mich dann noch mehr auf, weil sie es genau wusste. Wenn ich sie angesprochen habe »Ich will schlafen, du spülst hier?«, dann stand sie immer nur da und grinste mich an und sagte gar nichts und wenn ich da so ausrastete, sagt sie »du bist krank, richtig krank«, dann konnte ich überhaupt nicht mehr schlafen.
T: Das muss ärgerlich und enttäuschend für Sie gewesen sein. Wenn ich mir das so vorstelle, wie sie das erlebt haben.
P: Ja, so ist die – unausstehlich.
T: Ich frage mich, warum handelte ihre Mutter so? Was denken Sie, warum Ihre Mutter so handelte?
P: Ich habe es ihr vorher schon oft gesagt oder auch selbst abgespült, ich bin der festen Überzeugung, dass die es mit Absicht gemacht hat, um mich zu ärgern. Ich habe eh die totalen Probleme zu schlafen.

Kommentar: Das Mentalisieren von Susanne R. in den nahen Beziehungen zu ihrer Mutter und ihrem Freund hat manchmal einen raschen, automatischen Charakter. Angesichts der Weigerung der Mutter, ihre Perspektive zu übernehmen, entstand große Aufregung und Wut über die nächtliche Störung. Es gelang ihr nicht mehr, unterschiedliche Perspektiven einzunehmen. Sie ist der Überzeugung, die Mutter machte das nur, um sie zu provozieren. Andere Möglichkeiten der Interpretation des mütterlichen Verhaltens kommen nicht in Betracht (z. B., dass die berufstätige Mutter die Küche in Ordnung bringen will, bevor sie ins Bett geht). Damit unterstellt sie ihrer Mutter rasch ein feindseliges Motiv.

Dies zeigte sich auch in anderen Situationen als Muster und kann als automatisches (implizites, rasches) und verzerrtes Hypermentalisieren interpretiert werden. Der Inhalt (die feindselige Unterstellung) könnte aus inneren Arbeitsmodellen und Beziehungserfahrungen mit feindseligen Inhalten stammen, die rasche automatische Interpretation (im Kampf- oder Fluchtmodus) resultiert aus dem stressbedingten Umschalten von kontrolliertem Mentalisieren auf prä-mentalisierende Modi.

Die Aufgabe in einer mentalisierungsfördernden Behandlung besteht unter diesen Bedingungen zunächst darin, die automatisierten und mit impliziten Fehlern behafteten Denkvorgänge zu verlangsamen und die Patienten auf explizites Mentalisieren hinzulenken. Susanne R. konzentriert sich häufig auf Handlungen und direkt beobachtbare Signale, wie auf sichtbare Mimik oder Gestik, und zieht daraus ihre Schlussfolgerungen. Der Therapeut selbst versucht zunächst, die Affekte zu validieren und dann die Patientin dazu zu bewegen, ihre Aufmerksamkeit auf das Innere, die Motive etc., der Mutter zu lenken (Bateman & Fonagy 2015d).

Zu Beginn der Stunde berichtete die Patientin eher gelangweilt von einem Streit mit dem Freund am Wochenende, von schlechter Laune, immer wieder den gleichen Schwierigkeiten und einer Lustlosigkeit, schon wieder davon zu berichten.

P: Ich habe keine Lust mehr zu reden, immer wieder dasselbe.
T: Ich habe den Eindruck, Sie sind genervt, unzufrieden? Und möchten nicht darüber reden.
P: Doch, aber, nichts. (Schweigen.)
T: Aber Sie sind genervt?
P: Ich bin in einer anderen Welt.
T: Dann erzählen Sie mir von dieser anderen Welt.
P: Ich muss die ganze Zeit überlegen, wo das alles hinführt, bin mit der Zukunft beschäftigt, soll ich Kinder haben oder nicht? Dann müsste ich eigentlich einen Mann haben, den ich heirate, so ganz komische Sachen, ich weiß auch nicht. Ich hätte schon gerne, glaube ich, Kinder. Aber es ist so sinnlos, das arme Kind hätte dann so eine komische Mutter, weil ich so negativ bin. Einige Freundinnen von mir haben schon Kinder, das setzt einen unter Druck, obwohl ich mir vorstellen kann, erst so mit Anfang dreißig Kinder zu bekommen.
T: Sie mögen nicht erzählen, warum es am Wochenende Streit mit ihrem Freund gab?
P: (Kurzes Schweigen.) Ich war letztes Wochenende bei ihm und war schon genervt, wie immer. Er will sich ein neues Auto kaufen, vielleicht ein Cabrio. Wir haben Probefahrten gemacht. Autos interessieren mich eigentlich nicht, aber das war cool, war schon schön, danach waren wir in der Stadt ein bisschen bummeln. Da war ich halt schlecht gelaunt und er musste mich so lange ausquetschen, setzte mich unter Druck, so lange bis ich etwas gesagt habe und wir uns gestritten haben. (Kurzes Schweigen.)
Ich bin irgendwie unglücklich, ich weiß auch nicht, woran es liegt. Dann kam er mir damit: »Kann es sein, weil ich mir jetzt so ein Auto kaufe, dass du dir denkst, ja, der ist genauso alt, kann sich das leisten und du hast noch nichts erreicht?«. Aber nein, es ist nicht so, erstens bin ich nicht so ein materieller Mensch wie er …
T: Und zweitens?
P: Ich war eben total schlecht gelaunt, wir wollten uns noch mit Leuten treffen, aber es war zu spät, um nach Hause zu fahren, ich

war total ungeschminkt, dann gab es Streit in der Bahn, alle haben's mitbekommen, dann bin ich zu ihm nach Hause und habe mich schlafen gelegt. Um Mitternacht kam er, ich hab da schon geschlafen, musste er mich wecken. Wir hatten vorher in der Stadt darüber geredet, dass ich mehr Freiraum brauche, dass es total in Vergessenheit geraten ist, dass ich ein Problem damit habe, wenn ich ihn so oft so um mich habe. In der Nacht hat es dann wieder Streit gegeben, und er hat nachts um 2 Uhr verlangt, ich soll jetzt gehen oder mich abholen lassen. Weil ich Schluss gemacht habe, und nicht mehr in seiner Wohnung bleiben könne.

T: Fühlten Sie sich eingeengt?

P: Ja, er ist total ausgerastet als ich das gesagt habe, dann hatten wir erstmal keinen Kontakt. Dieses permanente unter Druck Setzen. Wenn ich mal nein gesagt habe, da ist er total ausgerastet, war eifersüchtig, du findest mich nicht mehr attraktiv, und so weiter.

T: Haben Sie eine Idee, warum sie schon am Anfang, als sie Leute treffen wollten, so schlecht gelaunt waren?

P: Ich war schlecht gelaunt, weil ich weiß, wie das Wochenende so abläuft. Er will alles bestimmen, noch bevor ich weiß, ob ich das will oder nicht. Ich bin eigentlich gerne dort, mache alles mit, aber es ist nicht genug. Ich rede nicht genug, ich kuschele nicht genug, ich freu mich nicht genug für ihn, alles so verkrampft. Das habe ich ihm alles gesagt, ich habe ihm gesagt: »Nimm mal den Stock raus!«.

T: Wie fühlen Sie sich jetzt?

P: Klar, ich vermisse ihn, fühle mich aber auch besser, weil ich befreiter bin, meine ganz Wohnung ist vollgestopft mit Bildern von ihm, ein Puzzle mit seinem Bild, ein Spiegel, der Seifenspender, ich finde das einfach alles zu viel.

T: Ist es so, dass Sie jetzt lebendiger geworden sind oder nehme ich das falsch wahr?

P: Ja, ich merke das auch, mir geht's besser, ich kann jetzt wieder atmen, ist aber ziemlich anstrengend, darüber zu reden.

Kommentar: Der Therapeut nimmt eine Spannung, etwas wie schlechte Laune, wahr und spricht es an. Dabei verlässt er die Haltung des Nichtwissens und interpretiert sogleich (»Sie sind unzufrieden«). Therapeuten sind häufig versucht »stellvertretend für den Patienten zu mentalisieren« (Bateman & Fonagy 2015d: 324). Dies behindert das Mentalisieren des Patienten. Vielleicht wäre eine offenere Frage daher günstiger gewesen, andererseits lässt sich die Interpretation auch als im weiteren Sinne »markierte Affektspiegelung« verstehen. Der Therapeut bemüht sich einen noch diffusen Gefühlszustand genauer zu benennen. Der Therapeut wechselt im Verlauf zwischen offener explorierender Nachfrage und Interpretationen. Manchmal lässt sich erst im Verlauf erkennen, ob nichtwissendes Nachfragen oder eine vorsichtige Interpretation hilfreich ist.

Das Gespräch kommt zwar in Gang, aber pseudomentaliserend wird zunächst am eigentlichen Thema, das Susanne R. beschäftigt, vorbeigeredet (Kinderwunschthema). Erst als der Therapeut aktiv ein Thema aufgreift, das vorher in einem Nebensatz kurz auftauchte, erzählt Susanne R. von einer belastenden Streitsituation am letzten Wochenende. Auch hier fällt zunächst der nicht mentalisierende, am ehesten konkretistische, Erzählstil auf. Handlungen, Abläufe werden aneinandergereiht und erst später wird eigenes Erleben kenntlich. Nach einem kurzen Schweigen stellt sie fest: »ich bin unglücklich und weiß nicht warum«. Doch dieses Gefühl und der Moment des Nachdenkens, gehen wieder unter in der weiteren konkretistischen Schilderung des Ablaufs. An einer Stelle versucht der Therapeut an den Anfangspunkt der eskalierenden Auseinandersetzung zurückzugehen (»Haben Sie eine Idee, warum Sie schon am Anfang…«). Dies ist eine typische mentalisierungsorientierte Intervention (»stop« und »rewind«).

Schließlich gelingt es ihr die eigene Wahrnehmung etwas besser zu differenzieren. Sie fühlte sich unter Druck gesetzt, sie passte sich an, fühlte sich dabei aber unwohl. Dabei wiederholt sich eine Erfahrung. Sie fühlt sich mit dem eigenen Erleben nicht wahrgenommen, kann dies aber auch kaum artikulieren und nur mit Distanzierung reagieren. Eigene Beiträge zur Eskalation kann sie zu diesem Zeitpunkt nicht sehen.

1.2 »Die Angst vor der Schule, die glauben Sie mir nicht.« – Missverständnisse und die therapeutische Beziehung

In den ersten Monaten der Therapie kam es zu einigen Missverständnissen und kleineren Brüchen in der Arbeitsbeziehung. Der nächste Schulblock, der über fünf Wochen ging, bedeutete für Susanne R. eine große Anspannung und Angst. In einer Stunde weinte sie. Sie fragte, ob ein antidepressives Medikament ihr nicht helfen könne, um in der Schule weniger Angst zu haben. Der Therapeut reagierte zunächst zögerlich, ablehnend. Er schätzte die Intensität der Angst in dieser Situation nicht so stark ein. Er bagatellisierte die soziale Phobie (als Nebendiagnose) und war nur zögerlich bereit, sich mit dem Vorschlag, ein Antidepressivum zu verordnen, zu beschäftigen. Auch war er sich nicht sicher, ob die Patientin von einem Antidepressivum tatsächlich profitieren würde. In der Supervision wurde die Hypothese formuliert, dass der Therapeut die Angst der Patientin bis dahin noch nicht richtig einschätzen konnte. Die große Angst von Patienten, die eher distanzierend von ihren Emotionen berichten, ist von Außenstehenden oft schwer nachvollziehbar. Die Patienten bleiben damit häufig allein. Susanne R. kennt das. Sie hat das zigmal erfahren. Am Anfang der darauf folgenden Sitzung entwickelte sich folgender Dialog.

P: Es geht nicht so gut, ich kann es nicht erklären, so allgemein so etwas Drückendes und ich krieg's nicht weg (Schweigen). Ich hatte Streit mit meinem Freund und Streit mit meiner Mutter, mein Freund nervt. Ich habe keine Lust auf den Kontakt zur Mutter, die nervt auch.

P: Ich träume in letzter Zeit oft, dass ich vergewaltigt werde, komisches Zeug. Mein Vater war im Traum ganz abgemagert. Er hat mich ganz traurig angeschaut. In den Vergewaltigungsträumen entkomme ich immer, kann die Männer immer verarschen.

T: Sie schildern Unzufriedenheit, aber so richtig einen Grund haben Sie noch nicht gefunden, warum Sie sich so bedrückt fühlen?

P: Alles ist so sinnlos, die Ausbildung, ich denke, ich kann das nicht, die Prüfung, die Verantwortung, die Arbeit, das ganze Wissen, kann ich mir alles gar nicht merken.

T: Alles ist sinnlos sagen Sie, auch die Therapie?

P: (Schweigen.) Können Sie sich noch an das letzte Gespräch erinnern? Da haben Sie gesagt, Sie können mich noch nicht einschätzen? Das hat mich verletzt, da muss ich oft dran denken (Schweigen). Ich versuche gerade so zu sein, wie ich mich fühle, ich hatte Angst vor dem Gespräch. Ja, ich habe mich in der letzten Stunde von Ihnen nicht verstanden gefühlt und die Therapie ist ja auch bald zu Ende, es sind ja nur noch ein paar Stunden.

T: Wie kommen Sie darauf?

P: Weil Sie's gesagt haben?

T: Ich habe gesagt, ich plane einen Antrag auf Langzeittherapie zu schreiben.

P: Sie haben das ganz anders gesagt, Dr. Kirsch! Sie haben gesagt, dass wir demnächst beide überlegen müssen, ob die Therapie weitergeführt wird.

T: Dann überlegen wir jetzt, was meinen Sie?

P: Ja, natürlich will ich das machen, aber Sie müssen das ja auch entscheiden. Ich musste letztens darüber nachdenken, was Sie damals gesagt haben, dass ich hier auch so verschlossen bin, wissen Sie es noch? Die Angst vor der Schule in den Pausen, die glauben Sie mir nicht.

T: In ihrer Angst vor der Schule haben Sie sich nicht ernst genommen gefühlt?

P: Ein Medikament gegen die Depression, vielleicht, würde mir glaube ich schon helfen. Früher habe ich gekifft, um von der Anspannung runter zu kommen. Die Angst in der Schule ist unerträglich, ich habe immer öfter Streit. Ich bin oft wie weggetreten.

T: Und ich habe gesagt, ich beginne die Therapie mit Ihnen nur, wenn Sie keine Drogen nehmen. Da habe ich Ihnen etwas weggenommen, etwas was Sie beruhigt hat und habe das Ausmaß Ihrer Angst und Anspannung nicht richtig eingeschätzt?

P: Ja, so kann man es sagen.

T: Okay, ich entschuldige mich. Erklären Sie es mir bitte noch einmal.

Kommentar: Die Sitzung begann mit einer dysphorischen Stimmung, zunächst blieb unklar, woher diese Stimmung kam. Durch offenes und im Verlauf gezielteres Nachfragen gelang es, auf zwei Missverständnisse aufmerksam zu werden. Erstens die Bagatellisierung ihrer Ängste und zweitens die Angst vor Ablehnung und dem Ende der Therapie. Beide Themen wurden vom Therapeuten als wichtig und berechtigt anerkannt und validiert. Darauf aufbauend gelang es noch in der Stunde Lösungen zu finden. Die Verschreibung eines Antidepressivums (SSRI) zeigte sich dann im Laufe der Behandlung tatsächlich hilfreich zur Stimmungsstabilisierung und wirksam gegen ihre sozialen Ängste. Susanne R.'s Leistungen und ihre Beteiligung in der Schule besserten sich deutlich. Wahrscheinlich spielte neben der pharmakologischen Wirkung das Medikament als Übergangsobjekt und als Validierung ihres Erlebens eine förderliche Rolle. Andererseits kann es auch als ein Agieren im teleologischen Modus gesehen werden. Eine Maßnahme von außen musste die Anspannung regulieren, der Therapeut wird »manipuliert«, um handelnd einzugreifen. Diese Art der Interaktion am Anfang der Therapie ist häufig bei Menschen mit einer Borderline-Persönlichkeitsorganisation und aufgrund der Psychogenese und Psychodynamik von Susanne R. durchaus nachvollziehbar.

Im Verlauf des vorgestellten Dialogs wurden verschiedene Themen, die Susanne R. angeboten hatte, übergangen. z. B. das Genervtsein vom Freund und der Mutter. Auf den Traum und eventuell darin aufgehobene Übertragungsaspekte wurde zu diesem Zeitpunkt nicht eingegangen. Dem Therapeuten war zu Beginn der Therapie die Förderung der Arbeitsbeziehung und das Mentalisieren im »Hier und Jetzt« wichtiger. Die Bearbeitung von Übertragungsaspekten, soweit sie über die Bearbeitung von Missverständnissen und negativer Übertragung hinausgehen, sowie die Arbeit mit Träumen sollte erst später geschehen, wenn die Mentalisierungsfähigkeit auch unter Stress stabil erscheint. In frühen Phasen der Therapie, wenn die Unterscheidung zwischen Selbst und Objekt für die Borderline-Patientin schwer aufrechtzuerhalten ist und die Unterscheidung zwischen Phantasie und Realität (s. prä-mentalisierende Modi) noch nicht stabil ist, besteht die Gefahr, dass Deutungen nicht verstanden werden und Stress eher verstärken.

Die Entschuldigung des Therapeuten steht in einem Kontrast zu einem deutenden Vorgehen. Sie erwächst aus einem Verständnis für die Verzweiflung der Patientin.

In einem zweiten Missverständnis geht sie automatisch davon aus, die Therapie werde beendet. Alleine die Ankündigung, dass beide darüber sprechen sollten, genügt, um die Beendigung zu antizipieren. Sie hat keine Vorstellung der Aushandelbarkeit, sondern fühlt sich ausgeliefert und bleibt im psychischen Äquivalenzmodus. Das offene Ansprechen von Missverständnissen kann hier bereits als Teilerfolg angesehen werden, da diese nicht mehr agiert werden müssen, sondern in einen Dialog einfließen können.

Nach etwa einem halben Jahr Psychotherapie, in dem sie zuverlässig und pünktlich zu den Sitzungen kam, folgten mehrere Termine, die sie aus unterschiedlichen Gründen nicht wahrnahm und auch nicht absagte. Sie meldete sich danach per E-Mail, sie habe verschlafen, oder sie rief an, ob sie später noch kommen könne, es gehe ihr nicht gut. Einmal kam sie verspätet in die Stunde und weinte. Susanne R. konnte nicht sagen warum. Sie habe die Schule geschwänzt, könne sich zu nichts aufraffen und beruhigte sich etwas in den verbleibenden 20 Minuten. Zum nächsten Termin kam sie wieder nicht, bemühte sich aber um einen neuen Termin.

P: Ich hätte fast wieder den Termin heute verschlafen.
T: Das passiert in letzter Zeit öfter. Ist das ein Anzeichen von Unzufriedenheit?
P: Nein, ich bin auch total vergesslich.
T: Wie kann ich das verstehen?
P: Heute bin ich das erste Mal dazu gekommen, darüber nachzudenken, warum ich öfter nicht gekommen bin, ohne dass ich mir klarer wurde. Ich rede sonst nicht so viel von mir, das fällt mir schwer.
T: Sie sind eher die Zuhörerin, weil es Ihnen schwerer fällt, von sich zu erzählen. Ist es das? Warum ist es hier so schwer?
P: Ich glaub schon, wenn ich etwas von mir erzähle, was mich bedrückt, so wie jetzt, dann denke ich, es ist doch völlig bescheu-

ert, dass ich mich da irgendwie reinsteigere. Dann kann ich mich selbst irgendwie nicht ernstnehmen und fühle mich unwohl und total bescheuert.

T: Ist es heute auch so?

P: Ja, ich war heute 20 Minuten zu früh da, das war dumm, beim Warten habe ich zu viel Zeit zum Nachdenken. Ich weiß, dass dann die Aufmerksamkeit auf mir liegt, das macht mich ganz kribbelig.

T: Was macht Sie daran unruhig?

P: Ich weiß es nicht.

T: Können wir dabei etwas bleiben?

P: Es fällt mir schwer. (Schweigen) Können Sie mich nicht anrufen, wenn ich nicht komme? Anrufen wäre gut. In letzter Zeit spüre ich so eine Gleichgültigkeit, ich weine selten, aber irgendwie bin ich unglücklich, obwohl alles ok ist. Ich bin unzufrieden, weil ich nichts mache, nicht so am Leben teilnehme, mich zurückgezogen habe.

Kommentar: In Anbetracht der schwer zu kontrollierenden Impulse und des instabilen Selbstwertgefühls ist Ambivalenz keineswegs verwunderlich, sondern ein typisches Merkmal der Borderline-Struktur und veranlasst die Patienten abwechselnd, Hilfe zu suchen und Hilfe abzulehnen. Es reicht nicht aus, Borderline-Patienten für die Therapie zu gewinnen, *genauso* wichtig ist es dafür Sorge zu tragen, dass sie in Behandlung bleiben (Bales & Bateman 2015). Ein Krisenplan, Telefonanrufe oder anderweitig aktive Kontaktaufnahmen erleichtern die Entwicklung eines therapeutischen Bündnisses und die Reparatur von Brüchen, z.B. »rufen unsere Therapeuten den Patienten an, wenn er mehrere aufeinanderfolgende Sitzungen versäumt hat« (Bales & Bateman 2015: 242). Ebenso werden soziale und Verhaltensprobleme, die eine effektive Behandlung unterlaufen – beispielsweise Drogenmissbrauch,finanzielle Schwierigkeiten oder Obdachlosigkeit – sehr früh bearbeitet.

Gelegentliche Enactments des Therapeuten gelten als unvermeidliche Begleiterscheinungen des therapeutischen Bündnisses, zu denen sich der Therapeut bekennen muss (Fonagy & Luyten 2011).

In der obigen Sequenz wird eine Ambivalenz von Susanne R. deutlich, die wesentlich von einem »Inneren Richter« geprägt erscheint. Innere Zweifel, depressive Symptome, eine Spur Misstrauen und Ambivalenz lassen sich vor dem Hintergrund der bisherigen Beziehungserfahrungen einordnen. Eine aktive Haltung des Therapeuten, auch in Bezug auf die Kontaktaufnahme, kann hier helfen, diese Ambivalenz in der Behandlung zu thematisieren, anstatt sie auszuagieren. Damit wird die klassische psychoanalytische Abstinenzregel, nicht aktiv auf den Patienten zuzugehen, außer Kraft gesetzt. Auch von psychoanalytischer Seite wurde bereits die Perspektive entwickelt, dass bei schweren Persönlichkeitsstörungen ein (reflektiertes) Mitagieren des Therapeuten wesentlich für die Beziehungsgestaltung zu Behandlungsbeginn ist (z.B. Overbeck 1997, Rudolf et al. 2002). Unter der Perspektive des Mentalisierungskonzeptes kann es also hilfreich sein, neben Krisenplan und anderen Absprachen vorübergehend eine Regelung auszuhandeln, die es erleichtert, die Ambivalenz innerhalb der Behandlung zu thematisieren. So kann die Absprache mit einer Borderline-Patientin, dass der Therapeut anruft, wenn die Patientin 15 Minuten nach der vereinbarten Zeit nicht da ist, die Voraussetzung schaffen, Ambivalenz, einen »inneren Richter« oder andere Inhalte zu thematisieren. Aus einer anderen Perspektive könnte man annehmen, dass sich hier auch eine Unsicherheit zeigt, was sie dem Therapeuten wirklich bedeutet, verbunden mit einem regressiven, teleologischen Wunsch, dass der Therapeut die Verantwortung für die Stunde übernehmen soll.

Mentalisieren fördern in Beziehungen

P: Ich habe mir den halben Finger »abgepiddelt«. In der letzten Zeit kratze ich mir wieder die Fingerkuppen auf. Ich bin so angespannt. Ich denke in letzter Zeit darüber nach, wie das so ist, seitdem ich die Tabletten nehme und hier bin. Also es geht mir ja schon viel besser, das kann man ja gar nicht mehr vergleichen, da war früher so große Hoffnungslosigkeit, aber jetzt ist gerade so gar nichts. Jetzt geht es nicht weiter. Ich weiß auch nicht, ich

kann nicht mehr nachdenken, ich kann keinen klaren Gedanken fassen.
T: Können Sie die Anspannung und die Gefühle genauer beschreiben?
P: So eine innere Leere, ich weiß nicht.
T: Kann man sagen, dass vorher ihr Leben dramatischer war? Es gab Dramen, Auseinandersetzungen, wo Sie gar nicht zur Ruhe gekommen sind. Im Moment ist es ein ruhigeres Fahrwasser, es kann alles so weiterlaufen, keine großen Krisen, selbst an den Wochenenden, aber es wird etwas an innerer Leere deutlicher?
P: Ja, das ist so ganz komisch, aber wie Sie es gerade gesagt haben, hört es sich richtig an, auf der einen Seite geht es besser, auf der anderen bin ich unglücklich, angespannt und schlecht gelaunt. Ich hätte nie gedacht, dass es mir so gut gehen kann, dass ich normal im Unterricht sitzen kann, in der Pause sein kann, ohne irgendwelche Gedanken, ich wusste gar nicht mehr, wie das ist. Ich erwarte auch nicht, dass es mir irgendwann richtig gut gehen kann, aber die Gleichgültigkeit, das sich nicht Aufraffen-Können, das belastet mich.
T: Ich habe den Eindruck, dass es ihnen gelingt, in Beziehungen mehr von sich zu zeigen. Ich sehe eine Entwicklung, dass Sie auch freier von sich erzählen. Würden Sie das auch so sehen bei sich?
P: (Schweigen.) Da ist immer noch so eine stille Wut.
T: Was ist das denn für eine Wut, wie glauben Sie entsteht diese Wut? Wie war das am Wochenende?
P: Ich weiß ja manchmal selber nicht, ob ich nachgiebig bin, wie am Wochenende, ich weiß oft nicht so genau, was ich will. Aber ich habe keinen Groll. Meine Mutter nervt mich, diese Frau kommt immer zu spät, vergisst alles und lacht noch drüber, das nervt. Es regt mich auf, wie man sich so gehen lassen kann. Jetzt sagen Sie nicht, dass ich das auch mache.
T: Wie kommen Sie jetzt darauf?
P: Weil Sie das immer so machen, solche Vergleiche, ich bin nicht wie meine Mutter, in gewissen Situationen schon, aber ich steigere mich nicht so rein und ich lasse mich nicht so gehen.
T: Sie befürchten, ich könnte Sie so negativ sehen?

P: Nein (Schweigen). Ich denke, dass ich Angst habe ausgenutzt zu werden, weil ich diese Erfahrung gemacht habe, sogar von meinen Eltern, deshalb bin ich distanziert, auf Abstand, andererseits, also wenn ich das dann mache, wenn ich die Chance dazu gebe mich ausnutzen zu lassen, weiß ich (Schweigen) … Ich weiß jetzt nicht mehr, was ich sagen wollte.

T: Wenn Sie jemandem die Chance geben Sie auszunutzen? Was passiert dann?

P: Ich weiß nicht, ich bin wohl misstrauisch.

T: Schon immer?

P: Ich glaub schon. Misstrauen und Angst vor neuen Situationen hatte ich auch schon als Kind. Im Kindergarten habe ich ein Jahr lang jeden Morgen geweint. In der ersten Klasse ebenso, dann viel es mir leichter, ich war die Klassenbeste. Auf dem Gymnasium war ich nicht mehr so gut. Ich bin mutlos geworden, habe oft geschwänzt und bin mit 14 Jahren in der Realschule sitzen geblieben.

T: Wie kam es zu dieser Entwicklung?

P: Es war eher so, dass es mir schlecht ging, meine Mutter hat immer nur gemeckert. Mein Vater war nie da. Es hat mich nie jemand gefragt: Was ist eigentlich los? Warum baust du so ab in der Schule? Ich denke, dass ich da auch schon Depressionen hatte und die soziale Phobie. Das war mir alles scheißegal. Meine Mutter war total überfordert. Die ganze Zeit war Streit. Es gab immer mehr Verbote, da wollte ich halt weg. Mein Vater, der hat mich auch geschlagen, an den Haaren gezogen und hat mir eine Ohrfeige gegeben. Bei Kleinigkeiten ist er ausgetickt. Ich kann seine Reaktionen bis heute noch nicht nachvollziehen.

T: Sie bemühen sich zu verstehen, warum ihre Mutter oder ihr Vater so reagierten? Manchmal gelingt ihnen das, oft aber auch nicht?

P: Ja, wenn ich es besser verstehe, kann ich besser damit umgehen. Ich war damals bei einem Gespräch mit einer Psychologin wegen dem Ritzen. Ich habe mich unverstanden und richtig ungerecht behandelt gefühlt. Mir ging's auch echt nicht gut.

Kommentar: In dieser Episode werden Gefühle, Motive und innere Zustände häufiger thematisiert. Aus innerer Leere und Anspannung differenzieren sich langsam schwer erträgliche negative Gefühle. Der Therapeut interpretiert jedoch rasch, vielleicht ist er zu ungeduldig. Er bleibt nicht beim Affekt und nicht im Hier und Jetzt. Vielleicht ist er in seiner Mentalisierung selbst eingeschränkt. Er interpretiert mehrmals als »Wissender«, verlässt die nichtwissende, neugierig explorative Haltung und liegt mit seinem Wissen daneben. Susanne R. wird dennoch konturierter und klarer. Sie widerspricht mitunter (»Aber ich habe keinen Groll«) und es flackert kurz ein Misstrauen auf (»Jetzt sagen Sie nicht, dass ich das auch mache«, »Weil Sie das immer so machen«). Die Sequenz kann vielleicht auch zeigen, wie rasch und automatisch Susanne R. weiterhin mentalisiert und wie eher feindselige, misstrauische Inhalte auftauchen. Insgesamt scheint aber eine »sichere Basis« in der therapeutischen Beziehung etabliert zu sein. Nach einer kurzen Intervention des Therapeuten, die validierende Aspekte besitzt (»Sie vermuten, ich könnte Sie so negativ sehen?«), beginnt Susanne R. über eigene Motive und Gefühle sowie die ihrer Eltern zu reflektieren. Dies gelingt bis zu dem Punkt, bei dem es um vorbewusste Aspekte von Nähe-Wünschen geht. Dann bricht sie ab (»Ich weiß nicht, was ich sagen wollte«). Als Arbeitshypothese kann man davon ausgehen, dass im Zusammenhang mit vorbewussten Nähe-Wünschen ihr Bindungssystem aktiviert wird und die Mentalisierung kurzfristig zusammenbricht. Die Kehrseite der intensiven Nähe-Wünsche, ihr ausgeprägtes Misstrauen, rückt jetzt in den Vordergrund. Ihr Misstrauen begründet Susanne R. lebensgeschichtlich. Hier schließt sich ein Kreis aus Anspannung, stiller Wut, aus Nähe- und Bindungsbedürfnissen und aus den erinnerten Erfahrungen. Sie erinnert sich auch an Misshandlungen, was sehr deutlich macht, wie konflikthaft die Nähe-Wünsche verarbeitet werden. Damit wird die Schutzfunktion der Leere deutlich, sie vor den schwierigen, überflutenden Affekten zu bewahren.

Ausblick

Es wurden einige markante Themen aus der Anfangszeit der Behandlung von Susanne R. vorgestellt und reflektiert. Auch eine Entwicklung hin zu einer stabileren therapeutischen Beziehung (sichere Basis) und zunehmender Mentalisierung innerer Zustände wird deutlich. Die Fokussierung auf diese beiden Aspekte und die Bedeutung verschiedener Interventionen im Hinblick auf Validierung, markierte Affektspiegelung oder Exploration konnte diskutiert werden. Durch die Auswertung von Videoaufnahmen und die Beschäftigung damit im Rahmen von Supervision, Intervision und eigener Reflexion gelingt es oft besser, Mentalisieren als Prozess zu verstehen und die eigenen Interventionen genauer an die Mentalisierungsfähigkeit von Patienten anzugleichen. Auch der häufig zu beobachtende Aspekt, dass (psychodynamische) Therapeuten rasch zu mehr oder weniger hilfreichen Interpretationen neigen, dabei aber den Prozess der Wahrnehmung und Differenzierung des Selbsterlebens eher behindern können, wird hier deutlich.

KAPITEL 2

Angela T.: Behandlung einer depressiven Patientin

Einführung

Eine große Anzahl von Studien hat die zentrale Rolle interpersonaler Probleme und interpersonaler Defizite bei depressiven Patienten gezeigt (Blatt & Luyten 2009, Luyten & Blatt 2011, Salzer et al. 2010). Depression ist eine äußerst heterogene Erkrankung in Hinsicht auf Symptomatik, Entstehung, neuronaler Aktivität, Verlauf, Ansprechbarkeit auf therapeutische sowie medikamentöse Behandlung (Taubner et al. 2013). Aus der Heterogenität folgt auch, dass nicht eine Behandlungsform für alle depressiven Patienten am besten geeignet ist. Im Folgenden liegt der Schwerpunkt auf zwei häufig auftretenden Formen der Depression, der anaklitischen und der introjektiven Depression. An ihnen lassen sich zwei entgegengesetzte kognitiv-affektive Schemata verdeutlichen (Blatt 2004, Luyten & Blatt 2011).

Die Mentalisierungsdefizite bei depressiven Patienten differieren erheblich. Während in einer Studie von Fischer-Kern et al. (2008, 2013) mit depressiven Patienten, die eine hohe Komorbidität aufwiesen (u.a. Psychosen), deutliche Einschränkungen in der Reflective Functioning Scale (RF-Skala) vorhanden waren, war bei depressiven Patienten, die eine ambulante Therapie aufsuchten, die Mentalisierungsfähigkeit nicht generell beeinträchtigt (Staun et al. 2010). Veränderungen in der Mentalisierungsfähigkeit durch analytische Therapie (erfasst mit Hilfe der RF-Skala) fanden die Autoren der Studie aber im Hinblick auf Themen, die als depressionsspezifisch gelten können (Taubner 2015). Hieraus schließen die Autoren, dass die Mentalisierungsstörung themenspezifisch zu sein scheint, z.B. in Hinsicht auf Verlusterfahrung, Trennung oder Scheitern.

Zur Ätiologie von Depressiven Störungen

In Bezug auf die Ätiologie von depressiven Störungen lautet die zentrale Basisannahme des mentalisierungsbasierten Ansatzes: Depressive Symptome sind Antworten auf Bedrohungen von Bindungsbeziehungen, die als Bedrohungen des Selbst wahrgenommen werden. Dies kann entweder aufgrund von (phantasierter) Trennung, Versagen, Zurückweisung oder realem Verlust, bzw. einer Kombination aus allem geschehen. Depression wird so als vorübergehende Desorganisation des Bindungssystems verstanden, verursacht durch aktuelle Beziehungsprobleme, mit Einschränkung der Mentalisierungsfähigkeit. Die Einschränkung der Mentalisierung wird durch Stress getriggert. Stress kann aus Bedrohungen der Bindungsbeziehungen, der Bedrohung des Selbstwertgefühls oder einer mangelnden Kohärenz des Selbst resultieren, aber er kann auch aus den aktuellen maladaptiven Anpassungsversuchen im interpersonalen Bereich resultieren. Einmal angestoßen, zeigt sich die Mentalisierungshemmung in nicht-mentalisierenden Modi des Denkens und Fühlens (Luyten et al. 2015b).

Unsichere Bindung ist prospektiv verknüpft mit einer erhöhten Vulnerabilität hinsichtlich rezidivierender Depression, einer größeren Anzahl von depressiven Episoden, eingeschränkter sozialer Funktion sowie Suizidalität (Luyten et al. 2015b). Sichere Bindung wirkt in der frühen Kindheit auf Stresseffekte wie ein Puffer[21]. Als Mediatoren zwischen frühen unsicheren Bindungserfahrungen und Depression im Erwachsenenalter gelten eine gestörte Affektregulation, überschießende Stressreaktionen und eine verminderte Mentalisierungsfähigkeit. Ein spezifischer Zusammenhang wurde zwischen der Vulnerabilität für Depressionen und vermeidender und verstrickter Bindungsstrategie gefunden (Bifulco et al. 2002a, 2002b).

---

21 Oxytocin und Vasopressin spielen eine Schlüsselrolle in der Stressregulierung und dem Bindungsverhalten (Luyten et al. 2015b). Sie haben anxiolytische und Antistress-Effekte, fördern sowohl soziale Kognitionen als auch Vertrauen und verbessern die Stimmung sowie die Mentalisierungsfähigkeit. Frühe Belastungserfahrungen sind assoziiert mit verringertem Oxytocin- und erhöhtem Cortisolspiegel. Diese Untersuchungen legen bereits auf biologischer Ebene bei Depression enge Verbindungen zwischen Bindungserfahrungen, Stress und Mentalisierungsfähigkeit nahe.

Der vermeidende Bindungsstil steht in einem Zusammenhang mit selbstkritischem Perfektionismus, der verstrickte mit abhängigem Perfektionismus (Blatt & Luyten 2009). Die Studienlage hinsichtlich des Zusammenhangs von Depression und Bindung bleibt aber heterogen. Alle Bindungsrepräsentationen, auch die sichere Bindung, werden mit Depression in Verbindung gebracht (Cassidy & Shaver 2008). Es erscheint aber schlüssig, dass eine unsichere Bindung die Vulnerabilität hinsichtlich Depression dadurch erhöht, dass eine unsichere Bindung sich ungünstig auf die Wahrnehmung von Stress und die Stressregulation auswirken (Bifulco et al. 2006, Styron & Janoff-Bulman 1997).

Gemeinsam ist den psychoanalytischen Ansätzen zur Depression das Folgende: Sie stellen die intrapsychischen Auswirkungen von Objektverlust und Enttäuschung vom Objekt sowie einen Mangel an »holding« (Winnicott 1960) und an »containment« (Bion 1962) in den Vordergrund. In enger Beziehung dazu steht die adäquate »Affektspiegelung« durch bedeutenden frühen Bezugspersonen (Fonagy et al. 2004).

Bei Bedrohungen in Bindungsbeziehungen ist die Mentalisierung bei depressiven Patienten häufig defensiv gehemmt. Leistungsorientierung und vielfältige Aktivitäten haben z. B. die Funktion von Vermeidungsstrategien, die es ermöglichen, nicht über sich, die eigene Vergangenheit oder Gegenwart zu reflektieren, weil diese Reflexion als zu schmerzhaft und bedrohlich erlebt wird. Es ist häufig zu beobachten, dass die Mentalisierungsfähigkeit als Hypersensitivität für mentale Zustände anderer auftritt – bei gleichzeitiger Hemmung der Mentalisierung eigener innerer Zustände. Gefühle von Traurigkeit, Leere, oder Zorn, die entwicklungsgeschichtlich mit Bindungserfahrungen verknüpft sind, können nicht wahrgenommen und reflektiert werden.

Die Aktivierung des Bindungssystems und ein hohes emotionales Arousal erhöhen die Wahrscheinlichkeit, mit einem prä-mentalisierenden Modus zu reagieren. Das Wiederauftauchen des psychischen Äquivalenzmodus welcher mit der Gleichsetzung von Innen- und Außenwelt einhergeht, kann bei depressiven Patientinnen häufig beobachtet werden. Dies gilt auch für den teleologischen Modus. Im Äquivalenzmodus, einem prä-reflexiven oder physikalischen Modus, werden Erfahrungen als über-real erlebt. Kritik von anderen wird als Attacke auf die Integrität des Selbst verstanden. Ebenso werden negative Kognitionen, die typisch für depressive Patienten sind, als über-real erlebt. Der Patient erlebt »ich bin schlecht« statt »ich fühle mich schlecht«. Wird dies von der Umwelt (z. B. dem Therapeuten) nicht verstanden, dann erfährt der depressive Patient dies als soziale Zurückweisung und nicht als Trost. Die Interaktionen bilden dann einen Teufelskreis. Im teleologischen Modus wiederum gilt die Handlung als alleiniger Marker für die inneren Motive z. B.: »Wenn mein neuer Freund mit mir nicht in den Urlaub fährt, dann liebt er mich nicht.«

Symbolisierung, das Spiel mit verschiedenen Perspektiven, hat keinen Raum. Dies wird u. a. in einem Fehlen von Wünschen und Bedürfnissen ausgedrückt. Vergangenheit, Gegenwart und Zukunft haben häufig keine differenzierte Bedeutung für depressive Patienten; alles fühlt sich gleich schmerzhaft und unveränderbar an. Dies führt zu Gefühlen von Hilflosigkeit, Hoffnungslosigkeit und Antriebshemmung.

Die enge Verbindung von Bindung, Mentalisierung und Stressregulation unterstreicht die zentrale Rolle von interpersonellen Erfahrungen in der Behandlung von Depressionen. Mentalisierung zu fördern, sei es konfliktbezogen oder im Hinblick auf die generelle Fähigkeit, kann ein wichtiger Aspekt erfolgreicher Psychotherapien bei Depressionen sein: Die metakognitive Fähigkeit, Erfahrungen und Gefühle von sich und anderen auch in Belastungssituationen zu reflektieren, führt zur Förderung adaptiver Fähigkeiten im Umgang mit Stress. Traditionelle psychodynamische Behandlungen mit Klarifikation, Konfrontation und Interpretation der Erfassung maladaptiver Selbst- und Objektrepräsentanzen im Kontext der therapeutischen Beziehung, können Mentalisieren ebenfalls fördern (Luyten et al. 2015b).

Zusammenfassung

- Depressive Symptome sind Antworten auf Bedrohung von Bindungsbeziehungen, die als eine Bedrohung des Selbst erlebt werden. Die – reale oder phantasierte – Bedrohung einer Bindungsbeziehung führt zu depressiver Stimmung, diese führt zu einem Anstieg des Stresslevels und zur Einschränkung der Mentalisierungsfähigkeit.
- Bei Aktivierung des Bindungssystems und hohem Arousal wird häufig in prä-mentalisierenden Denk- und Erlebensweisen, z.B. im Äquivalenzmodus oder im teleologischen (kontrollierenden) Modus reagiert, dieses Verhalten hat einen destruktiven Einfluss auf soziale Interaktionen.
- Das Wiederauftauchen des psychischen Äquivalenzmodus, mit der Gleichsetzung von Innenwelt und Außenwelt ist am häufigsten zu beobachten. Im Äquivalenzmodus werden Erfahrungen als über-real erlebt. Kritik von Anderen wird als Attacke auf die Integrität des Selbst verstanden.

Zwei kognitiv-affektive Schemata

Es gibt zwei kognitiv-affektive Schemata. Das eine Schema enthält Aspekte der Bezogenheit (Abhängigkeit), das andere Aspekte der Selbstdefinition (Autonomie). Interpersonale Muster, die sich einseitig auf einen Aspekt beziehen, führen zu einer erhöhten Vulnerabilität gegenüber Depression.

- Ein Muster erhöhter Abhängigkeit in Beziehung (anaklitische Depression). Personen mit anaklitischen Charakteristika können in Beziehungen schnell ein stark positives Klima herstellen, mit dem Wunsch, intensive Beziehungen zu den für sie bedeutenden Personen (z.B. den Therapeuten) zu schaffen. Im Hintergrund kann der Therapeut bei diesen Personen eine starke Angst vor Ablehnung und Einsamkeit spüren. Diese Personen versuchen, die im Hintergrund schlummernden Ängste durch die starken Wünsche nach Abhängigkeit in Schach zu halten. Um dies zu erreichen, müssen die eigenen Autonomieansprüche geopfert werden. Viele dieser Personen haben in ihrer Entwicklung auf Beeinträchtigungen so reagiert, dass sie der Entwicklung und Differenzierung ihres Selbsterlebens dem Engagement in zwischenmenschlichen Beziehungen opferten.

- Ein Muster von erhöhter Autonomie (introjektive Depression). Diese Personen führen häufig ambivalente, spannungsreiche Beziehungen, meist gepaart mit erhöhtem Perfektionismus und Selbstkritik. In den Beziehungen werden die anderen oft verdeckt, zuweilen offen kritisiert. Dies geschieht bei gleichzeitiger Furcht vor der Kritik des anderen oder seiner Missbilligung.

Die Schemata wurden von Blatt und Mitarbeitern über drei Jahrzehnte untersucht und empirisch abgesichert (Blatt 2004, Blatt et al. 2005, Luyten & Blatt 2011). Sie stehen im Einklang mit psychoanalytischen (Blatt 1974, Bowlby 1980) und kognitiv-verhaltenstherapeutischen Formulierungen (Beck 2001). Sowohl Blatt (2004) als auch Beck (2001) heben hervor, dass Patientinnen mit starken Wünschen nach Abhängigkeit und Patienten mit starken Autonomieansprüchen und deutlicher Selbstkritik unterschiedliche Defizite und Erwartungen an eine Psychotherapie mitbringen. Auch die therapeutische Beziehung wird von Patientinnen mit den spezifischen Schemata, pathogenen Überzeugungen und Erwartungen geformt. Sowohl in der therapeutischen Beziehung als auch in anderen Beziehungen lassen sich meist zwei dazu typische Strategien der Patienten unterscheiden.

Zwei typische Strategien der Patienten

Beziehungshyperaktivierende Strategien: Diese Patientinnen haben eine Hypersensibilität für die mentalen Zustände anderer. Dies muss als eine Hypermentalisierung unter spezifischen Aspekten verstanden werden: Die Personen haben zwar eine große Fähigkeit, sich in andere hineinzuversetzen, jedoch auch eine hohe Empfindsamkeit gegenüber Abweisung, Trennung und Verlust. Die Bedrohung wird dabei abgewehrt und es wird versucht, das Gegenüber defensiv und mit erhöhter Anstrengung zu verstehen. Hinzu kommt, wie bereits erwähnt, dass die Mentalisierungsfähigkeit simultan als Hypersensitivität für mentale Zustände anderer charakterisiert werden kann bei gleichzeitiger Beeinträchtigung oder Hemmung der Mentalisierung eigener innerer Zustände.

Beziehungsdeaktivierende Strategien: Diese Patientinnen haben defensive Strategien gegenüber Emotionen und affektiver Involviertheit.

Die Einschränkung der Mentalisierungsfähigkeit dient der Vermeidung von im Hintergrund liegenden Gefühlen wie Traurigkeit, Leere oder Wut. Die Affekte stehen in Verbindung mit der Entwicklung von Bindungserfahrungen, die nicht ins Bewusstsein gelangen sollen, weil sie z. B. zu schmerzlich oder bedrohlich waren. Die Personen wirken oft von ihren Gefühlen abgeschnitten, ganz an den objektiven Tatsachen und über alle Maßen an Zielen orientiert. Hinter der Fakten- und Zielorientierung liegen abgewehrte massive Bindungswünsche, d. h. Wünsche nach Fürsorge und Liebe. Beide Strategien schaffen sich damit selbst eine Stress erzeugende Umwelt.

> Die Beeinträchtigung der Mentalisierungsfähigkeiten bei depressiven Patienten kann kontextabhängig sein (z. B. auftretend bei dem Thema Verlust oder Trennung), sie kann auch deutlich beeinflusst sein von der aktuellen Stimmung.
> Einige depressive Patienten scheinen sowohl hochsensitiv gegenüber ihren eigenen »mental states« als auch gegenüber denen ihrer Mitmenschen (Hypermentalisierung) zu sein. Dabei können erbliche Dispositionen und frühe Erfahrungen ineinandergreifen.

Behandlungsziele

- Den Patienten in Behandlung bringen: Dies ist bei Patienten, die zu einer Hyperaktivierung des Bindungssystems neigen, meist nicht schwer. Bei Patienten, die zu bindungsdeaktivierenden Strategien neigen, ist dies meist erheblich schwieriger. Hier ist vom Therapeuten oft eine aktive therapeutische Haltung gefordert, die Unterstützung, Struktur und die Bereitstellung von Hoffnung beinhaltet.
- Förderung der Mentalisierungsfähigkeit: Die Sichtweise auf die Symptome ist häufig durch die Intensität der Affekte eingeschränkt. Der teleologische und der konkretistische Modus der Mentalisierung herrschen vor: Gefühle sind gleichgesetzt mit der Realität. Die Zuwendung von einer Person wird nur dann als real erlebt, wenn sie physikalisch real ist. Häufig ist es notwendig, Strukturen zu schaffen, die die Wiederherstellung der Mentalisierung fördern, auch die Strukturierung des Tagesablaufs und des Schlafs können dazugehören. Mentalisierungsfördernde Psycho-

edukation kann ein therapeutischer Baustein in der Behandlung sein, der helfen kann, die Sichtweise auf die Symptomatik zu verändern und zu mildern.

- Identifikation, Explorieration und Durcharbeiten interpersonaler Aspekte sowie der typischen Bindungsstrategien und ihre Verbindung mit der Symptomatik.
- Bearbeitung der Themen Verlust, Trennung und Autonomie. Dies sind vor allem am Ende der Behandlung wichtige Themen.

Viele Aspekte des mentalisierungsbasierten Ansatzes in der Behandlung depressiver Patienten finden sich auch in anderen Behandlungsformen. Es stellt sich daher die Frage, welcher Aspekt das Spezifische an diesem Ansatz ausmacht.

> »Spezifisch für den mentalisierungsbasierten Ansatz ist die konsequente Fokussierung auf die inneren Zustände des Patienten im Kontext einer Beziehung zu einem anderen Menschen (d. h. dem Therapeuten) [...] (Luyten et al. 2015b: 473).«

Falldarstellung »Angela T.«

Angela T., eine attraktive 30-jährige Frau von portugiesischer Abstammung, berichtet von depressiver Symptomatik und sozialen Ängsten. Sie sagt, sie sei nicht in der Lage, ihr Leben vernünftig zu organisieren und wie andere etwas zu leisten. Sie fühle sich als völlige Versagerin und sei ständig gestresst. Andere wollen eigentlich nichts mit ihr zu tun haben. Sie seien freundlich ihr gegenüber, aber das wäre nur, weil sie Mitleid mit ihr hätten. Im Gespräch erfährt der Therapeut, dass Angela T. im sozialen Kontakt sehr ängstlich ist, starke Selbstzweifel hat und sich häufig selbst anklagt.

Das Selbstbild der Patientin steht dabei im krassen Widerspruch zu ihrer Attraktivität, ihrem Auftreten, ihrer Wortgewandtheit, ihren sozialen und intellektuellen Fähigkeiten. Hinter dem Bild einer unabhängigen Frau verbirgt sich eine starke Abhängigkeit. Frau T.: »Wenn jemand mich an die Hand nimmt, dann könnte ich etwas anderes zustande bringen als den Job, den ich jetzt mache.«

Angela T. studierte Journalistik, fand aber nach dem Studienabschluss keine adäquate Anstellung. Sie hat sich nicht getraut, intensiv nach einer Stelle zu suchen und hat nur zaghaft einige Bewerbungen geschrieben. Seit Jahren arbeitet sie als Mädchen für alles in einer großen internationalen Kanzlei. Angela T. wohnt mit ihrem Mann zusammen, der sie nach ihrer Schilderung wenig beachtet. In ihrer Beziehung ist sie unglücklich. Ihr Partner unterstützt sie finanziell und kocht für sie, aber jeder lebe für sich allein. Wenn Angela T. wütend ist, beschreibt sie ihn als »Autist«. Einen gemeinsamen Urlaub haben sie nie hingekriegt. Sie habe z.B. vorgeschlagen, gemeinsam nach Rom zu fahren. Er habe dann gesagt: »Na gut, wenn Du willst, mir egal.« Sie habe »gewusst«, er würde das Vorhaben zum Scheitern bringen. Sie hätten gestritten und dann habe sie auch nicht mehr gewollt. »Alles endet immer im Streit«.

Ihre Eltern sind Migranten der ersten Generation, ihre Mutter war stark depressiv und hatte große Mühe, Angela T. und ihre zwei Geschwister groß zu ziehen. Der Vater war stets bemüht um die Familie. Er musste viel arbeiten, um sie zu ernähren. Weil seine Frau dies nicht schaffte, machte er meist den Haushalt. Zusätzlich war er in der Weiterbildung von Migranten engagiert. Angela T. berichtet, sie habe die Mutter schon als kleines Kind abgelehnt. Die Mutter habe »schlecht gerochen«. In der Familie herrscht ein starker Leistungsdruck. Bis zur Pubertät ist sie eine gute und stark angepasste Schülerin. Dann verweigert sie die Leistung radikal. Mit minimalem Aufwand schafft sie das Abitur und beginnt zu studieren.

Angela T. studiert über nahezu acht Jahre Journalistik an einer Universität. Sie habe sich oft verzettelt und unter großen Schwierigkeiten das Studium mit dem Diplom abgeschlossen. Im Studium habe sie immer jemanden gebraucht, der mit ihr studiert. Alleine sei sie verloren gewesen. Ein Kommilitone habe sich in sie verliebt und sich sehr um sie bemüht. Er habe ihr im Studium geholfen und er sei wohl der richtige Lebenspartner für sie gewesen. Sie habe ihn aber nach kurzer Zeit abgewiesen und verlassen. Heute wisse sie eigentlich nicht mehr, weshalb und es sei wohl ein großer Fehler gewesen. Um ihren jetzigen Partner hat Angela T. jahrelang gekämpft. Er sei immer an anderen Frauen interessiert gewesen. Mit anderen Frauen sei er oft in den Urlaub gefahren oder ausgegangen, mit ihr nie. Dass er jetzt ihr verlässlicher Partner ist, kann sie nicht als Erfolg für sich verbuchen.

Angela T. fühlt sich aktuell, wie auch in ihrer Vergangenheit völlig gestresst. Die Tage würden dahin rennen, ohne dass sie etwas zustande bringe. Auf die Frage des Therapeuten, was sie denn zustande bringen wolle, sagt Angela T., sie wolle erstens wirkliche Freunde haben und mit diesen etwas unternehmen, z.B. in den Urlaub fahren, und zweitens: »ich sollte mir um eine anspruchsvollere Arbeit suchen, ich will von dieser Stelle weg«.

Zu Behandlungsbeginn: Überlegung des Therapeuten zur Psychodynamik

Dem Therapeuten fällt zunächst folgendes auf. Angela T. hat kein stabiles Selbstkonzept. Sie ist nicht in der Lage, ihr Verhalten ihren eigenen Interessen gemäß und über längere Zeit mentalisierend zu steuern. Das passiert vor allem in für sie sozial unsicheren Situationen. Angela T. reagiert meist nur auf der Handlungsebene, d.h. im konkretistischen und teleologischen Modus. Das Überwiegen prä-mentalisierender Modi ist ebenso deutlich wie das beeinträchtigte Selbstkonzept. Die beschriebenen Defizite stehen in Zusammenhang mit den frühen Bindungserfahrungen, die vor allem aus Erfahrungen mit der Mutter resultieren.

Lebensgeschichtlich bedeutsam scheinen für Angela T. die Hinweise auf ihre frühe Ablehnung des Geruchs der Mutter und des körperlichen Kontaktes mit ihr zu sein. Ebenso bedeutsam sind die massiven Depressionen der Mutter. Angenommen werden deshalb deutliche Störungen in der Mutter-Kind-Beziehung (z.B. in der markierten Affektspiegelung), die zur Beeinträchtigung der Selbstentwicklung geführt haben und der Entwicklung eines »Fremden Selbst« Vorschub leisteten. Für positive Ressourcen steht die Beziehung zum Vater, der für das Kind affektiv resonant ist. Er steht für ein wohlwollendes Aufwachsen und eine gewisse Stabilität. Hier findet die Patientin positive Bindungserfahrungen und Förderung in ihrer Selbstentwicklung auch im emotionalen Bereich.

Weitere Weichen in der Entwicklung werden bei Angela T. in der Pubertät gestellt: Aus dem angepassten, leistungsfähigen Kind wird eine rebellierende Jugendliche mit Verweigerungshaltung auf der Suche nach Orientierung. Dies schlägt sich später auch im Journalistik-Studium und im weiteren Lebensweg nieder: Die affektiven und sozialen Kompetenzen werden in der Adoleszenz eingeschränkt. Angela T. bleibt in der Rebellion hängen. Angenommen wird ebenso ein Mehrgenerationskonflikt: Die Rebellion der Eltern gegen ihre Eltern und deren kulturellen Kontext setzt sich bei Angela T. als eine ungelöste Rebellion gegen die Eltern und die Gesellschaft fort. Begründung: Auffällig ist, dass beide Elternteile im Heimatland gegen ihre Eltern und Kultur rebellierten, in Deutschland ihr Glück versuchten und sich durchaus gut integrieren konnten, aber depressiv wurden. Deutlich werden auch unbewusste Schuldgefühle gegenüber den Eltern, gleichzeitig mit den bewussten und zum Teil unbewussten Aufträgen, es im Leben besser als die Eltern zu machen. Der Vater liest viel und gründet einen Sportverein, Angela T. studiert Journalistik. Die Schuldgefühle sind gegenüber dem Vater stärker (pos. Identifikation), während der Mutter gegenüber Ablehnung und Verachtung deutlicher ist (neg. Identifikation).

Eine unsichere Bindung zur Mutter, eine sicherere Bindung zum Vater, der jedoch meist abwesend war (Arbeit), führten zu einem hohem emotionalen Arousal (hervorgerufen z. B. durch Angst), das nicht einfühlsam reguliert werden konnte. Die unterschiedlichen Bindungserfahrungen erwecken den Eindruck einer desorganisierten Bindung. Es scheint hier aber eher so zu sein, dass die Integration der Bindungserfahrungen nicht gelingt. Es entwickelt sich ein »Fremdes Selbst«. Beispielhaft könnte dies so beschrieben werden: Das Kind weint, die Mutter zieht sich depressiv zurück, das Kind kann dies nur dissoziativ verarbeiten und verinnerlicht für sich ein »Fremdes Selbst«: Ich bin ein schreckliches Kind, ich dränge die Mutter in die Hilflosigkeit und Depression. Die Mutter sagte dies später auch explizit: »Du hast mich mit deinem Verhalten depressiv gemacht«. Auf der anderen Seite möchte Angela T. so fleißig und aufopfernd wie der Vater sein, erlebt sich aber unnütz und versagend. Die durch das »Fremde Selbst« entstehende Lücke im Selbst macht Angela T. stark abhängig von anderen. Angela T. ist auch im Erwachsenenalter bei der Regulierung ihrer emotionalen Spannung von anderen abhängig. Hieraus resultieren Defizite in den interpersonalen Kompetenzen. Ein negativer Kreislauf von Misserfolgen, negativen Selbstzuschreibungen, sinkendem Selbstwertgefühl, Belastungen in der Affektsteuerung und erneuten Misserfolgen ist dadurch in Gang gekommen.

Angela T. hat deutliche Ressourcen; diese werden im Ausbildungsgang (Studienabschluss) erkennbar. Sie ist zuverlässig und verbindlich, z. B. in ihrer Arbeit, in der Beziehung zu einer langjährigen Freundin und in der mitfühlenden, fürsorglichen Beziehung zu ihrem jüngeren Bruder. Angela T. hat zudem ein außergewöhnlich gutes Gedächtnis und eine sehr hohe Konzentrationsfähigkeit, die auf den Moment bezogen ist und aufrecht erhalten werden kann, solange sie mit Menschen zusammen ist. Dies hilft ihr oft, chaotische Lebenssituationen zu bewältigen und Orientierung zu finden.

Der Therapeut stellt Überlegungen an, inwieweit die von Angela T. beschriebene Problematik auf eine ADHS-Diagnose verweist. Diese Vermutung wird vom Therapeuten abgeklärt. Die diagnostischen Kriterien sind nicht erfüllt, aber eine Reihe von Symptomen gehören in dieses Raster, z. B.:

- Schwierigkeiten sich selbst zu organisieren,
- leichte Ablenkbarkeit, vor allem beim Lesen und anderen Konzentration fordernden Tätigkeiten, die nicht im unmittelbaren Interessenbereich liegen,
- ständige Neuplanung der eigenen Zukunft
- Gefühl der Verunsicherung.

Als primäre Diagnose bestätigte sich die depressive Störung zusammen mit sozialer Ängstlichkeit. Hinsichtlich der klassifikatorischen Gesichtspunkte der OPD-2 (Arbeitskreis OPD 2006) lässt sich eine strukturelle Störung annehmen, die folgende Aspekte hat:

a) Die Fähigkeit zur Bindung an innere Objekte Introjekte nutzen: »die Patientin kann wenig gut für sich sorgen, weil die inneren Objekte sie eher antreiben, kritisieren, fordern, vernachlässigen.« »die Patientin kann sich nicht auf positive Objekte beziehen und sich daher nicht selbst beruhigen, für sich sorgen und schützen.« (Beispiele für eine mäßig bis gering integrierte Struktur, nach OPD-2, 2006).

b) Die Fähigkeit zur Bindung an äußere Objekte: »die Patientin kann auch bei Bedürftigkeit und Notlagen nur schwer hilfreiche andere finden und in Anspruch nehmen. Unter Umständen versucht sie selbst bis zur Überforderung anderen zu helfen.« »Unterstützende Hilfe anderer wird reflektorisch, ängstlich, misstrauisch oder aggressiv zurückgewiesen.« (Beispiele für eine mäßig bis gering integrierte Struktur, nach OPD-2 2006).

Die Überlegung hinsichtlich der Bindungserfahrungen und der Mentalisierungsfähigkeit führen zu folgenden Annahmen: Aufgrund der Bindungserfahrungen und der Annahmen zur Psychodynamik wird einerseits eine eher abhängige Beziehungsgestaltung zum Therapeuten (Übertragung) erwartet, verbunden mit einer Orientierung an den Bedürfnissen und Anforderungen des Therapeuten. Nach dem Konzept von Blatt und Kollegen kann von einer anaklitischen Depression ausgegangen werden.

Es sind repetitive nicht mentalisierende Kreisläufe erkennbar. Diese sollten unterbrochen werden, um vom implizierten schnellen Nicht-Mentalisieren zu gemeinsamen expliziten, langsameren und bewussteren Mentalisierungsversuchen zu gelangen. Es ist ebenso ein hohes Stressniveau erkennbar, vor allem dann, wenn Angela T. mit Bindungsthemen beschäftigt ist. Angela T. kann sich erkennbar besser in andere hineinversetzen als in sich selbst. Bei dem sich Hineinversetzen in andere sind Tendenzen zur Hypermentalisierung anzunehmen.

Erkennbar ist eine mangelnde Affekttoleranz, die bei dem hohen inneren Stressniveau häufiger zum Zusammenbruch der Mentalisierung führt oder Mentalisierung behindert. Aus diesem Grund wird es therapeutisch angebracht sein, die Patientin in ihrem Redefluss zu stoppen, um innezuhalten und das Gesagte bzw. Erlebte zu reflektieren. Dabei mag es sinnvoll sein, zu dem Punkt zurückzukehren, in dem die Mentalisierung noch möglich war und die Themen, die mit dem Zeitpunkt des Zusammenbrechens der Mentalisierung zusammenhängen, zu untersuchen.

Auf einem abstrakteren Niveau geht der Therapeut davon aus, dass Angela T. »fremde Selbstanteile« in ihren Interaktionen, vor allem in intensiven Beziehungen, externalisieren wird (Projektive Identifizierung, Spaltung). Sie wird dies aus dem Versuch heraus tun, eigene innere Spannungen, die als schier unerträglich erlebt werden, zu reduzieren.

Zu einem späteren Zeitpunkt wurde dem Therapeuten in einer Supervision geraten, die folgenden Aspekte in seinen Interventionen besondere Beachtung zu schenken: Markierte Affektspiegelung, Regulierung des Arousals, Beziehungsförderung und Validierung.

Primärer Fokus der Behandlung war, aus der mentalisierungsorientierten Sicht des Therapeuten, die Bearbeitung der Mechanismen der Selbstregulation (Affekt und Kognition) in Zusammenhang mit der beschriebenen interpersonalen Problematik und dem »epistemischen Misstrauen«. Hiervon wird auch eine bessere Selbststeuerung des Verhaltens, eine Spannungsreduktion sowie mehr Vertrauen in die eigene Wahrnehmung erwartet.

Angela T. – Fokusformulierung

Eine Fokusformulierung ist in erster Linie eine Zusammenfassung der ersten Behandlungsstunden mit einem Schwerpunkt auf den Mentalisierungsaspekten. Die Fokusformulierung wurde vom Therapeuten am Ende der probatorischen Sitzungen erstellt und mit Angela T. besprochen. Angela T. gab dazu Kommentare. Es gab keine Korrekturwünsche. Hätte es unterschiedliche Sichtweisen zwischen Angela T. und dem Therapeuten gegeben, wären diese aufgenommen worden.

Angela T. kommt mit Gefühlen von Niedergeschlagenheit, starker innerer Unruhe und Schwierigkeiten, sich zu etwas aufzuraffen oder sich für etwas zu entscheiden. Dies hat sie schon oft im Leben daran gehindert, zielgerichtet etwas zu erreichen. Das Vertrauen in sich und ihre eigenen Entscheidungen ist gering. Angela T. hat eindrücklich beschrieben, dass sie anderen Menschen erfolgreich helfen kann, aber ganz schlecht sich selbst.

Ihr Therapeut schlägt vor, diese Zusammenhänge genauer zu untersuchen, insbesondere hinsichtlich der inneren Zustände, was in ihr vorgeht, ihren Gedanken, ihren Gefühlen und dem, was zwischen ihr und anderen passiert. Der Therapeut schlägt vor, in der Therapie zu versuchen, sich selbst mehr von außen und die anderen mehr von innen zu sehen. Der Therapeut nennt das »Mentalisieren«.

Die Untersuchung der eigenen inneren Welt hat das Ziel, sich und andere besser zu verstehen. Sich besser zu verstehen soll mehr Möglichkeiten schaffen, sich selbst, seine Gefühle und sein Handeln besser zu steuern und zielgerichteter auszurichten. Andere zu verstehen soll nicht unbedingt dazu führen, deren Interesse und Wünsche zu erfüllen, sondern in den anderen Partner zu finden, mit denen man kooperieren und Kompromisse finden kann.

Die frühen Erfahrungen mit der Mutter, die oft depressiv war, müssen für Angela T. sehr schwierig gewesen sein. Die Erfahrungen mit dem Vater, der sich gegen all dies stemmte, haben Angela T. ebenfalls beeinflusst. Der Druck, der auf Angela T. ausgeübt wurde, ein angepasster und leistungsfähiger Erwachsener zu werden, haben zur aktuellen Problematik beigetragen – so unsere Annahme.

In den Erfahrungen von Angela T. gibt es sich wiederholende Kreisläufe von Missverständnissen, Kränkungen und heftigen Gefühlen, wie z.B. Wut, Ärger und Enttäuschungen. Das kann damit zusammenhängen – so die Annahme des Therapeuten –, dass in diesen Situationen die Mentalisierung zusammenbricht. Dazu kann es sinnvoll sein, dass der Therapeut Angela T. dann unterbricht, um das, was automatisch passiert, genauer, langsamer und in ruhiger Atmosphäre zu untersuchen. In der Sprache des Therapeuten sind es Versuche, von einem nicht-mentalisierenden Zustand zum Mentalisieren zurückzukehren.

Weitere gemeinsame Ziele der Behandlung sollen sein, ein besseres Gefühl für sich selbst zu finden und andere realistisch einzuschätzen. Auf längere Sicht wünscht Angela T. sich, sich beruflich zu verändern und eine ihren Fähigkeiten angemessene Tätigkeit zu finden. Der Therapeut wird versuchen, sie auf diesem Weg zu unterstützen. Die Expertin für ihre innere Welt, ihre Wahrnehmung und ihren Weg wird aber immer Angela T. sein. Der Therapeut kann in seiner Sichtweise genauso irren wie Angela T. Aufgabe des Therapeuten wird es sein, die Rahmenbedingungen und Strukturen der Therapie aufrecht zu erhalten und Gesprächspartner zu sein. Es mag sinnvoll sein, Angela T. darin zu unterstützen, ihren Alltag zu strukturieren und dies zum Thema in den Stunden zu machen. Aber das werden wir sehen.

Kommentar: Eine zwischen Therapeut und Patientin gemeinsame Fokusformulierung ist ein zentraler Baustein bei den initialen Versuchen, Mentalisierung im Hier und jetzt zu praktizieren. Es ist explizites Mentalisieren. Therapeut und Patientin versuchen, sich gemeinsam ein Bild über Angela T. und den Beginn des gemeinsamen Therapieversuchs zu machen.

Das kann ein wichtiger Einstieg in die Behandlung sein. Bei einer gemeinsam erstellten Fokusformulierung kann aber auch viel schief gehen. Die Patientin kann bei dem Versuch, ihre Probleme zu formulieren dazu verführt werden, ihre Probleme zu intellektualisieren, d. h., sie geriete in den Als-Ob-Modus der Kommunikation (mit sich selbst und mit dem Therapeuten). Abstrakte Begriffe erhalten den Schein von wirklichen Erklärungen, pseudomentalisierend wird dann Theorie als fremder Anteil introjiziert. Auch der Therapeut kann der Gefahr erliegen, besonders klug erscheinen zu wollen. Besonders intelligent und souverän sein zu wollen, ist eine allzu menschliche Versuchung, aber das Bemühen steht erfolgreichem Mentalisieren so gut wie immer im Wege. Man kann es auch anders ausdrücken: Nur der redliche Versuch, eine Fokusformulierung zu erstellen, ist mentalisierungsfördernd. In dem geronnenen Ergebnis einer klugen Fokusformulierung selbst liegt hingegen die Gefahr der Mentalisierungshemmung. In der Fokusformulierung als Prozess liegt das mentalisierungsfördernde Potential, in einem starren Ergebnis liegt die Gefahr.

In dem konkreten Fall stimmte die Patientin den Formulierungen weitgehend zu. Eine Aushandlung verschiedener Sichtweisen fand nicht statt. Dies ist sicher auch der Problematik der Patientin geschuldet: Sie lehnt sich an die »Kompetenz« des Therapeuten an. Eigene Ziele und Vorstellungen kommen hier nicht vor.

2.1 Erste Episode: Mentalisieren im konkretistischen Modus

P: Meine Freundin kam am Wochenende. Danach hatte ich 4 Tage massiv Migräne. Sie wollte in die Andy Warhol Ausstellung. Keiner braucht eine Andy Warhol Ausstellung. Aber ok, das ist schon historisch interessant. Ich sagte: »Wollen wir nicht was anderes machen?«, Aber nein, sie wollte da hin. Ich bin dann mit. Sie war unfähig, die Audiotechnik zu bedienen. Belehren lassen wollte sie sich auch nicht. Jedes Bild in der Ausstellung wurde dann fachgerecht analysiert. Dann wollte sie in die nächste Ausstellung! Zwei Ausstellungen an einem Tag – eine reicht doch völlig. Ich sagte: »Das lohnt sich zeitlich nicht. Sie wollte trotzdem. Vor dem Museum haben wir wie verabredet einen Freund von uns getroffen. Der wollte nicht ins Museum. Dann wollte sie auch nicht mehr! Es dreht sich immer um sie. Es geht ihr nur um sich. Sie nimmt mich nicht wahr.

T: Sie haben den Eindruck, Sie werden nicht wahrgenommen. Das ist unerträglich für Sie.

P: Sie denkt nicht an mich. Sie inszeniert das alles.

T: Ihre Freundin macht das ganz bewusst und planmäßig. Ist es das, was Sie mit »inszenieren« meinen?

P: Wenn es nicht richtig läuft, dann fängt sie an zu schnaufen und mit den Augen demonstrativ zu rollen. (Angela T. lacht.) Ehrlich!

T: Könnte es nicht anders sein? Könnte Sie nicht auch andere Motive haben? Wie kommen Sie so sicher darauf, dass Sie das deshalb tat und nicht vielleicht aus einem anderen Beweggrund?

Kommentar: Der Therapeut versucht zunächst zu validieren. Es gestaltet sich eher hilflos: Der Therapeut hat den Eindruck, gegen eine Mauer zu reden und versucht dann, den konkretistischen Modus der Mentalisierung zu unterbrechen, indem er zu einem Perspektivwechsel auffordert. Dies geschieht zu früh. Der Therapeut hätte eher versuchen sollen, weitere Formen der Validierung zu finden.

P: (Lacht.) Nein, es ist bestimmt so! Die ist so! Und wenn der dann sagt: »Komm, wir gehen ins Kunstmuseum«, dann sagt sie: »Ja, das machen wir. Vorher hatte ich es vorgeschlagen.« Da kann ich ja gleich nach Hause fahren.

T: Sie sind total genervt und wütend, ist es so?

P: Ja ich bin voll genervt. Wir sind doch zu dritt und sie sagt: »Warte, ich muss überlegen. Stör mich bitte nicht.«

T: Sie fühlen sich nicht gesehen?

P: Natürlich, es ist doch mein freier Tag. – Sie sagt ich bin »niedlich«. Das ist das einzige, was ihr immer nur zu mir einfällt.

T: Sie nimmt Sie nicht ernst.

P: Sie ist einfach beschränkt. Total borniert.

T: Sind Sie da so sicher? Es könnte ja auch sein, dass Sie alles sehr stark auf sich beziehen. Es gibt vielleicht noch andere Möglichkeiten, das zu sehen.

P: Nein, die ist ganz sicher so! (Die Patientin lacht.)

P: Ich meine, es war ganz sicher so.

T: Vielleicht kann man es auch ganz anders sehen.

P: Danach hatte ich einen heftigen Migräneanfall – über mehrere Tage. Das interessiert die wahrscheinlich überhaupt nicht.

T: So hat Sie das mitgenommen. Wir sollten das schon sehr ernst nehmen. Sie haben Recht. Lassen Sie uns das genauer untersuchen. Der Migräneanfall – ist der für Sie ein konkretes Ergebnis dieses Stresses?

P: Ja, natürlich.

T: Erleben Sie das so: Es lag an der Freundin?

P: Nein, natürlich liegt es an mir.

T: Wie?

P: Dass ich mich so gestresst habe wegen ihr. Sie hat mich okkupiert. Und ich kriege es nicht hin. Ich reagiere nicht friedlich und elegant. Ich reagiere so wie meine Freundin. Ich fange dann auch an zu schnaufen und mit den Augen zu rollen. Und danach bin ich wieder schuldbewusst.

T: Sie sind schuldbewusst?

P: Die hat ein Theater gemacht wegen gar nichts. Sie schnauft auch. Den ganzen Tag. Sie macht den Eindruck, dass sie unzufrieden ist. Ich habe dann das Gefühl, ich mache was falsch.

T: Ach ja?

P: Am besten suche ich mir eine andere Freundin.

T: Nein. Nicht gleich diese schnellen Konsequenzen wieder. Jetzt bleiben wir bei dem Stress und der Migräne – möchte ich Sie bitten. Können Sie den Stress versuchen genauer zu beschreiben?

Kommentar: Bei der Patientin droht die Mentalisierung endgültig zusammenzubrechen. Sie droht, völlig in den Kampf- und Fluchtmodus zu fallen. Als Angela T. andeutet, endgültig die Flucht zu ergreifen, reagiert der Therapeut mit einem »Stop and Stand«.

P: Mich regt das auf. Ich werde nicht wahrgenommen.

T: Und wenn Sie das aus dem Hier und Jetzt betrachten, ist es dasselbe Gefühl noch?

P: Es ist dasselbe Gefühl. Immer noch. Ehrlich. (Die Patientin lacht.)

P: Die nimmt mich nicht wirklich wahr. Wirklich!

T: Wie kann das denn sein?

P: Die bestimmt alles. Ich gebe nach. Ich müsste klarer und deutlicher sagen: »Nein, ich will das aber nicht so.«

T: Das klingt nach einer alternativen Sichtweise!

P: Ich lasse das immer zu schnell mit mir machen. Aber was hätte ich davon, wenn ich nein sage? – Ja stimmt. Sie würde dann sagen, wie bei dem Freund: »Machen wir es so.«

T: Die sollte Sie so kennenlernen, dass man Sie ernst nimmt!

P: Wenn ich so bin, kann ich mich spüren.

T: Dann spüren Sie sich.

P: Aber das Problem ist, ich kann es, nur wenn es ein »nein« ist, wenn es ein »dagegen« ist.

T: Ja, das ist ein Problem.

Kommentar: Man kann pointiert sagen: Das Selbst existiert vor allem auf der »Handlungsebene«. Angela T. erlebt es selbst, wenn sie sinngemäß sagt: »Ich habe keine Richtung. Was ich etwa tue, wird durch das ›dagegen‹ bestimmt und nicht durch das ›wohin‹«. Diese Richtung müsste aus dem Selbst kommen und müsste dem Selbst zugleich zugeordnet werden. Aber für Angela T. sind die Dinge so, wie sie sind, konkret. Ein Zweifel ist überflüssig. »Doch es ist so!!« – dies wird nicht in einer Überheblichkeit oder mit Feindseligkeit vorgetragen. Nein, es ist einfach so. Zweifel wären schon erlaubt, aber sie sind überflüssig, weil es so ist. Das ist eine konkretistische Sichtweise, typisch für den psychischen Äquivalenzmodus. Der Therapeut versucht dabei, den nicht-mentalisierenden Modus zu unterbrechen. Das gelingt ihm zunächst nicht, weil er zu schnell eine alternative Sichtweise einführen wollte. Angela T. weiß auf jede seiner Interventionen gleich eine konkretistische Antwort. Der Aufforderung zum Perspektivwechsel kann die Patientin in ihrem emotionalen Stress nicht nachkommen. Möglicherweise erscheint ihr ein Perspektivwechsel sinnlos oder die Botschaft des Therapeuten dringt gar nicht zu ihr durch. Sie ist gefangen in ihrer konkretistischen Welt und dem Äquivalenzmodus. Über den Umweg des Somatischen oder vielleicht auch durch das stetige Intervenieren des Therapeuten gelingt dann ein Stück Reflexion. Diese bleibt aber auch im Oppositionellen verfangen: »Ich will nicht!« Dies kann die Patientin aber reflektieren. Vielleicht kann dies ein erster Schritt zur Veränderung sein.

2.2 Zweite Episode: Hypermentalisieren

P: Ich bin so unglücklich. Nichts habe ich in dieser Woche geschafft. Ich kriege nichts auf die Reihe. Ich habe Joana am Wochenende und gestern geholfen, weil sie einen neuen brasilianischen Laden eröffnet. Sie ist so unfähig, dann ruft sie an: »Kannst Du mir helfen? Ein Mitarbeiter ist nicht gekommen.« Ich habe ihr geholfen. Sie tut mir dann leid, aber mein Wochenende war wieder weg. Dauernd helfe ich ihr. Ich habe für sie das ganze Wochenende ausgeholfen und im nächsten Moment ist niemand für mich da.

T: Sie sind wütend und enttäuscht.

P: Ich fühle mich verarscht. Ich helfe der das ganze Wochenende. Ich liege mit einer anderen Freundin im Streit. Und was tut mein Freund? Die ruft an und er plaudert mit ihr, er flirtet mit ihr. Mich regt das total auf. Mein Freund plaudert nett mit meiner Freundin, hört ihr zu und flirtet, während ich mit meiner Freundin im Streit liege.
T: Ich gehe mal zu dem, was Sie zuerst betrachtet haben, zurück. Ich nehme an, so im Nachhinein erleben Sie das:»ich werde verarscht.« Warum sagen Sie der Freundin nicht : »Nein, da habe ich keine Zeit«?

Kommentar: Der Therapeut ist recht hilflos. Seine Mentalisierungsfähigkeiten sind ebenfalls eingeschränkt. Er antwortet im konkretistischen Modus. Als Leserin fallen Ihnen sicher eine Reihe mentalisierungsfördernder Interventionen ein – als Außenstehender ist es leichter. Dies zeigt nebenbei aber auch, dass Supervision unter den Gesichtspunkten der Mentalisierungsförderung ein unabdingbares Element ist. Zudem zeigt es, dass Audio- bzw. Videoaufnahmen eine große Hilfe sind. Sie sind als Feedback für den Therapeuten alleine – aber vor allem in der Supervision – ein wichtiges Hilfsmittel. Deutlich wird in der Supervision noch einmal die Überbetonung des Äußeren. Es sind »handfeste« Beweise, dass niemand Angela T. mag. Es gibt keine Motive und Handlungen.

P: Ich kann nicht nur an mich denken. Ich fühle mich schuldig, ich höre dann schon: »Du hast mich im Stich gelassen«. Sie tut mir leid. Ich will sie nicht enttäuschen. Das kannst du nicht machen. Außerdem habe ich ja nichts Wirkliches vor oder ich kann die Dinge ja auch verschieben. Ich wollte eh nur chillen. Ich brauche endlich mal Ruhe. Ich stehe ja ständig unter Strom. Ich sollte für vier Wochen irgendwo hinfahren und völlig alleine leben. Aber das würde nicht ausreichen. Ich fühle mich von allen benutzt, ich bin ein Opfer. Ich bin unsichtbar, wenn ich nicht gebe.
T: Sie sind zutiefst unglücklich und fühlen sich ausgebeutet.
P: Ja natürlich. (Angela T. lacht.)
T: Das hat aber irgendwie auch mit Ihnen zu tun.

P: Ja genau, ich mache alles falsch. Ich werde von Männern nicht gesehen.
T: Das kann ich mir nicht vorstellen.
P: Vielleicht sind Sie die Ausnahme. (Angela T. lacht.)

Kommentar: Zunächst verfällt Angela T. in eine Hypermentalisierung. Eine Trennung zwischen sich und den anderen gelingt nicht *(»Ich kann nicht nur an mich denken«)*. Sie mentalisiert intensiv, aber in Bezug auf sich gelingt ihr das Mentalisieren nicht und in Bezug auf die anderen bleibt sie im Schablonenhaften. Angela T. ist das von Schuld zerfressene Opfer.

T: Vielleicht liegt das daran, dass Sie Ihre eigenen Interessen nicht vertreten.
P: Ich weiß nicht wirklich, was ich will. Ich möchte jemand eigenes sein. Für mich sein. Ich komme nicht vor. Echt.
T: Aber das, was die anderen wollen, das können Sie ganz gut erfassen.
P: Ich habe in der letzten Woche mit meiner Mutter telefoniert. Ich hätte es sein lassen sollen. Es war wie immer. Ich wollte ihr sagen, wie scheiße es mir geht. Sie hat überhaupt nicht zugehört und selbst angefangen zu klagen. So geht dies seit meiner Geburt. Ich sollte mit ihr überhaupt keinen Kontakt haben!
T: Das ist Ihr Gefühl jetzt.
P: Ja. Aber in ein paar Tagen tut sie mir wieder leid.
T: Und dann geht es wieder von vorne los.
P: Ja, so ist es. Ich sollte den Kontakt abbrechen. Ich habe es schon mehrmals versucht. Ich sollte es tun.
T: Lassen Sie uns ein Stück weit zurückgehen. Erstmal keine Taten. Lassen Sie uns zurückgehen zum Anfang. Sie helfen anderen.
P: Ja, ok. Sie sagen jetzt sicher wieder, ich soll mich nicht so aufregen, aber ich bin so.
T: Ja. Können Sie erstmal hier wieder ankommen?
P: Und jetzt?

Kommentar: Der Therapeut interveniert hier mit einem »Stop and Stand«. Angela T. verliert nun zunehmend ihre mentalisierenden Fähigkeiten, sie ist resignativ und »eingefroren«. Der Therapeut versucht dann, die Patientin dazu zu bewegen, zum Ausgang der Problematik zurückzukehren.

Die Aussage des Therapeuten: »Aber das, was die anderen wollen, das können Sie ganz gut erfassen« ist im Nachhinein zu relativieren. Die Patientin ist zwar ganz auf den anderen orientiert, mit den Interpretationen seines Verhaltens geht sie meist in eine von ihr festgelegte Richtung, ist wenig flexibel, wenig korrekturbereit – im konkretistischen Modus gefangen.

Angela T. ist die Vorgehensweise des Therapeuten und seine Intervention »Stop and Stand« bekannt. Sie vertraut dem Therapeuten und lässt sich darauf ein. Der Therapeut interveniert im nächsten Schritt mit einem »Stop and Rewind«.

T: Wie geht es Ihnen im Hier und Jetzt, wenn Sie noch mal an den Ausgangspunkt unseres Gesprächs denken? Sie haben Ihrer Freundin geholfen. Sie helfen das ganze Wochenende und dann ist niemand mehr für Sie da.
P: Ich bin wütend. Wütend auf die, aber auch wütend auf mich. Weil ich so blöd bin. Ich glaube, ich mache alles falsch. Wie machen es denn die anderen? Ich weiß es nicht.
T: Ich habe jetzt den Eindruck, Sie schlagen jetzt auf sich ein. Ist es so?
P: Ich bin wütend auf mich, dass ich so unfähig bin!
T: Lassen Sie uns versuchen zu verstehen, was da passiert an dem Wochenende. (Kurzes Schweigen des Therapeuten.)
T: Ich versuche mir es mal vorzustellen. Sie haben sich in Ihre Freundin hineinversetzt, die war in Not. Da haben Sie ihr geholfen. Jetzt sind Sie in Not. Sie versetzen sich nicht in sich rein, Sie beschimpfen sich. Das ist kein Verständnis.
P: Ich bin ein unfähiges Opfer.
T: Das klingt auch nicht nach Verständnis. Das klingt nach Selbstanklage. Ist es so?
P: Was soll ich denn machen?

T: Ich gehe noch einmal ein kleines Stück zurück. Wenn Sie nicht helfen, kriegen Sie Schuldgefühle, haben Sie gesagt.

P: Ja, weil ich mit meiner Zeit ja nichts Wirkliches anzufangen weiß. Dann kann ich ja auch anderen helfen.

T: »Ich weiß mit meiner Zeit nichts Wirkliches anzufangen«. Was heißt das?

P: Ich weiß, wenn ich Pläne mache, wird ja doch nichts draus.

T: Sie haben die Hoffnung ganz aufgegeben?

P: Nicht wirklich. Sie sind meine Hoffnung. (Angela T. lacht.)

T: Welche Pläne meinen Sie denn?

P: Es geht ja schon in kleinen Dingen so. Ich schwanke zu sehr. Ich fange das an und bringe es nicht zu Ende.

T: Können Sie versuchen, es konkret zu machen?

P: Wenn ich z. B. eine Bewerbung schreibe.

T: Jetzt sind wir bei Ihnen und was Sie wollen. Das klingt schon recht gut, aber es ist ein großes schwieriges Thema. Ist es so?

P: Ja, aber ich traue mir nichts zu.

T: Sie trauen sich nichts zu, obwohl Sie doch ziemliche Fähigkeiten haben. Ich finde das ziemlich furchtbar. Bei all dem was wir so besprochen haben. Mein Gott, was hält Sie so zurück?

P: Wenn ich mich nicht so schuldig fühlen würde, einfach das machen was ich will.

T: Einfach?

Kommentar: Angela T. kann sich hinsichtlich der Aspekte der Hilfsbedürftigkeit gut in andere hineinversetzen. Das Hineinversetzen in sich selber gelingt ihr jedoch häufig nicht. Eigentlich weiß sie nicht, wer sie selber ist, was sie sich wünscht, was sie möchte. Ihre Bedürfnisse kann sie nicht erkennen oder festhalten. Es deutet sich an, dass es zunächst um Validierung und Unterstützung von Angela T. geht, um herausfinden zu können, was sie möchte, was ihre Bedürfnisse im Moment wirklich sind. Dies liefern Therapeut und Therapie ihr auch in gewissem Maße. Getrieben wird Angela T. von unangemessenen Schuldgefühlen, die aus ihrer familiären Entwicklung verständlich sind. Aber das Problem von Angela T. ist schwerwiegender. Es lassen sich dazu zwei Hypothesen formulieren. Erstens: Dem

Getriebensein durch die Schuldgefühle kann sie kein gewachsenes Selbst entgegensetzen. Dies gilt es in der Behandlung mentalisierend zu entwickeln und braucht Zeit. Zweitens: Es können Teile eines »Fremden Selbst« sein, entstanden aus der Interaktion mit der Mutter, die externalisiert werden müssen. Diese Überlegungen begründen unter anderem die Langzeittherapie, aus denen diese Ausschnitte dargestellt sind.

Am Ende der Episode gibt der Therapeut ein Stück weit seine eigene innere Welt preis (Self-Disclosure): »*Ich finde das ziemlich furchtbar … Mein Gott, was hält Sie so zurück?*«. Dies ist durchaus im Einklang mit dem Mentalisierungskonzept. Der Therapeut gibt Auskunft über seine innere Welt – Auskunft über eine gewisse Verzweiflung, weil er ständig gegen eine Mauer aus Schuldgefühlen und konkretistischer Wahrnehmung bei der Patientin stößt.

2.3 Dritte Episode: Der Streit mit dem Freund – Affekte schränken die Mentalisierung ein

> *P:* Mein Freund ist schuld, dass ich nie einen richtigen Freund habe. Er ist ein Arschloch. Er hat sich schon früher um andere Frauen mehr gekümmert als um mich. Mit anderen Frauen ist er früher in Urlaub gefahren. Davon schwärmt er. Mit anderen würde er das machen, mit mir nicht.
>
> *T:* Sie sind riesig wütend. Was war denn los?

Kommentar: Der Therapeut war hier in seinen Mentalisierungsfähigkeiten wohl auch eingeschränkt. Ist man dem Therapeuten freundlich gesonnen, kann man auch sagen, der Therapeut passt sich dem momentanen Mentalisierungsniveau von Angela T. an und versucht zugleich, einen nicht-mentalisierenden Kreislauf zu unterbrechen.

> *P:* Ja. Er ist so gemein, so furchtbar gemein.
>
> *T:* Sie fühlen sich sehr abhängig von ihm.
>
> *P:* Nein, er ist einfach nur gemein.

T: Sie sind voller Zorn und wissen nicht, wie Sie Herr der Lage werden sollen.
P: Ich weiß nicht mehr weiter.
T: Sie sind hilflos.
P: Keiner will mich doch.
T: Das glaube ich nicht.

Kommentar: Der Therapeut ist hilflos. Immerhin ist seine Intervention authentisch. Er stülpt der Patientin etwas über, statt mit einer Haltung des Nicht-Wissens zu explorieren. Das Schablonenhafte und Alternativlose macht hilflos. Der Therapeut kann Angela T.s Mauer aus Anklagen und Selbstanklagen schwer durchdringen. Auch Übertragungsaspekte können hier vermutet werden. Angela T. braucht den Therapeuten, um ihre Wut, ihr »Arousal« mit ihm gemeinsam zu regulieren. Dies fehlte Angela T. in ihrer Kindheit. Die Anlässe sind dabei in gewisser Weise austauschbar. Wohlwollend kann man zudem vermuten, dass der Therapeut sich durch die Intensität der Affekte irritiert fühlt und versucht, eine Balance herzustellen.

P: Doch, es ist so.
T: Vielleicht ist es auch so, dass es Ihnen so vorkommt, Sie es so erleben, dass ich eine völlig andere Wahrnehmung habe.
P: Vielleicht Sie.
T: Vielleicht können wir es noch mal versuchen, auch aus meiner Perspektive, das, was Sie erlebt haben, zu untersuchen. Vielleicht ist doch was dran – oder auch nicht. (Kurzes Schweigen.)
T: Ich schweige, weil ich überlege. (Kurzes Schweigen.)

Kommentar: Mit: »*Vielleicht können wir es noch mal versuchen, auch aus meiner Perspektive, …*« versucht der Therapeut, einen Perspektivwechsel anzuregen – im Sinne eines neutralen Dritten, der die Situation aus einer »Metaperspektive« heraus betrachtet. Mit dieser Intervention hat der Therapeut hier wenig Erfolg. Während des entstehenden Schweigens erklärt der Therapeut sich selber (»*Ich schweige, weil ich überlege.*«) mit der Intention, die Patientin nicht noch zusätzlich zu irritieren.

T: Was ist jetzt bei Ihnen?
P: Ich bin nicht ich. Ich weiß nicht, was ich will.
T: Was heißt das jetzt, ich verstehe das nicht?
P: Er ist so gemein. Es ist alles so gemein. Um andere kümmert er sich, um mich nicht. Mit einer anderen Frau ist er in einer Bar früher gewesen und fand das gut. Mit mir macht er das nicht.
T: Sie sind wütend, verzweifelt, hilflos.
P: Ja.
T: Vielleicht kommen wir weiter, wenn Sie versuchen, etwas von Ihren Gefühlen runter zu kommen.
P: Ach ja.
T: Ok, versuchen Sie es.
P: Es ist das Gefühl, ich bin ein Nichts. Ich habe das Gefühl oft, ich komme bei meinem Freund nicht vor.
T: Wie fühlt sich das an?
P: Ich wehre mich dagegen, er ignoriert mich.
T: Wie ist das, wenn er Sie so ignoriert?
P: Er redet dann einfach nicht mehr mit mir. Er redet überhaupt nicht viel. Er ist stumm. Ich könnte mir da auch eine Puppe hinsetzen. Das wäre einfacher.
T: Wie ist das denn für Sie, wenn er einfach nicht redet?
P: Ich habe mich schon daran gewöhnt, was soll ich denn machen? Ich mache Dinge für mich. Ich rauche, trinke Kaffee, fange Dinge hier an, mache Dinge da. Es kommt nichts dabei raus.
T: D. h. Sie werden konfus, unruhig, ist das so richtig beschrieben?
P: Ich bin ein Nichts für die anderen. Ich brauche die anderen nicht. Ich mache Dinge für mich.

Kommentar: Es gelingt der Patientin mithilfe der beharrlichen Intervention des Therapeuten, die Affekte runter zu regulieren und zur Mentalisierung zurückzukehren. Dabei war möglicherweise das Vertrauen in das Wohlwollen des Therapeuten und die Bereitschaft, seine Sichtweise zu übernehmen, entscheidender als die Intervention selbst.

T: Wie könnten Sie sich selber spüren?

P: Ich weiß es nicht. Ich muss die Dinge für mich machen – ohne ihn.

T: Ich gehe noch mal etwas zurück. Wie geht es Ihnen jetzt, wenn Sie sagen: »Ich bin ein Nichts für die anderen«? Was spüren Sie da?

P: Ich weiß nicht, es macht mich ganz unruhig. Ich könnte ihn in der Luft zerreißen. Er ist ein Autist. Was soll ich denn machen?

T: Wenn er wirklich etwas autistisch ist, nehmen wir das mal an. Bei einem Autisten wird man schnell sehr hilflos. Ist es das? Das macht Sie ganz fertig und unruhig.

P: Ja zum Teufel. Ich werde da noch wahnsinnig! (Lacht. Kurzes Schweigen.)

P: Ich muss halt was für mich machen.

T: Aber dann werden Sie auch ganz unruhig.

P: Ich muss was für mich machen. Ich muss die Dinge für mich alleine auf die Reihe kriegen.

T: Sie brauchen die anderen nicht – Sie wollen autonom sein und zu nah darf es auch nicht sein.

P: Wenn er ständig an mir hängen würde, das wäre auch nichts. Er soll sich nicht abhängig machen.

T: Ah ja! Meine Fantasie ist, Sie sind wie eine Katze, ziemlich autonom – die lässt sich nur streicheln, wenn sie es mag. Wenn es ihr zu viel ist, zack, kriegt jemand eins mit den Krallen ab. Wenn die Katze Streicheleinheiten braucht, kommt sie und holt sie sich ab. Ist es so?

P: Das Bild gefällt mir. Wenn ich doch nur eine Katze wäre!

T: Sich einfach die Dinge holen die Sie brauchen, wie die Katze.

P: Ja, das wäre gut. So sollte ich sein! Ich will mich nicht abhängig machen. Aber ich weiß ja nicht, was ich will.

T: Ja, da sind wir wieder bei dem Hilflosen und Unruhigen.

P: Nein, nein. Jetzt ist das nicht so.

T: Ok. So ist das jetzt. Aber das »Ich weiß nicht, was ich will«, das ist schon Ihr Thema. Oder?

P: Es ist schon so, wie Sie es mal sagten. Ich bestimmte alles aus dem Dagegen heraus. Aus dem Nein. Das ist total bescheuert. Aus der Opposition.

T: Aus dem Contra – nicht aus dem Pro.
P: Ja, so ist es.
T: Es braucht Zeit, das Pro zu entwickeln. Das wäre hier unsere Aufgabe?

Kommentar: In dem Abschnitt vor der Intervention »Katze« hatte der Therapeut versucht, das Explorieren der inneren Welt von Angela T. zu fördern. Es gelang dem Therapeuten, dass sie einen Moment dabei blieb. Aus diesem Prozess entfloh die Patientin. Aber es entstand das innere Bild der Katze beim Therapeuten. Das Bild von der Katze kann Angela T. gut annehmen. Es trifft deutlich auf affektive Resonanz bei ihr. Der Therapeut hat mit seiner Intuition, hier ein Bild zu wählen, das in spielerischer Form Autonomie und Aggression verbindet, Glück gehabt. Problematisch wäre es, wenn der Therapeut der Patientin dieses Bild übergestülpt hätte. Natürlich kann es so sein, dass die Patientin auch dies so jetzt erlebt, aber es klingt zunächst einmal nicht so. Aber wir wissen es nicht. Insofern sind die Interventionen, in denen der Therapeut seine eigenen Fantasien mitteilt, immer problematischer als Interventionen, in denen der Therapeut den Patienten ermutigt, seine eigenen Fantasien bzw. Bilder zu entwickeln. Dies ist einer Patientin aber oft nicht möglich, weil Gefühle als unklar erlebt werden, und Gedanken schwer in Worte zu fassen sind. Zudem fällt es oft schwer, eine Verbindung zwischen der momentanen inneren Welt und der Sprache bzw. den Symbolen herzustellen, um sich in Bildern auszudrücken. Manchmal sind – so unsere Auffassung – die Fantasie, die Worte, die Symbole des Therapeuten gefragt – als ein Angebot. Dies sollte mit aller Vorsicht geschehen, um nicht die sich entwickelnde Welt des Patienten durch die Sichtweise des Therapeuten zu ersetzen. Therapeuten sollten deshalb in Hinsicht der Formulierung emotionaler Erlebnisinhalte, der Entwicklung von Fantasien und der Versprachlichung der Fantasien etwas geschulter und freier als ihre Patienten sein.

2.4 Vierte Episode: Ein einsichtsorientiertes Vorgehen

Die Episode schildert den Versuch des Therapeuten, Angela T. neue Erfahrungen zu ermöglichen, diese zu mentalisieren und Einsichten zu gewinnen. Dieses Vorgehen kann als ein psychoanalytisches Procedere verstanden werden. Der Therapeut kann sich dabei auch auf einen Rat Freuds[22] (1919) berufen: Wenn jemand Angst hat, dann kann es durchaus nötig sein, dem Patienten nahezulegen, sich mit dieser Angst zu konfrontieren. Dieser ist nach heutigem Verständnis auch auf soziale Ängste, so wie sie im Folgenden berichtet werden, übertragbar. Zur Vorgeschichte: Angela T. hatte in der vorigen Stunde berichtet, dass sie einen ehemaligen Schulkollegen wieder ausfindig gemacht hat. Er arbeitet in einer Arbeitsvermittlung. In den Stunden zuvor war über ihre beruflichen Veränderungswünsche gesprochen worden. Es tauchte immer wieder das Argument auf: »Ich traue mich nicht, mit meinen beruflichen Veränderungswünschen persönlich jemanden anzusprechen«. Die Stunden drohten sich in dem Thema festzufahren und Ratlosigkeit machte sich breit. Es wurde wieder deutlich, dass Angela T. generell Angst hatte, andere Menschen mit ihren Wünschen zu konfrontieren. Daraufhin wurde besprochen, in einfachen Situationen zu versuchen, die Angst zu überwinden.

Aus psychoanalytischer Sicht kann dies als ein »Agieren« des Therapeuten verstanden werden. Dies ist nach Klüwer (1983) jedoch auch Teil jeder psychoanalytischen Behandlung. In psychoanalytischen Behandlungen besteht dabei das Gebot, dies ausreichend für den Behandlungsprozess und seine unbewussten Determinanten

---

22 Freud (1919: 191): »Bei diesen letzteren [= den Phobikern zweiten Grades] hat man nur dann Erfolg, wenn man sie durch den Einfluss der Analyse bewegen kann, sich wieder wie Phobiker ersten Grades zu benehmen, also auf die Straße zu gehen und während dieses Versuches mit der Angst zu kämpfen. Man bringt es also zunächst dahin, die Phobie so weit zu ermäßigen, und erst wenn dies durch die Forderung des Arztes erreicht ist, wird der Kranke jener Einfälle und Erinnerungen habhaft, welche die Lösung der Phobie ermöglichen.« Freud unterscheidet zwischen Agoraphobikern ersten Grades, die trotz ihrer Angst auf die Straße gehen und Phobikern zweiten Grades, die dies vermeiden.

deutend zu reflektieren. Zudem lässt sich sagen, dass die aktive Haltung der Therapeuten in mentalisierungsbasierten Therapien (MBT) unweigerlich zu kleinen Verstrickungen und zum Agieren führt.

Erster Versuch

P: Ich habe das ausprobiert worüber wir letzte Stunde gesprochen haben. Ich habe im Supermarkt ein paar Teile gekauft und dann versucht zu fragen, ob mich jemand vorlässt. Ich wollte sagen, dass ich wenig Zeit habe. Ich habe es nicht geschafft. Ich wusste nicht was ich sagen sollte. Ich hatte auch den Gedanken, ich lüge den ja an, das geht nicht.

T: Schade, dass es nicht geklappt hat. Ich denke an zwei Aspekte, die Sie vielleicht haben scheitern lassen: Zum einen waren Sie nicht ausreichend auf die Situation vorbereitet. Vielleicht haben wir das auch hier versäumt. Zum anderen war das mit dem Lügen so schwerwiegend, diese moralischen Bedenken. Können Sie dazu noch etwas sagen?

P: Diese Gedanken wurden so mächtig. Ich kann das nicht. Ich habe das noch nie gekonnt. Ich bin unfähig.

T: Ist es so, dass Sie jetzt in Resignation verfallen?

P: Ich hab's nicht gekonnt.

T: Denken Sie, Sie schaden jemandem wenn Sie da »lügen« – ist es Ihre Moral?

P: Ich denke, ich schade jemandem.

T: Wirklich?

P: Ja, total verrückt. Es ist ja nur eine Kleinigkeit. Dann denke ich: »Der arme Kerl! Der hat es ja vielleicht auch eilig!«

T: Ja, das stimmt. Sie könnten dem schaden. Aber wie viel denn?

P: Sie haben ja Recht.

T. Sie können es nicht als ein kleines Spiel sehen, Sie haben nicht mehr die Distanz. Sie können nicht spielerisch versuchen, Ihre eigenen Interessen durchzusetzen.

P: Ich habe da Schuldgefühle: Der arme Kerl. Echt. Total bescheuert. Oder?

Kommentar: Hier ist die psychische Äquivalenz deutlich. Angela T. hat es nicht wirklich eilig, sie gibt es nur vor. Es fällt ihr schwer, spielerisch mit der Situation umzugehen. Sie bekommt Schuldgefühle für ihre »Lüge« und es wirkt fast so als hätte sie Angst, dass die anderen das auch sofort merken: Wenn ich es nicht wirklich eilig habe, kann ich auch nicht so tun als ob.

Zweiter Versuch in der nächsten Stunde

P: Heute habe ich das im Supermarkt noch mal probiert. Ich habe sehr sorgfältig ausgesucht was ich kaufe. Ich war sehr aufgeregt. Aber ich habe es getan. Der Typ, den ich dann gefragt habe, ob er mich vorlässt, hat unheimlich nett reagiert. Und ich habe immer gedacht, die anderen schauen dann so. Aber die anderen haben das kaum registriert. Jeder war nett zu mir. Die Stimmung blieb freundlich.
T: Ihre Fantasien waren vorher ganz andere als das, was Sie jetzt erlebt haben?
P: Ja, total verrückt. Ich hatte erwartet, dass mir die anderen Vorwürfe machen. Oder mich riesengroß anstarren. Aber es hat kaum jemand registriert. Es war nicht so etwas Bedeutendes.
T: Sind Sie froh, dass Sie es gemacht haben?
P: Ich habe es gemacht, das ist es.

Kommentar: Um kein Missverständnis aufkommen zu lassen: Das Nahelegen von Handeln durch den Therapeuten ist per se keine mentalisierungsfördernde Intervention. Es ist hier eine Form der Realitätsprüfung. Es zeigt sich, dass Angela T. in der Lage ist, die Realität korrekt wahrzunehmen. Es ist ein Hinweis dafür, dass bei Neurotikern nicht die Realitätswahrnehmung verzerrt ist, sondern die Phantasien darüber, was passieren könnte. Dadurch bleibt beim Neurotiker das Handeln blockiert. Die Intervention ist eine Aufforderung zum »Ausprobieren« in der Realität. Sie wird in diesem Beispiel gefolgt von einer gemeinsamen Auswertung des Affektfokus. Eine Weiterführung der Behandlung mit einer klassisch abstinenten analytische Haltung hätte bei der Patientin zu einer »Als-Ob-Therapie« führen können: Wir reden über die Probleme, aber es verändert sich nichts.

Aus Sicht des Mentalisierungskonzepts lässt sich vermuten, dass Angela T. eine stabile Bindung zum Therapeuten entwickelt hat, so dass trotz eines ersten Scheiterns das Vertrauen groß genug war, es noch einmal zu versuchen. Die vorherige Stunde mag sie auch versichert haben, dass es sich in der Versuchssituation um keine Lüge handelt, sondern um ein »Als-Ob«. In einer aufregenden Situation ist Angela T. dann aus dem Äquivalenzmodus über ein spielerisches Als-Ob in den Mentalisierungsmodus gelangt. Das Erleben gewinnt deutlich an Realitätsbezug. Sie hatte es zwar nicht eilig, aber der reale Wunsch war doch, sich der Mutprobe zu stellen und auszuprobieren, was passiert, wenn sie die eigenen Bedürfnisse über die der anderen stellt. Das hat sie trotz ihrer Ängste geschafft – vielleicht auch durch ein starkes internalisiertes Therapeuten-Hilfs-Ich. Nun wäre es möglich, Angela T. zu ermutigen, dies auch in anderen Situationen anzuwenden. Zum Beispiel, indem sie sich fragt: Was passiert eigentlich, wenn ich jemandem deutlich sage, wo es lang gehen soll?

Die Erfahrungen, die die Patientin durch das geplante Handeln machte, führten zu einer Therapiestunde, in der die Mentalisierungsfähigkeit stabil erhalten blieb. Dabei wurden Konflikte deutlich, die der Psychotherapeut mit Angela T. einsichtsfördernd hinsichtlich unangemessener Überzeugungen besprechen konnte. Die Mentalisierungsfähigkeit blieb erhalten, wohl auch, weil die affektive Involviertheit im Hier und Jetzt der Stunde gering blieb.

Abschließender Kommentar

In der Behandlung wechselten verschiedene Aspekte ab:

- Die Bearbeitung von prä-mentalisierenden Modi. Hier waren mentalisierungsfördernde Interventionen indiziert.
- Die Regulierung von Affekten. Dies war im Hinblick auf die Einschränkung von Mentalisierung durch die Affekte indiziert.
- Die Bearbeitung von Beziehungskonflikten, die mit der Reaktivierung einer Mentalisierungsstörung einhergingen. Hier war eine Fokussierung auf die Mentalisierungsprozesse notwendig, denn

bei der Dominanz eines prä-mentalisierenden Modus kann der Patient nur schwer von einem einsichtsorientierten Vorgehen profitieren.

- Die Bearbeitung interpersonaler Problematik, die mit Hilfe einsichtsorientierter, psychodynamischer bzw. psychoanalytischer Techniken bearbeitbar waren (s. Episode 4). Dies geschah schwerpunktmäßig durch Empathie, Klärungen und einsichtsfördernde Deutungen von Seiten des Therapeuten. Angela T. gewann Einsicht in pathogene Überzeugungen, die zu einem Teil zu ihrer interpersonalen Problematik gehören. Einsicht wird in der konkreten Situation nicht als Ergebnis der Aufdeckung unbewusster Konflikte verstanden, sondern als Einsicht in bewusste und unbewusste pathogene Überzeugungen (Weiss et al. 1986).
- Die im Theorieteil beschriebenen zwei kognitiven Schemata – das »Muster erhöhter Abhängigkeit von Beziehungen« und das »Muster erhöhter Autonomie, meist gepaart mit erhöhtem Perfektionismus« finden sich beide bei Angela T.
- Blatt & Luyten (2009) legen die Vorstellung nahe, sich die Schemata als zwei Pole einer Skala vorzustellen. Folgt man dieser Vorstellung, dann müsste man Angela T. dem einen oder dem anderen Schema zuordnen können. Später beschreiben Luyten & Blatt (2011) die Dimensionalität der Schemata komplexer, indem sie den empirischen Ergebnissen zu diesen Schemata folgen. Dass beide beschriebenen Schemata bei Angela T. eine plausible Erklärung liefern, mag aus den sehr widersprüchlichen »inneren Arbeitsmodellen« resultieren, die mit den frühen Erfahrungen mit der Mutter und dem Vater, zusammenhängen. Sie erwecken den Eindruck einer »desorganisierten Bindung«.

KAPITEL 3

Georgio L.: Behandlung eines Patienten mit einem Beziehungstrauma

Einführungstext

Die mentalisierungsorientierte Perspektive bezieht sich auf langanhaltende, bindungsbezogene und meist in der Kindheit erfahrene Traumata (Typ II). Für diese Form von Traumata sind mentalisierungsorientierte Behandlungsaspekte ausgearbeitet. Für Traumata, die sich auf kurze und einmalige Ereignisse ,wie z.B. Verkehrsunfälle, beziehen (Typ I), sind hingegen (noch) keine solchen Konzepte erstellt worden. Für Traumata vom Typ II, d.h. wenn vertraute Personen zur Quelle einer als unausweichlich empfundenen, massiven Bedrohung werden (z.B. beim sexuellen Missbrauch), sind die Risiken sehr groß, dass in der Folge die Beziehungen zu Menschen als bedrohlich erlebt werden.

Die Ätiologie der Traumafolgestörungen ist umstritten (Allen et al. 2015, Becker 2006). Neben dem Trauma selbst sind weitere Faktoren bei der Entstehung von Traumafolgen anzunehmen: Störungen der Verarbeitungsmechanismen von Stress, die Entwicklungsperspektive, der Verlauf nach der Traumaexposition (insbes. geringe soziale Unterstützung) sowie weitere Einflussfaktoren. Häufig begegnen den Therapeutinnen die Patientinnen mit traumatischen Kindheitserfahrungen nicht als »Traumapatientinnen«, sondern als Patienten mit Angststörungen, Depression, Essstörungen, Persönlichkeitsstörungen, Abhängigkeitserkrankungen, Suizidverhalten oder Selbstverletzungen.

Ein adäquates Verständnis der Psychopathologie von Traumafolgen bedarf einer Entwicklungsperspektive. Bindungstraumata haben zweifache Auswirkungen, sie verursachen extremen Stress und stören die Entwicklung geeigneter Fähigkeiten zur Stressregulierung. Ein Trauma führt zu Hyperaktivierung des Bindungssystems und zum Versagen von Mentalisierung. Frühe traumatische Erfahrungen führen zu einer erhöhten Hypervigilanz und zerstören die Fähigkeit, sichere Bindungsbeziehungen aufzubauen. Bindungstraumata verhindern den Aufbau epistemischen Vertrauens, robuster sekundärer Repräsentanzen zur Mentalisierung und stören die Emotionsregulierung (Allen et al. 2015).

Das Erleben eines Traumas ist mit Gefühlen von überwältigender Angst und dem Gefühl von völligem Alleinsein verbunden. Die Erfahrung eines Traumas führt oft zu einer Beeinträchtigung auf mehreren Ebenen. Zum einen greift eine traumatische Erfahrung sowohl die Bindungs- als auch die Mentalisierungsfähigkeit an und stört die Entwicklung von epistemischem Vertrauen (mit der Folge großer Einsamkeit und Isolation). Folgende typische posttraumatische Symptome sind Ausdruck von Mentalisierungsstörungen:

1. **Massive Affekte.** Sie führen zu dauerhaft erhöhtem Stressniveau und einer schnellen affektiven Erregbarkeit. Beides resultiert in einer Einschränkung der Mentalisierungsfähigkeit. Hohe emotionale Erregung führt ab einem gewissen Punkt zur Umschaltung von Mentalisierung in Handeln, in den Flucht-, Einfrier- oder Kampfmodus (s. Kap. 1.4).
2. **Flashbacks.** Ein typisches Symptom der Posttraumatischen Belastungsstörung ist das ständige Lebendigsein der alten traumatischen Erfahrung, ob in Form von Alpträumen oder Flashbacks. Die Erinnerungen werden als real wiedererlebt. Die Mentalisierung gelingt nicht, die Erinnerung wird nicht als Erinnerung erlebt, sondern als real im Hier und Jetzt. Dies ist ein Erleben im Äquivalenzmodus.
3. **Reenactments.** Das Phänomen der Wiederholung von dem Trauma ähnlichen Situationen. Dabei ist der traumatisierten Person nicht bewusst, dass sie selbst zu dieser Konstellation beiträgt. Es handelt sich um Wiederholen statt Erinnern (von der Kolk 1989). Bereits Freud erkannte 1914, dass Wiederholen das Erinnern ersetzen

kann: »Er reproduziert es nicht als Erinnerung sondern als Tat, er wiederholt es, ohne natürlich zu wissen, dass er es wiederholt.« »Wir haben nun gehört, der Analysierte wiederholt, anstatt zu erinnern, er wiederholt unter den Bedingungen des Widerstandes; wir dürfen jetzt fragen, was wiederholt oder agiert er eigentlich?« (Freud, 1914: 209 f.).

Diese drei Phänomene sind nach dem Konzept der Mentalisierung als Denken und Wahrnehmen im Äquivalenzmodus erkennbar.

4. **Dissoziationen.** Unter Dissoziationen werden Trennungen von Inhalten der Wahrnehmung oder des Denkens verstanden. Es sind Trennungen von Inhalten, die normalerweise verbunden sind. Sie können Aspekte des »Als-Ob-Modus« anzeigen. Dies ist z.B. der Fall, wenn der Patient Dinge mit großer Phantasie erlebt, aber diese keinen Bezug zur Realität des Patienten bekommen. Die Phantasien werden dann im pseudomentalisierenden Modus wiedergegeben und erhalten auch keine affektive Bedeutung. Zu den Dissoziationen werden manchmal auch die Flashbacks gezählt. Wir führen sie hier getrennt auf, weil im Gegensatz zu den Dissoziationen die Flashbacks Aspekte des Äquivalenzmodus haben. Auch ist der therapeutische Umgang unterschiedlich. Während es bei Dissoziationen die primäre therapeutische Aufgabe ist, Orientierung zu schaffen, ist die primäre Aufgabe bei Flashbacks, Sicherheit zu vermitteln.

- Dissoziationen sind zwar oft ein Phänomen bei posttraumatischen Störungen, aber Dissoziationen sind auch ein gesundes Alltagsphänomen. Beim Joggen kann man beispielsweise in einen tranceartigen Zustand geraten, in dem man weniger schmerzempfindlich ist als sonst. Bei einem langweiligen Gespräch kann man eine kurze Erinnerungslücke erleiden, weil die Aufmerksamkeit gerade weit weg war.
- Zu den Dissoziationen, die bei seelischen Störungen auftreten, gehören zwei typische Phänomene: Erstens, die Erinnerungsfähigkeit, z.B. an das Trauma oder an traumanahe Erlebnisse, ist stark beeinflusst. Zweitens, während einer traumatischen Er-

fahrung hat ein Mensch das Gefühl, dass er sich in einen Menschen aufteilt, dem etwas gerade widerfährt und in eine andere Person, der die Situation von außen beobachtet.

- Pathogene Dissoziationen unter dem Blickwinkel der Mentalisierung lassen sich nach Allen (2013) in eine dissoziative Loslösung und als dissoziative Teilung der Mentalisierung verstehen.

Dissoziative Loslösung finden wir beim Erleben eines Traumas als Depersonalisations- und Derealisationsphänomene, die sich in der Folge wiederholen. Sie ist eine reflexartige Strategie gegenüber der für das Erleben eines Traumas typischen Erfahrung, unerträgliche Angst zu haben und damit völlig alleine zu sein. Patienten erleben sich dabei manchmal »wie eingefroren« und entwickeln in der Folge Bewältigungs-Techniken, die diese Mechanismen wiederholen und z. B. in die Fantasiewelt ausweichen. Dissoziative Loslösungen finden typischerweise im »Als-Ob-Modus« statt. Das Erleben ist von der Realität und den Affekten losgelöst, es findet nur noch in der Fantasie statt. Der Mechanismus verhindert in der Folge die Assimilation des Traumas sowie die Integration der Erfahrungen im Trauma mit anderen nicht-traumatischen Erfahrungen im Bewusstsein.

Dissoziative Teilung ist eine sehr ausgeprägte Form einer Mentalisierungsstörung. Sie zeigt sich in Amnesien und dissoziativen Identitätsstörungen. Fragmentiertes Bewusstsein entsteht z. B., wenn das Kind nicht gleichzeitig die normale Bindungsbeziehung zu einem Elternteil und die angstbesetzte, bedrohliche sexuelle Beziehung präsent haben kann. Das fragmentarische Bewusstsein verhindert später die Entwicklung einer kohärenten Autobiografie. Dies führt dann zu weiteren Beeinträchtigungen der Mentalisierung. In den Langzeittherapien ist es die Aufgabe des Therapeuten, die Fragmente zunächst in sich zu bewahren und zusammenzuhalten. In der Therapie ist es dabei notwendig, ein Klima von Sicherheit, Stabilität und epistemischen Vertrauen aufzubauen. Nur dann kann der Patient sich auf seine schmerzhaften Affekte, Erfahrungen und Beziehungen in der Erinnerung einlassen und sie mentalisierend verarbeiten. Der Therapeut wird dann zu Regulierung der Affekte gebraucht (Ko-Regulierung), wenn die Intensität allein nicht auszuhalten ist.

Dissoziationen haben für den Patienten einerseits – zumindest temporär – eine Schutzfunktion. Sie weisen einen aktiven, defensiven Charakter auf, dienen der Ablenkung und Betäubung, vermitteln Erleichterung sowie ein illusorisches Kontrollgefühl. Andererseits können Dissoziationen langfristig zu starken Beeinträchtigungen führen und tragen dazu bei, den Patienten einsam zu machen. Dissoziationen erschweren den Zugang zum inneren Erleben der Person, sowohl durch andere als auch durch sie selbst. Dissoziationen irritieren die Kommunikation mit dem Patienten, er bleibt unverstanden und allein. Das Alleinsein und der Stress wiederum aktivieren das Bindungssystem und führen zu weiteren Beeinträchtigungen in der Mentalisierung.

Mentalisierungsorientierte Behandlung

Wichtige Interventionsziele sind nach Allen et al. (2015): eine sichere Basis zu schaffen, der Aufbau sicherer Bindungsbeziehungen, Versuche der Regulierung und Beruhigung von Affekten und schließlich Versuche des Mentalisierens von Emotionen und Konflikten.

> Die zentrale therapeutische Aufgabe ist nicht die Bearbeitung des traumatischen Materials, sondern ein Mentalisieren im Angesicht des Traumas, seiner Bedeutung und Auswirkungen. Der Fokus ist auf den Prozess der Mentalisierung beim Patienten gerichtet, nicht auf das traumatische Ereignis.

Das innere Erleben ist die Gefahrenzone, die der Patient zu vermeiden versucht. Die Erarbeitung der Bedeutung und der Affekte durch fokussierte Fragen des Therapeuten und durch seine mitgeteilten Beobachtungen fördern die Formulierung eines kohärenten Narrativs durch den Patienten.

Es ist die Aufgabe der Therapie zu erreichen, dass der Patient die emotionale Kontrolle behält und im Angesicht von Angst die Mentalisierungsfähigkeit nicht verliert.

Jede Behandlungsform, die den Patienten in die Lage versetzt, so zu denken und zu fühlen, dass er dabei emotional eingebunden aber nicht überwältigt ist, während er über das Trauma spricht, fördert und erleichtert Mentalisierung.

Ebenso hat sich gezeigt, dass verschiedene Behandlungen erfolgreich sind, in denen klare Strukturen vorgegeben werden. Ein strukturiertes Vorgehen hat den Vorteil, dem Patienten Sicherheit zu geben und ihn nicht zu weit weg und nicht zu nah vom Feuer, den Gefahrenpunkten und heftigen Affekten zu bringen. Dies zeigen auch die Ergebnisse der Psychotherapieforschung. Die verhaltenstherapeutischen Behandlungsformen haben effektive Techniken zur Konfrontation mit dem Trauma entwickelt. Die Techniken sind insofern wirksam, als dass sie den Patienten in die Lage versetzen, das traumatische Erlebnis zu erinnern und gleichzeitig den Affekt und die Bedeutung im Bewusstsein haben zu können. Die mentalisierungsbasierte Perspektive zur Behandlung von Traumata integriert psychoanalytische und kognitiv-verhaltenstherapeutische Ansätze im Kontext von Bindungstheorie und Forschung (Allen et al. 2015, Allen 2013).

Bei der Behandlung von Beziehungs-Traumata ist der Therapeut mit drei klinischen Phänomenen, die im Folgenden kurz charakterisiert werden sollen, konfrontiert: der Hyperaktivierung des Bindungssystems, der Beeinträchtigung des Mentalisierens durch das emotionale Arousal und der Externalisierung des »Fremden Selbst«.

Hyperaktivierung des Bindungssystems

Ein Trauma hyperaktiviert das Bindungssystem, weil in einer Gefahrensituation bei der Bindungsperson Schutz, Sicherheit und Halt gesucht wird. Bei einem Bindungstrauma ist jedoch die Schutzbietende und die Schmerz zufügende Person identisch. Eine mögliche Anpassung an diese ausweglose Situation ist die Hemmung von Mentalisierung. Die unerträgliche Erfahrung zusammen mit der Hemmung führen zu einem Teufelskreis, der zu einer typischen Abhängigkeit von der misshandelnden Person führt: Die Person sucht dort Schutz, wo ihr das Unheil droht. Die Hemmung der Mentalisierung hindert die Person daran, durch Reflexion einen Ausweg zu finden. Ein weiterer Weg ist die Spaltung. Es existieren dann zwei parallele Welten. Eine Welt im Sinne der Schutz bietenden Bindungsfigur und eine Welt des Schmerz zufügenden und Angst auslösenden Täters. Beide können nicht gleichzeitig gedacht werden. Für Fonagy et al. (2004) ist die Spaltung hier ein Scheitern der normalen Entwicklungsprozesse und nicht eine normale Entwicklungsphase wie bei Kernberg (1976).

Erhöhtes Arousal

Viele traumatisierte Patienten stehen unter einer ständigen »epistemischen« Alarmbereitschaft (Hypervigilanz). Zum einen ist es für traumatisierte Menschen oft schwierig, schmerzvolle Erfahrungen zu verarbeiten. Zum anderen ist die schützende »Haut« gegenüber bedrohlichen Affekten und negativen Reizen dünn. Sie »wächst« uns normalerweise durch das Mentalisieren.

Beziehungstraumata führen zu einschneidenden seelischen Veränderungen und verändern die Gehirnstrukturen (Bremner et al. 2003). »Die Amygdala ›lernt‹ sehr gut in den ersten Lebensjahren und wird dann zunehmend resistent gegen weitere Veränderungen. Wahrscheinlich ›vergisst‹ die Amygdala nicht oder nur schwer traumatische Erlebnisse (Evidenz in Tierversuchen)« (Roth 2012).

Externalisierung des »Fremden Selbst«

Bei einem Bindungstrauma ist die Person, die bedroht und massiv Angst oder Schmerz zufügt zugleich auch die Person, die als Schutz bietend und gut erfahren wurde. Diese völlig gegensätzlichen und affektiv hoch aufgeladenen Erfahrungen können in einer Situation, in der das Opfer dem Täter meist ohnmächtig ausgesetzt ist, im Selbst nicht kohärent verarbeitet werden. Die Beziehungserfahrungen hinterlassen unintegrierte Spuren als »Fremdes Selbst«. Die Speicherung als unintegrierte Erfahrung ist zugleich eine Notlösung bei den unerträglichen Spannungen zwischen den gegengesetzlichen Erfahrungen. Eine noch stärkere Desorganisation des Selbst wird dabei vermieden.

Die Anteile des »Fremden Selbst«, die meist auch introjezierte Anteile der Täterpersönlichkeit enthalten, werden in Situationen, die eine äußerliche oder inhaltliche Nähe zu den Traumarerfahrungen haben, als unerträglich wahrgenommen. Die Anteile werden zum Selbst zugehörig erlebt und sind dennoch gleichzeitig fremd. Zusätzlich bleiben sie fremd und weitgehend unbewusst, weil sie oft einer symbolischen Repräsentanz (z.B. Sprache) nicht zugänglich sind. Die Externalisierung dieser fremden Selbstanteile, ihre Projektion in Bindungsbeziehungen können für den traumatisierten Patienten zu einer Frage von Leben und Tod werden. Damit werden auch Wiederholungen früher traumatischer Erfahrungen gebahnt. Da die therapeutische Beziehung für den Patienten eine bedeutende Bindungserfahrung ist, der Patient wendet sich ja meist an den Therapeuten in einer Notsituation, besteht in der therapeutischen Beziehung die erhöhte Gefahr der Wiederholung des Traumas im Sinne eines »reenactments« (van der Kolk 1989).

Drei zentrale Prinzipien in der Behandlung von Beziehungs-Traumata

1. Sicherheit vermitteln Patienten mit Beziehungstraumata leiden in der Regel an einem tief verwurzelten Gefühl, sich selbst und ihren Bezugspersonen, sowie sozialen Beziehungen allgemein nicht vertrauen zu können. Die »epistemische Hypervigilanz« führt zu Misstrauen und macht diese Menschen »schwer erreichbar«, was oft vorschnell als mangelnde Motivation ausgelegt wird. Der primäre Fokus einer mentalisierungsorientierten Traumabehandlung ist die Förderung der aktiven Kooperation und der therapeutischen Beziehung in Richtung eines wachsenden Vertrauens in Bindungsbeziehungen, damit die oft unerträglich erlebte Isolation aufgehoben werden kann.

Aus diesem Grund nimmt der mentalisierungsorientierte Therapeut meist eine aktive Haltung ein, er lässt z.B. Schweigen nicht allzu lange anwachsen, wenn es für den Patienten bedrohlich ist. Um Mentalisieren zu können, muss sich der Patient in der Therapie und in der Beziehung zum Therapeuten ausreichend sicher fühlen. Dazu dienen:

- das Setting (z.B. klare Strukturen) und die Transparenz der Interventionen, z.B. der Therapeut zum Patienten »Ich schweige, weil ich nachdenke.« (Allen 2013).

- Informationen über Traumaverarbeitung und Therapie: »Auch psychoedukative Interventionen können das Sicherheitsgefühl stärken« (Allen et al. 2015).
- die therapeutische Beziehung. Das Dilemma ist: Einerseits ist eine sichere therapeutische Beziehung eine Voraussetzung für Traumatherapie, andererseits ist sie erst das Ergebnis gelungener Traumatherapie.

2. Auf Affekte achten bzw. zentrieren Bei dem Berichten des Traumas geht es nicht nur um die Erarbeitung von Erinnerungen an sich. Das Erinnern ist nur dann heilsam, wenn es den Patienten in die Lage versetzt, Erinnerung, Affekt und Bedeutungsgehalt des Traumas zu integrieren. Mentalisieren ist eine Integration von realem früheren Geschehen und Affekten (ohne zu handeln). Der Affekt kann nur mentalisiert werden, wenn er erlebt, ausgehalten und im Bemühen, sich eine kohärente Geschichte zu erarbeiten, moduliert wird. »Das heißt, der Fokus richtet sich in erster Linie auf die Psyche der Patientin, das emotionale Arousal, und nicht auf das Ereignis. Anders formuliert: Die mentalisierende Haltung betont den Prozess gegenüber dem Inhalt« (Allen et al. 2015). Bei den Interventionen ist es gut, sich von der Maxime leiten zu lassen: »Nicht zu weit weg und nicht zu nah am Feuer.«

3. Das Trauma ansprechen Auch wir vertreten, wie Allen (2013), in Therapien mit schwer beeinträchtigten Patienten das Prinzip, ›schlafende Hunde‹ nicht wecken zu wollen. Aber bei den Patienten, die in Psychotherapie kommen, ist der ›schlafende Hund‹ in aller Regel schon aufgewacht. In der Diskussion um die Frage, ob das Trauma angesprochen werden soll, fasst Allen (2013) zusammen: »Exposition erscheint als der gemeinsame Nenner in diesen Behandlungen.« Die kognitiv-behaviorale Therapie hat dabei eine Reihe von effektiven Techniken zur Wiederbelebung und Neubearbeitung der intrusiven Symptome entwickelt. Sie sind auch in psychoanalytisch informierte Behandlungen integrierbar. Bei unstrukturierten psychodynamischen Behandlungen können Patient und Therapeut leicht der Vermeidung der schmerzlichen und direkten Konfrontation mit dem

Trauma erliegen. Strukturierte Behandlungstechniken, die eine Trauma-Exposition beinhalten, haben hier ihre Vorteile, z. B. die Dialektisch Behaviorale Therapie (DBT) (Linehan 1996a, 1996b) oder die Psychodynamisch Imaginative Traumatherapie (Reddemann 2004). Zur Diskussion, ob das Trauma angesprochen werden soll, bezieht Allen dann auch klar Stellung: »Freilich ist der Inhalt wichtig, wenn wir mit traumatisierten Menschen arbeiten – nicht allein deshalb, weil die Realität des Erlittenen durch den Therapeuten anerkannt und bestätigt – validiert – werden muss, sondern auch, weil die psychische Verarbeitung an sich häufig einen Teil des Problems ausmacht; infolgedessen ist die Wahrscheinlichkeit groß, dass auch die affektiven Details des Erlebens bearbeitet werden müssen.« (Allen et al. 2015: 497). Allen stellt dies in einen Kontext: »Die speziellen Erkenntnisse über traumatisierte Menschen […] sind wahrscheinlich wesentlicher für den Erfolg als ein ganz spezielles Verfahren zur Trauma-Konfrontation (Allen 2013: 265 Übers d. Verf.). Spezielle Verfahren zur Trauma-Konfrontation sind aus der Verhaltenstherapie bekannt. Ein weiteres Beispiel ist die Bildschirmtechnik (Reddemann et al. 2004), in der imaginativ und mit Distanz von der betrachtenden Person das Trauma als ein fiktiver Film von einem damaligen Erlebnis auf einem fiktiven Bildschirm betrachtet wird. Die Forschungsergebnisse zeigen zudem nur einen losen Zusammenhang zwischen dem Schweregrad der zu einem Trauma gehörigen Symptome und dem Schwergrad des Traumas. Dies weist daraufhin, dass weitere Ursachen und der Entwicklungskontext zur Erklärung einer posttraumatischen Belastungsstörung in Rechnung gestellt werden müssen.

Zudem gilt, dass jeder erfolgreiche Therapeut auch seinen persönlichen Stil hat. Für Jon G. Allen gilt: »Ich verwende eigentlich nur eine Technik: miteinander sprechen, oft verbunden mit Hinweisen auf die gefühlsmäßigen Anteile.« (Allen 2013: 276 Übers. d. Verf.)

»Georgio L.«: Die Fallgeschichte

Georgio L. ist 45 Jahre alt. Er kommt aus Italien, lebt schon lange in Deutschland und spricht ein ausgezeichnetes Deutsch. Er arbeitet bei einer deutschen Versicherung als Informatiker. Georgio L. beklagt die Undurchsichtigkeit seines cholerischen Chefs, vor allem hinsichtlich von Personalentscheidungen. Manchmal bevorzuge der Chef den einen, manchmal den anderen. Wen er zu Führungsaufgaben heranzöge, unterläge nie einer besonderen Leistung der Person. Er fühle sich in seiner Arbeit von dem Chef unter Druck gesetzt. Georgio L. klagt über erhebliche Somatisierungsstörungen, Konzentrationsschwierigkeiten, Erschöpfungszustände und Fremdheitsgefühle. Wenn er unter Stress gerät, kommt es zu starken Gliederschmerzen.

Er fühlt sich schnell von anderen bedroht, insbesondere von Autoritäten oder »Personen mit Vorurteilen«. Es wird deutlich, wie Georgio L. versucht, sich mit dem Therapeuten über seine Lage zu verständigen: er versucht es bevorzugt über den Modus der Pseudomentalisierung. Der Therapeut hat den Verdacht, dass sich hinter den pseudomentalisierenden Versuchen eine schwere Dissoziationsstörung verbirgt. Eine diagnostische Abklärung u. a. mit dem Fragebogen zu Dissoziationserfahrungen DES II (Deutsche Adaptation, Bernstein-Carlson & Putnam 1986, 1993) ergibt keine Anhaltspunkte, dass die Dissoziationen über die erkennbaren Pseudomentalisierungen hinausgehen. Flashbacks wurden erfragt und traten ebenfalls nicht auf. Gleichwohl berichtet Georgio L., dass ihn Themen, die nahe an den Erinnerungen eines sexuellen Missbrauchs liegen, tagelang seelisch stark beeinträchtigen würden.

Die Langzeit-Psychotherapie beginnt nach einem sechswöchigen Klinikaufenthalt. Zu dem Klinikaufenthalt war es gekommen, weil Georgio L. den Arbeitsbelastungen nicht mehr standgehalten hatte. Georgio L. war vorher von seiner Ärztin mehrfach krankgeschrieben worden. Auch nach dem Klinikaufenthalt fühlte er sich wenig belastbar. Er berichtete, dass der Versicherungskonzern, sein Arbeitgeber, ihn als Belastung sieht. Er lebt alleine und hat zwei Katzen, die ihm das Vertrauteste im Leben sind. Seine Homosexualität lebt er in flüchtigen Kontakten aus. Freunde hat er nicht. Kontakt hat er zu seiner Mutter, zu der er ein stark ambivalentes Verhältnis hat. Zu seinem Vater hat er den Kontakt abgebrochen. Während des Aufenthaltes in einer psychosomatischen Klinik waren die hinter seinen

Belastungen liegenden traumatischen Kindheitserfahrungen zur Sprache gekommen.

Herr L. ist Einzelkind. Über den Vater spricht Georgio L. nur mit großer Abneigung und mit intensivem negativem Affekt. Auf direkte Nachfragen bleibt er darauf fixiert. Der Vater wird dann als »Psychopath« oder »krank« etikettiert. Ein Bild vom Vater als Person wird nicht deutlich. In anderen Zusammenhängen berichtet er: Als Kind habe er den Vater gemocht, aber auch Angst vor ihm gehabt. Der Vater sei ein sehr schöner Mensch gewesen. Darum habe die Mutter ihn wohl auch als Mann gewählt. Der Vater habe die Mutter und ihn häufig im Jähzorn geschlagen und Georgio L. wurde bis zum Alter von sechs Jahren über eine längere Zeit sexuell missbraucht. Der Missbrauch wurde entdeckt, weil das Kind bei einer Annäherung des Vaters schrie und Hilfe herbeieilte.

Die Mutter wird ebenso aversiv beschrieben. Sie sei eine »furchtbare Frau, aber letztlich tut sie mir leid«. Auch von ihr wird ein differenziertes Bild als Person nicht deutlich. Er erwähnt, dass er sie regelmäßig besucht, hat dabei aber nur abwertende Worte für sie übrig. Einzig der Großvater mütterlicherseits wird positiv beschrieben. Er sei ein rechtschaffender und gütiger Mensch gewesen, habe aber unter der Knute der Großmutter gestanden. Die Großeltern väterlicherseits sind sehr religiös. Der Vater habe ihn gedrängt, die Großmutter zu lieben, zu unterhalten und in ihrer Nähe zu sein. Er habe zunehmend die Großmutter abgelehnt, sie sei alt gewesen und habe schlecht gerochen. Die Familie lebt in der Kindheit in einem Stadtteil mit sozialen Problemen und an der Armutsgrenze. Nach außen gelingt es, eine Fassade der heilen Welt aufrechtzuerhalten.

Georgio L.s Entwicklung ist zunächst unauffällig. Es ist anzunehmen, dass die Beziehung zur Mutter und äußere Faktoren (das soziale Umfeld, Schule und Beruf) zunächst wesentlich zur Stabilisierung beiträgt. Er geht gerne in den Kindergarten, seine musischen Fähigkeiten machen ihn sehr beliebt. Sie hätten ihn zu einem Star gemacht. Später ist er ein guter Schüler. Dank der Förderung seiner Lehrer kommt er auf das Gymnasium und macht das Abitur. In der Pubertät hat er oft Suizidgedanken. Er studiert Informatik und ist im Studium weitgehend isoliert. Er hat sein »Coming Out« und lebt weiter isoliert. Er hat eine Schreibhemmung bei seiner Abschlussarbeit. Eine kurze Therapie hilft ihm, die Arbeit abzuschließen; über seine Kindheitserfahrungen spricht er aber in der Therapie nicht.

Er geht beruflich nach Italien. Dort blüht er sozial auf und lebt seine Sexualität mit älteren Männern exzessiv aus. Er findet Kontakt zur Kulturszene der Stadt, dieses Mal als akzeptierter und bekannter Außenseiter. Er berichtet, dass er zurzeit alleine lebt. Ein Freund fehlt ihm nicht. Er hat gelegentlich sexuellen Kontakt in Saunen, ist aber am liebsten in der Beobachterposition. Er komponiert und produziert elektronische Songs. Damit verarbeite er seine Probleme und Themen. Die Songs würden im Internet auf große Resonanz stoßen. Das genieße er unter seinem Pseudonym. Er wolle sich nicht zu erkennen geben, weil ihn die Menschen sonst bedrängen würden. Mehr wolle er dabei nicht.

In der Psychotherapie, die einmal pro Woche stattfindet, entsteht schnell eine große »Vertrautheit«. Georgio L. berichtet, dass in der Klinik die Erinnerungen an den sexuellen Missbrauch stärker geworden waren und er sich dann mehr und mehr zurückgezogen habe. In der Einzeltherapie seien die Erinnerungen wiederbelebt worden.

Zu Behandlungsbeginn: Überlegungen des Therapeuten zur Psychodynamik

Die traumatischen Kindheitserfahrungen und die wahrscheinlich wenig förderlichen frühen Beziehungen zur Mutter und zum Vater stehen in Zusammenhang mit der Symptomatik, mit der aktuellen mangelnden Affekttoleranz und dem drohenden Verlust der Impulskontrolle. Kennzeichnend sind schnelle Zusammenbrüche der Mentalisierung und Pseudomentalisierungen (Dissoziation der Gedankenwelt von der Realität). Die zugrundeliegende strukturelle Störung kann nach OPD-2 (2006) den folgenden Bereichen zugeordnet werden:

1. Selbstwahrnehmung, unter dem Aspekt der Selbstreflexion: »der Patient kann auch mit Unterstützung kein kohärentes Bild von sich und seiner inneren Situation entwerfen. Widersprüchliche Selbstaspekte stehen nebeneinander.«
2. Fremdwahrnehmung unter dem Aspekt ganzheitlicher und realis-

tischer Objektwahrnehmung: »Andere werden in Extremen erlebt, besonders gut und besonders schlecht, Schwarz oder Weiß, Widersprüche können nicht integriert werden«. »Das Bild der anderen ist durch eigene Projektion von Bedürfnissen und Befürchtungen bestimmt. Unabhängig davon können Einstellungen von anderen sensitiv erahnt werden.«
3. Emotionale Fähigkeiten, Kommunikation nach innen, unter dem Aspekt der Deutung von Phantasien: »Realitätsbeschreibung und subjektive Phantasien verschwimmen ineinander.«

Für Georgio L. stehen die in der letzten Zeit verstärkt ins Bewusstsein kommenden einzelnen Erinnerungen an die sexuellen Missbrauchserlebnisse im Vordergrund. Neben diesen traumatischen Erlebnissen werden aber auch die Angst vor dem gewalttätigen Vater und die schlechte Beziehung zur Mutter deutlich. Mutter und Vater standen wohl nicht als sichere, beruhigende Objekte zur Verfügung. Mit dem sexuellen Missbrauch wird dieses Unheil verstärkt. Zu den Eltern ist dabei das basale Vertrauen als sichere Informationsquelle stark belastet, ge- oder zerstört (»Epistemisches Misstrauen«). Epistemisches Misstrauen führt dabei zu Einschränkungen in der Entwicklung der Mentalisierungs- und der Beziehungsfähigkeit und führt schon früh zu großer sozialer Isolation. Für Georgio L. ist dies die Umwelt, in der er aufwächst. Die frühen Bindungserfahrungen führen zu einem vermeidenden Bindungsstil. So versucht er sich vor zu starken Affekten zu schützen, die ihn dann aber doch einholen. Georgio L. hat eine freundliche und kommunikative Art, ist aber von einem starken Misstrauen geprägt.

Eine differenzierte Schilderung des Vaters als Person, aber auch der Mutter, erscheint nicht möglich. Als der Therapeut in der Anamnese versucht, genauer nachzufragen, werden die Affekte intensiviert und die Mentalisierungsfähigkeit bricht zusammen. Die aufkommenden negativen Affekte verhindern, dass der Therapeut sich ein Bild machen kann. Massive Wertungen beherrschen dann die Szenen, ohne dass Einzelheiten nachvollziehbar oder Zusammenhänge deutlich werden können. Durch sein freundliches Wesen und seine Begabungen kann er sich mit Hilfe seiner außerfamiliären Umwelt stabilisieren. Die Abwehr von Mentalisierung, wenn das Gespräch auf den Vater oder auf die Mutter kommt, sowie der hohe Stress, den Gedanken an diese Personen auslösen, lassen vermuten, dass sich in der Entwicklung des Selbst Anteile eines »Fremden Selbst« gebildet haben, die Introjekte des Vaters als Bedrohung und der Mutter als Verweigerung von Schutz und Fürsorge enthalten. Die Gewalterfahrungen bleiben dabei als Teile eines väterlichen Introjekts eine Bedrohung für das Selbst. Sie untergraben sein Vertrauen in die eigene Wahrnehmung und sein epistemisches Vertrauen. Um vertrauen zu können, braucht er Distanz. Auch deshalb könnte eine Flucht bzw. Regression in den »Als-Ob-Modus« der Mentalisierung, d.h. in die Pseudomentalisierung eine Lösung sein: Es schafft Distanz. Zudem bleibt in der Pseudomentalisierung alles Phantasie. Die bedrohliche Realität wird damit ausgeblendet.

In der Adoleszenz bedroht diese Problematik die Kohärenz des Selbst. Die Themen der sexuellen Erregung, der Homosexualität, Andersartigkeit und Scham, Autonomie und Abhängigkeit werden virulent und führen zu ersten Symptomen. Der innere Stress und fehlende, beruhigende, innere wie äußere Objekte führen zunächst zu funktionellen psychosomatischen Beschwerden, zu Schlafstörungen und zu Kopfschmerzen (Luyten et al. 2012), interpersonaler Problematik (Konflikte mit dem Chef und Kollegen) sowie schließlich zur Erschöpfung, dem »Ausgebranntsein«. Auffallend ist das Unverbundene und Nebelhafte in den Schilderungen. Die Eltern werden nicht deutlich, der Chef bleibt verschwommen. Wieso diese Symptome? Vieles bleibt unerkannt: das Pseudonym im Internet und die Beziehungen werden in der Fremde erlebt. Dies sind Hinweise auf Pseudomentalisierung und Dissoziation.

Eine Fokusformulierung

Vorläufige Gedanken zur Behandlung, die mit Georgio L. abgestimmt wurden:

Georgio L. wünschte, die zu Bewusstsein gekommenen traumatischen Erfahrungen aufzuarbeiten. Ein weiteres therapeutisches Ziel ist, bei der Arbeit wieder belastbarer zu werden. Seine Konflikte mit anderen Menschen, insbesondere bei der Arbeit, sollen Gegenstand der Therapie werden, ebenso seine innere Anspannung, seine Schlafstörungen und seine körperlichen Beschwerden. Georgio L. ist über den mentalisierungsorientierten Therapieansatz des Therapeuten informiert worden. Ihm wurde die Patienteninformation mitgegeben. Er ist einverstanden, dass der Therapeut diesem Behandlungskonzept folgt.

Der Therapeut hatte den Eindruck, dass Georgio L. sehr einsam sein muss. Georgio L. hat das Gefühl nicht. Der Therapeut ist darüber verwundert, aber er akzeptiert es.

Der Therapeut hat auch den Eindruck, dass Georgio L. eher misstrauisch ist. Wenn es zu intensiveren Erfahrungen mit anderen Menschen kommt, werden diese meist negativ und aversiv erlebt. Es kann dann sein – so vermutet der Therapeut –, dass dies bei ihm zu starkem innerlichen Stress führt. Georgio L. sieht sich selbst auch als misstrauisch, zieht aber daraus die Schlüsse, sich eher nicht zu intensiv in Beziehungen einzulassen. Hier brauchen Therapeut und Patient noch weitere Klärung. Die Klärung betrifft die Fragen:

- Womit hängen mein innerlicher Stress und die Anspannungen zusammen?
- Wie kann ich meinen innerlichen Stress und die Anspannungen reduzieren?
- Wieviel Vertrauen brauche ich in andere Menschen?

Der Therapeut hat den Eindruck, dass Georgio L. oft in eine intellektuelle Welt, in eine Phantasiewelt abgleitet. Er wird ihn möglicherweise deshalb öfter unterbrechen, um zu schauen, ob dies so ist oder der Therapeut sich irrt. Der Therapeut nennt es »Pseudomentalisierung«: Wir reden über die Dinge und verlieren dabei die »Bodenhaftung«. Der Bezug zu den Gefühlen und der sogenannten »Realität« fehlt dann.

Es ist der Wunsch des Patienten, sich mit den traumatischen Erlebnissen noch einmal auseinanderzusetzen, um die Beunruhigung, die von den Erlebnissen ausgeht, aufzuarbeiten. Georgio L. ist in den letzten Jahren auf traumatische Erinnerungen gestoßen. Er hat den

Eindruck, dass die Tatsache, dass es ihm schlecht geht, damit zusammenhängt. Der Wunsch wird von dem Therapeuten akzeptiert. Der Therapeut gibt zu bedenken, dass die Konfrontation mit den therapeutischen Erlebnissen aber auch zu weiteren Beunruhigungen führen kann. Die Konfrontationen sollten deshalb dosiert und nicht zu stark sein. Wir sollten uns dabei »nicht zu nah am Feuer und nicht zu weit weg« bewegen. Wenn wir zu nah am Gefühls-Feuer sind können wir früher Erlebtes nicht mehr verarbeiten. Aber darum geht es: die Verarbeitung des früher Erlebten. Der Therapeut nennt dies das Mentalisieren des früher Erlebten. Wir erwarten, dass Georgio L. dabei längerfristig weniger verletzlich für die Dinge des Alltags werden wird oder Verletzungen besser ertragen kann.

Es soll weiter unsere therapeutische Aufgabe sein, noch einmal über die Erlebnisse als Kind mit den Eltern zu sprechen. Die Mutter mag eher schwach gewesen sein, zum Vater hat es gefühlsmäßig eine gute Beziehung in den ersten Lebensjahren gegeben. Wir nehmen an, dass die unverarbeiteten Erlebnisse mit dem Vater, aber auch mit der Mutter, Georgio L.s Vertrauen in sich selber, in seine eigene Wahrnehmung und in die Kommunikation mit anderen Menschen untergraben haben.

Wir nehmen ferner an, dass dies im Zusammenhang mit den heftigen Gefühlen, der Angst die Kontrolle zu verlieren, den körperlichen Beschwerden und der häufigen Erschöpfung steht.

Kränkungen, die andere als unausweichliche Schmerzen empfinden, werden von Georgio L. oft sehr heftig empfunden. Der Therapeut sagt: Weil die schützende »Haut« fehlt, die uns normalerweise durch das Mentalisieren »wächst«.

3.1 Erste Episode: Pseudomentalisieren

> *P:* Auf dem Weg hierher in der U-Bahn: Die Leute nerven mich. Die Menschen sind oberflächlich. Sie lassen sich von den vorgefertigten Definitionen von sich einfach blenden. Sie können nicht eigenständig Dinge hinterfragen. Sie haben nur eine Perspektive und können Hintergründe nicht erkennen. Die Sozialwerte sind

weg. Stattdessen Konsumnachrichten, selbst in den Kindersendungen. Die Medien zeigen ihnen, wie sie sind. Fernsehen ist Anleitung zur sozialen Katastrophe. Werteverwahrlosung. Die geistige Matrix wird umgekrempelt. Eine Gehirnwäsche, die vom Staat ausgeht. Man müsste ein Ethik-Kommitee gründen. Dann denke ich: Der sieht bescheuert aus. Der ist auf Balzverhalten aus. Es ist alles furchtbar banal was sie reden. Katie Perry hat 73 Millionen-Follower bei Twitter. Vor Jan Böhmermann hat Gabriel Respekt, weil er auch zu den Community-Millionären gehört. Manchmal ist mir der Geruch in der U-Bahn unerträglich. Sie kommen aus den verschiedensten Ländern und eigentlich verachten sie die liberale Welt. Eine brutale Ignoranz. Dass keiner mehr eine Autorität hat und Respekt von ihnen verlangt. Es ist so das Gefühl, mit der Welt stimmt etwas nicht. Keine Achtung mehr vor irgendetwas. Es ist so ein Gefühl. Ich bin keiner, der Ausländer hasst, ich hasse Vorurteile, aber sie schieben sich rücksichtslos an einem vorbei, schieben einen zur Seite.

T: Kann ich Sie mal stoppen? Ich werde ganz unruhig. Ich würde gerne erstmal wissen: Wie geht es Ihnen jetzt?

P: Diese Menschen, denen man ständig begegnet. Ich glaube, die Hälfte der Menschen hat eine Persönlichkeitsstörung. Es gibt auch freundliche Gesichter, aber es ist bei vielen eine Maske, eine Fassade, das sieht man. In der U-Bahn sehe ich den Banker, tagsüber spekuliert er mit Investments auf den Niedergang Griechenlands, abends fährt er zu seiner Familie.

T: Ich möchte Sie mal stoppen? Können Sie es konkreter machen? Haben Sie heute so etwas konkret erlebt?

P: Ich sehe bei den anderen immer schnell die Fehler. Das Gefühl, diese Gesellschaft geht langsam zugrunde.

T: Es hilft uns eher, wenn Sie es konkreter machen.

P: Ok, ich weiß, Sie denken, das bringt so nichts.

T: Ja, versuchen wir es anders. Geht das?

P: Ja.

T: Wie geht es Ihnen jetzt?

P: Gut.

T: Sie sprachen am Anfang von: »Heute in der U-Bahn …«

P: Ja.

T: Wie ging es Ihnen da? Was hat diese Gedanken bei Ihnen ausgelöst? Vielleicht sollten wir darüber sprechen.

P: Es hat mit diesen Gedanken zu tun, mit denen ich mich selbst fertig mache: »Du bist ein Versager. Was hast Du geschafft?« Und dann in der U-Bahn: Die Menschen kommen mir zu nah und ich habe das Gefühl, dass der gegenüber mich niedermachen will. Alles zerpflücken, kritisieren, bewerten. Es sind so Gedanken: »Der könnte mich schlagen«. Ich fühle mich bedroht.

T: Das sind zunächst Gedanken – oder?

P: Gefühle und Gedanken.

T: Das belastet Sie sehr – Sie kriegen es nicht los und wünschten, es los zu werden. Oder?

P: Es ist das, was mein Vater immer so ausstrahlte und sagte.

T: Können Sie dazu Genaueres sagen?

P: Er ist eine gestörte Persönlichkeit – ich habe mit ihm gebrochen und will mit ihm nichts mehr zu tun haben.

T: Es ist so: Sie wollen nichts mehr mit ihm zu tun haben und er ist eine gestörte Persönlichkeit – das kann ich beides noch verstehen, nach dem, was Sie erlebt haben. Aber das ist die eine Seite. Die andere ist, dass die Erfahrungen mit ihm Sie heute immer wieder einholen. Das ist ein Dilemma. Sehen Sie das auch so?

P: Ja, aber es ist so, ich werde das nicht los.

T: Die Erfahrungen haben Sie sehr geprägt – sehr sensibilisiert. Ist das so? (Schweigen.)

Kommentar: Der Modus der Pseudomentalisierung wird unterbrochen, der Patient möglicherweise von unangenehmen Gefühlen eingeholt, die er aber nicht differenzieren kann. Dennoch wird ein wichtiges Thema angesprochen. Georgio L. verlässt ein wenig das Intellektualisieren und nähert sich seinem Erleben an. Es wird dabei aber gleich affektiv stark belastet, da das Thema Missbrauch und Vater sich für ihn öffnet. Es kommt dann wieder zum Pseudomentalisieren, das hier seine Schutzfunktion zeigt. Dem Therapeuten fällt jetzt auf, dass der Kommunikationsfluss unterbrochen wurde. Er fragt sich ob er etwas wohl nicht verstanden hat. Er erinnert sich, dass der Patient gesagt hat: *»Ich werde das nicht los.«* Der Therapeut aber hatte etwas anderes angesprochen bzw. gespiegelt: *»Die Erfahrungen haben Sie sehr geprägt – sehr sensibilisiert.«* Der Therapeut geht dann im zweiten Versuch auf das ein, was der Patient gesagt hat.

T: Was ist das, was Sie nicht loswerden?
P: Die Erfahrungen.
T: Sind das jetzt konkrete Erfahrungen oder Flashbacks, die Ihnen in den Sinn kommen?
P: Nein, es ist allgemein.
T: Was heißt allgemein? Flashbacks sind konkrete Erinnerungen, die so ablaufen als ob sie im Hier und Jetzt passieren. Erleben Sie das so?
P: Es spiegelt sich in allem wieder. Es sind keine Flashbacks.
T: Was meinen Sie mit »es spiegelt sich in allem wieder«?
P: Ja, auch wie ich die Welt sehe.
T: Ah, das erscheint mir wichtig zu sein. Erzählen Sie mir mehr darüber.

Kommentar: Georgio L. erzählt belebend, theatralisch und im Affekt überzeichnend. Der Therapeut wird durch die Fülle der Bilder irritiert. Die Folge der Bilder und die Bilder selbst haben dissoziativen Charakter. Die Bilder greifen bei dem Therapeuten wenig. Der Therapeut ist zunächst abwartend. Er lässt die Bildersprache zunächst geschehen. Der Therapeut schützt damit sich und den Patienten vor den beteiligten unangenehmen Affekten. Er hat das Gefühl, er reißt nichts Unvorhergesehenes auf. Dennoch versucht er später, das Pseudomentalisieren zu stoppen.

Im Fragebogen zu Dissoziationserfahrungen DES II war der Verdacht einer Dissoziative Störung nicht bestätigt worden. Die Werte im Fragebogen waren aber gegenüber den Normen leicht erhöht. Dem Therapeut wird der »Als-Ob-Modus« in der Mentalisierung deutlich. Er weiß, dass ihm das Konzept der mentalisierungsorientierten Therapie nahelegt, die Mentalisierungsstörung aufzugreifen und zu versuchen, aus dem nicht-mentalisierenden Modus herauszukommen.

Für einen Patienten kann das Verweilen im pseudomentalisierenden Modus durchaus eine entlastende Funktion haben. Dies scheint auch hier der Fall zu sein. Irgendwann kommt der Zeitpunkt, wo dieses Verweilen im Pseudomentalisieren zu einer deutlichen Kommunikationsstörung wird. Der Patient hat beim Pseudomentalisieren keine »Bodenhaftung« mehr, die Realität fehlt. Die Bodenhaftung fehlt, wie die Autoreifen die Bodenhaftung verlieren, wenn der Fahrer auf eisigem Untergrund zu viel Gas gibt. Wenn der Fahrer dann versucht, noch mehr Gas zu geben, werden die Reifen noch mehr durchdrehen. Was es braucht, ist z. B. eine Decke unter den Rädern, um die Bodenhaftung wieder zu finden. Ähnliches scheint für diese Therapiesituation zu gelten. Es wird zur Aufgabe für den Therapeuten, kreativ zu sein und die Bodenhaftung wiederherzustellen. So kann es sinnvoll sein, die Kommunikation zu verlangsamen. Sinnvoll kann aber auch sein, mit dem Patienten an die Stelle zurückzukehren, wo die Mentalisierungsstörung begonnen hat. Dieser Punkt kann von Interesse und eine Chance sein, weil dann bisher verborgene Trigger, die zur Auslösung der Mentalisierungsstörung beigetragen haben, erkennbar und bewusst werden können.

3.2 Zweite Episode: Die Macht der Gefühle

In einer der nächsten Stunden berichtet Georgio L., dass er eine Nachricht von der Krankenkasse erhalten habe, in der es um finanzielle Regelungen geht, die den zurückliegenden Klinikaufenthalt betreffen.

P: Die Fortzahlung meines Gehaltes aus der Zeit, in der ich in der Klinik war, soll ich zurückzahlen! Die wollen mich ruinieren.
T: Was ist los? Ich verstehe das nicht.
P: Die bei der Krankenkasse sagen, da hat es einen Fehler in der Benachrichtigung vom Arbeitgeber gegeben und deshalb.
T: Verstehe ich nicht.
P: Das sind alles Nazis! Diese Art, wie sie mit einem umgehen. Die Deutschen sind Nazis. Ich will aus diesem Land weg! So sind

die Deutschen. Das ist ihr Charakter. Die wollen einen nur fertig machen. Menschen in Italien sind nicht so wie die Deutschen.
Therapeut versucht mit Gesten etwas zu beschwichtigen und sagt:
T: Sie sind ja ganz außer sich. Können Sie mal runterkommen?
P: Ich habe jahrelang in ihr System einbezahlt und jetzt wollen sie nicht zahlen.
T: Sie erleben das, als ob Sie fertig gemacht werden. So ist das?
P: Ja, so ist das. Die machen einen fertig.
T: Ok, das ist für Sie im Moment so, aber können wir mal versuchen, jetzt ein Stück weit von der starken Aufregung runterzukommen?
P: Ich habe mit der Frau bei der Krankenversicherung gesprochen.
T: Könnten Sie versuchen, sich erst ein bisschen zu beruhigen? Könnten wir das versuchen? (Schweigen.)
T: Könnte es sich nicht vielleicht auch um ein Missverständnis handeln? Ich meine, wir könnten auch das in Erwägung ziehen. Ich kann mich ja irren, aber mir kommt das alles sehr absurd vor.
P: Ja, das ist absurd, was die bei der Krankenkasse gesagt haben.
T: Ja, verstehen tue ich das so auch nicht. Vielleicht sollten Sie später nochmal nachfragen.
P: Ok, ich frage nochmal nach. Ich rege mich da sofort so auf. Aber am Telefon bin ich nicht so wie hier.
T: Das beruhigt mich. Besser, Sie sind hier so als am Telefon, wenn Sie mit einer Angestellten der Krankenkasse reden.
P: Ja, das weiß ich schon. Ich meine, ich muss das hier bei Ihnen auch loswerden können.
T: Ja, das ist schon ok. Aber wir sollten uns nicht in einer Spirale von heftigen Gefühlen gegenseitig hochdrehen. Die Gefahr bestand aus meiner Sicht nämlich eben. Wenn ich so zurückreagiert hätte, wie Sie losgelegt haben, was wäre dann?
P: Ja, das kann sein.
T: Kommt sowas draußen auch vor?
P: Ja, aber das war bei der Krankenkasse jetzt so nicht. Die Leute sagen mir dann, ich werde dann wie ein typischer Deutscher. (Georgio L. lacht.)

Kommentar: Der Therapeut unterbricht den Patienten. Er interveniert »Stop and Stand«. Das Arousal hatte vorher bei Georgio L. schnell und grundlegend die Mentalisierungsfähigkeit eingeschränkt.

Dem Patienten war diese Intervention des Therapeuten nicht unbekannt und er hatte ihre Nützlichkeit bereits schon früher erfahren. Er ließ sich deshalb auch relativ schnell darauf ein. Das Arousal des Patienten stieg auch nach dem »Stop and Stand« wieder schnell an, wenn die Gedanken des Patienten in die Nähe des Themas gerieten. Es ist offensichtlich, dass es eine frühere massive Bedrohung wiederbelebte. Georgio L. versucht, die Bedrohung durch Angriff zu bewältigen. Er fühlt sich massiv bedroht. Ohne den Sachverhalt genau zu verstehen, verallgemeinert er und greift an. Es sind automatisierte feindselige Projektionen, z. B. der Chef hat etwas falsch gemacht, um ihn zu vernichten. Das Stoppen von Georgio L. durch den Therapeuten hatte neben der Rückkehr zur Mentalisierung noch einen zusätzlich positiven Effekt. Georgio L. wäre nach dem weiteren Ausagieren seiner Wut wahrscheinlich in einen Zustand gefallen, in dem ihn schwere Schuldgefühle erfasst hätten. Er hätte befürchten müssen, mit seinem Rundumschlag auch den deutschen Psychoanalytiker getroffen zu haben. Negative (väterliche) Übertragungsanteile sind hier zu erschließen. Der Analytiker spricht dies nicht an. Mit den negativen Übertragungsanteilen hält er es so: Wenn es wichtig ist, kommt es wieder.

Die Übertragung enthält auch Aspekte einer positiven Mutterübertragung: Georgio L. verliert die Kontrolle und der Therapeut macht sich Sorgen. Georgio L. nimmt sich dann wieder zurück und beruhigt den Therapeuten: »Bei der Krankenkasse verhalte ich mich nicht so.« So gesehen ist es ein Ausdruck wachsenden Vertrauens: Georgio L. kann seine Hassgefühle zeigen und er spricht darüber, statt sie zu agieren.

In einer späteren Stunde berichtet Herr Georgio L.:

P: Ich komme ja jetzt schon länger. Dass ich hierher kommen kann, ist mir sehr wichtig. Es hat hier etwas Beruhigendes. Es ist die Atmosphäre hier.

T: Können Sie das genauer beschreiben?

P: Schon wenn ich in die Räume komme, setzen diese Gefühle ein.
T: Es löst das einfach in Ihnen aus?
P: Ich denke oft an hier, wenn ich mich bedroht fühle oder alleingelassen fühle. Das hat große Bedeutung für mich. Ich vertraue Ihnen und Frau E. (Ärztin), deswegen können Sie auch Videoaufnahmen machen. Ich komme ja jetzt schon sehr lange hierher.

Kommentar: Die Mitteilung von Georgio L. kann im Sinne eines steigenden »epistemischen Vertrauens« (bzw. als eine abnehmende »epistemische Vigilanz«) verstanden werden. Der Patient findet in der Therapie und dem Raum Vertrautes und Vertrauenswürdiges: Er muss nicht mehr alles erneut auf seine Vertrauenswürdigkeit hin prüfen. Hier lässt sich die Vermutung wagen, dass das gestiegene epistemische Vertrauen mit den beharrlichen, affekteregulierenden und transparenten Interventionen in Zusammenhang steht. Er fühlt sich nicht mehr so bedroht und misstrauisch und kann dadurch von seinen alten Bewältigungsstrategien abweichen.

3.3 Dritte Episode: »Den Verstand verlieren«

Der Vater hat Georgio L. bis zum Alter von 6 Jahren sexuell missbraucht. Während des früheren Klinik-Aufenthalts hatte er die folgende Szene das erste Mal erinnert: Der Vater hatte ihm, als jemand am Zimmer vorbeikam, den Mund zugehalten. Georgio L. hatte in diesem Moment die massive Angst zu ersticken. Die Mutter kam in das Zimmer und war schockiert und war wütend auf den Vater.

In der aktuellen Stunde berichtet Georgio L., dass das Beunruhigende nach der letzten Stunde, in der er von der Erinnerung berichtet hatte, jetzt wieder da sei. Er habe damals das Ereignis gleich komplett »verdrängt«. Georgio L. nennt es verdrängt, psychodynamisch ist es aber als Verleugnung oder Dissoziation zu verstehen. Die Reaktion der schockierten Mutter und des beschuldigten Vaters in den nächsten Tagen habe er deshalb überhaupt nicht mehr verstanden. Er habe gedacht, dass sein Verstand nicht mehr richtig funktioniere.

P: Was mich in den letzten Tagen beschäftigt hat, ist, dass ich jetzt eher weiß, warum ich oft die Angst habe, den Verstand zu verlieren. Ich hatte die Erlebnisse mit meinem Vater komplett verdrängt. Daraus resultiert die Angst, die ich auch jetzt habe, den Verstand zu verlieren, totale Demenz, total dumm zu sein.
T: Sie beschreiben es so, als ob es ein »Black-out« des Gehirns wäre. Ist es so? Ist es das, was Sie befürchten? Jetzt auch noch?
P: Es gibt die Angst, dass das Gehirn überlastet wird, dass es nicht mehr funktioniert.
T: Ich würde es als eine Dissoziation bezeichnen, was da passiert.
P: Das Gehirn ist total überlastet – ich bin dann »gaga«.
T: Wie ist das, wenn Sie diese Angst haben, das Gehirn ist total überlastet, nichts funktioniert mehr?
P: Ich könnte mehr interessante Sozialkontakte haben, sehr intellektuelle Auseinandersetzungen. Aber das ist nicht gesund. Es würde das Gehirn belasten. Andere könnten mich verrückt machen. Andere könnten mich krank machen.
T: Es ist Ihnen schon klar, dass das Ihre Phantasie ist?

Kommentar: Der Patient deutet hier an, weshalb er intensivere Beziehungen meidet. Sie erzeugen in ihm Angst. Möglicherweise ist es eine Angst vor der Überflutung mit Affekten. Georgio L. sagt, dass die Gedanken anderer ihn verrückt machen könnten. Es ist die Angst, sich von den Gedanken anderer nicht distanzieren zu können, er ist den Gedanken schutzlos ausgeliefert. Es kann implizit auch eine Missbrauchsphantasie sein, auf jeden Fall ist es eine prä-mentalistische Interpretation, vermutlich zur psychischen Äquivalenz gehörig.

Diese wichtige Botschaft greift der Therapeut nicht auf. Der Therapeut ist selbst verunsichert und irritiert von Georgio L.s konkretistischen Beschreibungen. Der Therapeut versucht sich auf der Sachebene zu vergewissern. Dies führt jedoch vom Thema weg. Der Patient beharrt auf seinem Weg:

P: Ja schon, aber es macht mir Angst. Es ist ja nicht klar, was war der konkrete Grund für den Black-out.

Kommentar: Therapeut merkt jetzt intuitiv, dass er auf einem Holzweg ist und geht zurück, indem er die vorherigen Worte des Patienten aufgreift.

T: Haben Sie im Moment das Gefühl, das Gehirn wird überlastet?
P: Nein, nein. Im Moment kann ich gut darüber reden.
T: Sagen Sie mir bitte, wenn Sie die Angst haben, es würde für Sie oder Ihr Gehirn zu viel. (Kurzes Schweigen.)
T: Wenn die Angst zu groß wird, haben wir oft das Gefühl, wir verlieren den Verstand.
P: Es gibt Phasen, in denen ich verrückt war. Ich hatte Angst, vergiftet zu werden, Angst, jemand verfolgt mich.
T: Und jetzt im Moment?
P: Jetzt habe ich das nicht, aber vom Sport können die Ängste wieder auftauchen.
T: Wieso vom Sport?
P: Vom Sex, vom Schreien, Kontakt, von Körperlichkeit.
T: Das sind Auslöser von Angst? Das ist schon wichtig. Ich bin automatisch von der Annahme ausgegangen, dass Sport Anspannung reduziert.
P: Nein, bei mir ist das umgekehrt.
T: Das ist gut, dass Sie das sagen, dass es bei Ihnen so ist, dass ich mir das merke. (Kurzes Schweigen.)
T: Mich würde jetzt interessieren, wie es Ihnen geht, wenn wir so darüber sprechen?
P: Ich habe das Gefühl, da ist ein Prozess im Gang, von dem völlig chaotischen hin zu dem, wo es Sinn macht, wo es logisch ist.
T: Wie geht es Ihnen gefühlsmäßig, wenn wir darüber sprechen? Spüren Sie körperlich etwas?

Kommentar: Der Therapeut hat den Eindruck, dass Georgio L. droht, in den pseudomentalisierenden Modus zurückzufallen. Der Therapeut versucht, durch Interventionen die Aufmerksamkeit des Patienten auf das »Hier und Jetzt« zu lenken und damit in der Realität zu halten. Der Therapeut reguliert mit seinen Interventionen sanft das Arousal in einen Zustand, in dem die Affekte erlebt werden, aber nicht so stark sind, dass sie zum Zusammenbruch der Mentalisierung führen. Dies ist dem Patienten in der Therapie hier alleine (noch) nicht möglich. Zunächst interveniert der Therapeut supportiv: Das Erleben des Verlierens des Verstandes (d. h. zu dissoziieren) bei sehr großer Angst ist nachvollziehbar. Der Therapeut validiert dies. Dann spricht Georgio L. über die Trigger, die die Angst auslösen. Georgio L. bleibt stark mit den Phänomenen beschäftigt, denen er sich ausgeliefert fühlt. Er kann sie – als einen ersten Schritt der Bearbeitung – mitteilen.

P: Ich merke diese Angst, wenn ich Therapie mache, dass es die Gefahr ist, dass es schlimmer wird, die Angst zu viel zu denken.
T: Im Moment denken Sie, es könnte schlimmer werden?
P: Ja, dass mein Gehirn überfordert wird.
T: Im Moment?
P. Logischerweise (Georgio L. lacht verlegen.) Nein, eigentlich nicht.
T: »Logischerweise« heißt, Sie benutzen den Verstand. Das ist beruhigend für Sie. Gefühlsmäßig sind Sie da aber ängstlich.
P: Ja, es ist ein Risiko, mich intellektuell zu überfordern. Dass ich hinterher nur noch mit offenem Mund an die Wand starre. Es ist die Angst, nach der Therapie in einem weißen Raum in der Zwangsjacke zu sitzen.
T: Die Intensität der Gefühle macht Ihnen Angst.
P: Und ich habe Angst durch die Therapie verrückt zu werden. Ich denke zu viel.
T: Können Sie das genauer beschreiben? Das erscheint mir wichtig.
P: Ich traue meinem Gehirn nicht so.
T: Was passiert da?
P: Da ist auch der Befehl meines Vaters gewesen: »Erzähle niemandem etwas. Auf keinen Fall.«
T: Was löst der Gedanke in Ihnen aus?
P: Stress.
T: Stress? Könnte es auch Angst sein?
P: Nein, es ist Stress.

T: Ok. Es ist Stress.
Kurzes Schweigen.
T: Wir müssen jetzt zum Schluss kommen. Wie geht es Ihnen jetzt? Sind Sie aufgeregt?
P: Eher weniger als am Anfang der Stunde.

Kommentar: Zusammenfassend lässt sich sagen, dass der Therapeut versucht, den Patienten im Hier und Jetzt sowie seine Affekte auf einem ertragbaren Niveau zu halten und ihn auch den Realitätsbezug nicht zu verlieren zu lassen, indem er einen Bezug zu den sinnlich-realen Erfahrungen schafft. Mit möglichst kurzen Interventionen möchte er für den Patienten verständlich bleiben und die Wahrnehmung des Patienten validieren. Der Therapeut verbeißt sich am Ende ein wenig in die eigenen Worte, aber findet dann doch den Weg: Für Georgio L. ist das, was er wahrnimmt, »Stress« und eben keine Angst.

3.4 Vierte Episode: Missverständnisse häufen sich

In der Therapie häuften sich jetzt die Missverständnisse. Georgio L. berichtete, er komme mehr als früher gerne in die Therapiestunde, aber die Spannung beim Therapeuten steigt.

P: Sie haben in der letzten Stunde Ratschläge erteilt. Das nützt mir nichts. Ich glaube, das gehört hier auch nicht hin.
T: Um was ging es da? Auf was beziehen Sie das mit den Ratschlägen?
P: Es ging darum, wie ich die Verhandlungen mit meinen Chef führe und den Umgang mit Internas.
T: Na ja. – Ok. Da haben Sie völlig Recht. Da habe ich mich vielleicht zu sehr aus dem Fenster gelehnt. Ok – es war unklug. Streichen Sie es. Ich war wohl hilflos und ich wusste nicht weiter. Entschuldigen Sie.

Kommentar: Der Therapeut spürt Ärger und einen aggressiven Unterton bei Georgio L. und bemüht sich um Fassung. Georgio L. hat ihn auf dem »falschen Fuß« erwischt. Eigentlich hatte der Patient oft nach Ratschlägen gefragt, aber der Patient hat Recht mit seiner Kritik. Zur »Ehrenrettung« des Therapeuten kann man aber sagen, dass er immerhin bemüht war, die Wahrnehmung des Patienten als seine gültige Wahrnehmung in diesem Moment anzuerkennen und versucht hat, dies auszudrücken. Es ist aus mentalisierungsorientierter Sicht kein Fehler, einen Fehler zu machen. Beim Mentalisieren wissen wir einige Dinge nicht so wirklich genau. Was in uns selber und was in den anderen Menschen passiert, bleibt immer ein wenig undurchsichtig. Der Therapeut muss es deshalb riskieren, Fehler zu machen und bereit sein, einen Fehler einzugestehen und gegebenenfalls auch zu korrigieren. Dazu ist die Haltung, sich jederzeit entschuldigen zu können, hilfreich.

P: Entschuldigen brauchen Sie sich da nicht.
T: Ok – ja, sicher.
P: Und dann sagten Sie in der letzten Stunde, dass der Konflikt mit den Mitarbeitern wohl etwas mit meiner Einstellung zu tun habe, sich schnell angegriffen zu fühlen. Das sei ein Missverständnis. Da bin ich dann noch verwirrter aus der Stunde rausgekommen als reingegangen.
T: Da ist wohl etwas schief gelaufen. Es ist uns nicht gelungen, die Situation wirklich zu verstehen.
P: Ja, ich meine, das wäre ja Ihre Aufgabe gewesen.
T: Na ja, unsere Aufgabe.
P: Ich habe mich von Ihnen kritisiert gefühlt. Kritisiert werde ich draußen ständig. Ich muss ja ständig auf die Zähne beißen. Wie soll ich es denn anders machen?
T: Jetzt habe ich wieder den Impuls, Ihnen vielleicht wieder etwas zu raten. Ok, ich höre es als Aufforderung dazu. Aber das wäre ja jetzt verkehrt.

Kommentar: Der Therapeut ringt darum, seine Mentalisierungsfähigkeit aufrecht zu erhalten. Er lässt – auch ein wenig notgedrungen –

den Patienten an seiner inneren Welt teilhaben. Dies scheint in diesem Fall zu gelingen. Mentalisieren lernt man am besten, wenn man es selber versucht oder jemand anderem dabei zuschaut.

P: Da haben Sie Recht.
T: Ok. Wir müssen die Situation von Missverständnissen irgendwie aushalten und versuchen, einen Weg zu finden, um zu verstehen, was da passiert.
P: Hier kann ich wenigstens darüber reden. Ich meine das auch nicht so. Sie halten das irgendwie aus. Draußen muss ich das alles immer schlucken, weil es wohl das Beste ist, sonst wird es noch schwieriger mit anderen klarzukommen.

Kommentar: Georgio L. wehrt sich dagegen, dass ihm etwas aufgedrängt wird. Der Therapeut wird in dieser Szene als »Täter« identifiziert. Der Therapeut hält die Situation aus. Er tut dies nicht dadurch, dass er lange schweigt. Er würde damit den Patienten mit dem Problem alleine lassen. Der Therapeut antwortet. Er versucht Rechtfertigungen – soweit ihm das möglich ist – zu vermeiden und die Verantwortung dafür zu übernehmen. Er versucht, über das entstandene Problem selbst zu mentalisieren und den Patienten zum Mentalisieren anzuregen. Dabei möchte er dem Patienten ein Kooperations-Partner sein.

3.5 Fünfte Episode: Übertragung und Gegenübertragung

P: In dem Trainingskurs, an dem ich von der Firma aus teilnahm, sitzt so ein Rechter. Der hat gesagt, mit einer »Schwuchtel« will er nichts zu tun haben. Er hat mich bedroht. Er hat auch was gegen Ausländer. Ich bin zur Trainerin gegangen und habe gefordert, dass er entfernt wird.
T: Was war da genau? Ich verstehe es noch nicht.
P: Er hat laut in einer Pause das zu anderen Teilnehmern gesagt.
T: Hat er Sie noch anderweitig bedroht?

P: Er war schon häufiger aggressiv.
T: Zurück zu der Situation: Wie haben die anderen reagiert?
P: Die haben den Mund gehalten. Die finden ihn auch nicht in Ordnung, aber Sie haben nichts gesagt.
T: Ja, das ist nicht in Ordnung. Das ist schlimm und auch nicht »politically correct«, dass die nichts gesagt haben.
P: Ja, das geht gar nicht. Ich werde mich beschweren. Der sollte zur Rechenschaft gezogen werden.

Kommentar: Der Therapeut ist erst auf der Faktenebene, korrigiert sich dann aber und versucht zu validieren. Er verlässt die Faktenebene und bewegt sich hin zu dem Erleben von Giorgio L. Der Therapeut versucht dabei, durch den Gebrauch eher »neutraler Aspekte« das affektive Arousal von Georgio L. nicht zu sehr zu befeuern. Dies mag als mangelnde Unterstützung oder zunächst Unterstellung von falscher Wahrnehmung beim Patienten ankommen.

T: Das war für Sie grob beleidigend, man kann es auch rassistisch nennen, was der sagte. Sie sind aufgeregt und erzürnt, wenn Sie sich jetzt daran erinnern. Ist das so?
P: Nein. Ich will nur, dass die Trainerin ihn entfernt.
T: Sie wollten, dass der ausgeschlossen wird und die Trainerin hat sie nicht geschützt. Ist es so?
P: Der hat sich schon öfter so verhalten. Der hat auch rechtes Gedankengut.

Kommentar: Der Therapeut hat weiter den Eindruck, dass Georgio L. starke Affekte hat, unter Stress steht und deshalb konkret auf der Handlungsebene eine Lösung erwartet. Dies ist der teleologische Modus. Eine weitere Zentrierung auf die Affekte würde nur zu mehr Widerstand führen und dann würde der Patient sich noch weniger verstanden fühlen. Deshalb validiert der Therapeut den Wunsch des Patienten.

T: Wie hat die Trainerin reagiert?

P: Die hat mir Recht gegeben, aber sie könne erstmal nichts machen.

T: Und jetzt?

P: Ich habe ihr gedroht. Ich rufe bei den Auftraggebern an, dann werden die denen das Geld entziehen.

T: Sie haben sich so gefühlt, als ob Sie bedroht werden und mit dem Rücken an der Wand stehen? Ist es so? (Kurzes Schweigen.)

T: Was geht in Ihnen im Moment vor?

P: Ganz Ok.

T: Vielleicht kann die Kursleiterin erstmal wirklich nichts machen? (Schweigen.)

T: Was ist jetzt?

P: Nichts.

T: Ich habe jetzt die Phantasie, Sie könnten das, was ich gerade gesagt habe, so auffassen, als ob ich auf der Seite der anderen stehe.

P: Ja, so ist es, Sie verteidigen ja auch die anderen.

T: Ja, ich kann mir vorstellen, das wirkt auf Sie so. (Schweigen.)

T: Ich wollte nur die Situation für Sie zu einer Lösung bringen, die Ihnen nicht schadet. Das ist offensichtlich verkehrt gelaufen bei mir. Ich komme da nicht weiter.

P: Ich weiß, dass Sie mir nicht schaden wollen, aber ich kann es auch nicht mehr da aushalten.

T: Ja, so ist es. Indem ich eine Lösung versuche gerade, gerate ich auf die Seite der Feinde – so schnell geht das.

P: Ich halte das da nicht mehr aus.

T: Was sollen wir denn da machen?

P: Können Sie nicht eine Bescheinigung schreiben, dass ich es mit dem nicht aushalten kann?

T: Sie haben den Gedanken, ich hätte die Macht, Sie aus dieser Situation rauszuholen.

P: Frau D. (die Psychiaterin) könnte es ja machen.

T: Ich glaube nicht, dass ich diese Macht habe.

P: Schon gut.

T: Sind Sie jetzt von mir enttäuscht?

P: Nein, Sie machen so was ja eh nie. Das kenne ich von Ihnen aus der Vergangenheit.
T: Ja, da haben Sie Recht.
P: Sie halten sich da raus, das kenne ich von Ihnen, meist ist es ja auch gut so, dass Sie sich da nicht einmischen.
T: Ja, so ist es.
P: Es war ja meistens gut so.
T: Ich habe den Eindruck, ich habe Sie enttäuscht, aber die Enttäuschung können Sie im Moment ertragen. Ist das so, wie ich es annehme und ausdrücke?
P: Enttäuschung? Nein. Sie machen es halt nicht. Ich kenne das. Das ist halt hier so. Ich bin ja hier sonst ganz gut aufgehoben.
T: Ich habe da meine Grenzen.

Kommentar: In der Episode deutet sich ein Bruch in der therapeutischen Beziehung an. Eine unterschwellig anwachsende Übertragungs-Gegenübertragungs-Problematik wurde angeheizt. Der Patient fällt in seiner Not (ausgelöst durch äußere Angriffe) in den teleologischen Modus des Erlebens und Denkens: *»Können Sie nicht eine Bescheinigung schreiben …«* – der Patient wünscht sich dringend, dass der Therapeut handelt.

Zum vertieften Verständnis der Problematik ist ein klassisches psychoanalytisches Verständnis hilfreich. Georgio L. überträgt danach paranoide, verfolgende Anteile auf den Therapeuten (projektive Identifizierung). Der Therapeut hat ohne Zweifel dazu Anlass gegeben, denn er hat das Übertragungsthema getriggert. Für den Patienten werden jetzt neben dem Auslöser auch auf den Therapeuten projizierte unerträgliche Selbstanteile erlebt, die unter anderem aus seinen frühen traumatischen Erfahrungen verstehbar sind. Man kann sagen: Sie werden dort wiedergefunden. Die psychoanalytische Sichtweise erhellt wahrscheinlich einiges von dem, was die therapeutische Beziehung belastet.

Das Verständnis der Übertragungsdynamik in der mentalisierungsorientierten Therapie ist ein psychoanalytisches, die Technik der Übertragungsbearbeitung ist jedoch anders. Im Gegensatz zum klassischen psychoanalytischen Konzept beinhaltet sie keine genetischen Deutungen. Die Bearbeitung der Übertragung fokussiert die Thematisierung der Beziehung. In der oben beschriebenen affektiv hoch aufgeladenen Situation hat der Therapeut gute Gründe, einen anderen Weg als die Deutung der Übertragung einzuschlagen.[23] Zunächst würde es für den Therapeuten sehr schwierig sein, diese Erkenntnis in einer für den Patienten verstehbaren und annehmbaren Formulierung (Deutung) unterzubringen. Zudem erkennt der Therapeut, dass der Patient eine Übertragungsdeutung nicht mentalisierend verarbeiten könnte, da sich der Patient zeitweise im teleologischen Modus befindet.

Der um Mentalisierung bemühte Therapeut probiert Interventionen aus, die die – wahrscheinlich auf beiden Seiten – eingeschränkte Mentalisierungsfähigkeit berücksichtigen. Ein weiteres Argument für diese Sichtweise ist: Übertragung und Gegenübertragung enthalten Bindungsthemen. Bindungsbeziehungen enthalten per se eine Gefahr zur Einschränkung der Mentalisierung, insbesondere wenn sie affektiv negativ und hoch aufgeladen sind.

Der Therapeut verwendet bei seinem Versuch der Aufklärung der Übertragungsproblematik in dieser Episode Ich-Botschaften. Er versucht eine Aufklärung dessen, was im Hier und Jetzt passiert. Er gibt durch die Ich-Botschaften zu verstehen, dass es sich um seine persönliche Wahrnehmungen handelt und nicht um eine »richtige« Wahrnehmung und »objektive« Interpretation. Der Patient kann dadurch seine Wahrnehmung und Ansicht leichter gegenüberstellen. Auch diese werden als gültig angenommen und festgehalten. Im Gegensatz zur klassischen psychoanalytischen Technik der Bearbeitung von Übertragung und Gegenübertragung wird hier auch auf Deutungen mit genetischem Inhalt verzichtet. Genetisch hätte man zum Beispiel deuten können, dass Georgio S. sich möglicherweise vom

23 In den allermeisten Fällen sind klassische psychoanalytische Übertragungsdeutungen hoch riskant, aber gerade bei schweren strukturellen Störungen kann in manchen Fällen eine Übertragungsdeutung zu beeindruckend positiven Ergebnissen führen (Jopling et al. 2014, paper presented at the SPR-Meeting Copenhagen, abstract: 57). Dies mag daran liegen, dass gerade in einem Moment besonders starker Verzerrung von interpersonaler Problematik die Verzerrung schlagartig bewusst werden kann.

Therapeuten wie früher in einer als bedrohlich erlebten Situation von seiner Mutter allein gelassen fühlt.

Georgio L. wird in der realen Situation vom Therapeuten allein gelassen: einerseits weil der Therapeut in seinen Interventionen eher neutral bleibt (um die Affekte nicht weiter zu verstärken), andererseits weil er dem Patienten reale Hilfe versagt (u.a. aus seiner Begrenztheit begründet). Dies kann im mentalisierungsorientierten Ansatz zum Übertragungsthema werden.

3.6 Sechste Episode: Dissoziationen als Pseudomentalisierung

Teil I: Angst, das Gehirn könnte überfordert sein

Ein typisches Merkmal der therapeutischen Kommunikation bei Georgio L. ist die dissoziative Einfärbung seiner Kommunikation. Dies bezieht sich nicht nur auf Themen, die mit dem Trauma in Zusammenhang stehen, denn die dissoziative Einfärbung ist »generalisiert«. Dissoziationen können einen ganz unterschiedlichen Charakter und unterschiedliche Intensität haben.

> *P:* Es ist mir jetzt bewusst geworden, dass es diese Sachen gibt. Ich setze mich damit auseinander. Ich habe verschiedene Fachbücher über Dissoziationen gelesen. Was es da an Forschung gibt. Eine Person dissoziiert, weil es ihr zu viel ist. Sie verteilt es dann auf mehrere Personen. Ich fand es sehr interessant und nachvollziehbar. Eine Person kann dann den Teil bewältigen, aber den Rest nicht. Und dann ist da noch eine weitere Person, die kann dann den anderen Teil bewältigen.
> *T:* So wie bei einem Schauspiel, in dem eine Problematik auf einzelne Rollen verteilt wird?
> *P:* Das ist sehr plausibel und logisch. Jeder übernimmt einen Teil. Es ist plausibel. Ich finde es logisch. Ja. Es kommen verschiedene Aspekte hoch. Sie sind ja da. (Georgio L. lacht verlegen.)
> *T:* Das habe ich jetzt nicht verstanden. Es ist mir zu abstrakt. Ich kann es wenig mit konkreten Dingen, die ich von Ihnen erinnere

und Gefühlen, die jetzt bei Ihnen sein mögen, verbinden. Ist es so? Mit den anderen Dingen die Sie vorhin noch erzählt haben, da war es anders für mich.

P: Dass meine Mutter mich nicht geschützt hat, das war schon immer da und ist mir klar.

T: Das, was Sie jetzt von ihrer Mutter sagen, hat mit der Gewalttätigkeit ihres Vaters und dem sexuellen Missbrauch zu tun. Erinnere ich das richtig? Schätze ich das so richtig ein?

P: Ich habe den Eindruck, da ist so ein Prozess in Gang. Ein Prozess, wo ich von diesem Kindlichen, dem Unbewussten, dem völlig Chaotischen auf eine Ebene komme …

T: Wie geht es Ihnen gefühlsmäßig, wenn Sie jetzt sprechen? Spüren Sie etwas, z. B. körperlich etwas? Oder ist da ein Gefühl?

P: Also ich merke den Stress, dass wenn ich Therapie mache, dass es schlimmer werden könnte oder wird.

T: Da ist der Stress wieder, die Befürchtung, dass es schlimmer werden kann, wenn Sie die Therapie machen?

P: Dass mein Gehirn überfordert ist. Logisch ist das ja eigentlich nicht, dass mein Gehirn überfordert ist.

T: Wie ist das jetzt, wenn Sie befürchten, ihr Gehirn könnte überfordert sein? Oder ist ihr Verstand im Moment überfordert?

P: (Georgio lacht.) Nein. Bei der Arbeit ist es anders. Da funktioniert das, und da muss ich an das nicht denken.

T: Es hängt von den Themen ab, die Sie beschäftigen. Ist es so?

P: Ja, natürlich.

T: Können Sie mal versuchen, sich darauf konzentrieren, den Raum hier wahrzunehmen? Sie kennen das ja aus der Klinik. Lassen Sie sich dabei Zeit und nehmen Sie bitte ein paar Dinge, die Sie sich im Raum aussuchen, sorgfältig wahr. Was sehen Sie? Zum Beispiel die Fenster. Und jetzt nehmen Sie wahr, wie Sie atmen. Wie geht es Ihnen jetzt?

P: Es wird besser.

T: Ich habe die Idee – wenn ich es von außen betrachte, werden Sie von Ihrer Phantasie mitgerissen. Kann das sein, dass das so ist?

P: Ja, das war eben eine wichtige Erkenntnis.

T: Was war eine wichtige Erkenntnis? Ich bin nicht so sicher, was Sie meinen.
P: Das mit dem Stress, dass mein Gehirn überfordert ist. Und dass dann die Phantasien, mein Gehirn funktioniert nicht mehr, so wie es früher nicht funktioniert hat, mir wieder Stress machen.
T: Wie geht es Ihnen jetzt?
P: Ich fühle mich realer. Ja, es ist schon so.

Kommentar: Die Funktion der Dissoziation als Reaktion auf Bedrohung wird deutlich. Die Bedrohung liegt jetzt in der Therapie, deren Inhalte sich auf das Trauma hin bewegen. Gleichzeitig werden die Dissoziationen selbst bedrohlich.

Der Therapeut versucht, Georgio L. im Hier und Jetzt zu halten und auf den Affekt zu zentrieren. Hier kann sich der Therapeut durchaus auf Freuds Diktum berufen, dass der Feind nicht in der Abwesenheit erschlagen werden kann: »[…] aktuell und manifest machen, denn schließlich kann niemand im absentia oder in effigie erschlagen werden« (Freud 1912: 63). Der Therapeut wird dabei aktiv und bittet den Patienten, einen Achtsamkeitsfokus (Huppertz et al. 2013) zu suchen *(T: »Können Sie mal versuchen, sich darauf zu konzentrieren, den Raum hier wahrzunehmen?«).* Die Anspannung (Arousal) war zu sehr angewachsen. Achtsamkeitsübungen können Stress reduzieren.

Obwohl Georgio L. zunächst von unterschiedlichen Personen in sich spricht, bleibt er sich sicher, dass dies Phantasien sind, dass er sich als Einheit begreift. Zudem gibt es keine Anzeichen dafür, dass er als eine Person Dinge erlebt, an die er sich nicht erinnern kann, es sei denn, sie standen im direkten Bezug zum Trauma. Georgio L. benutzt den Ausdruck »Gehirn«; der Therapeut übersetzt den Ausdruck für sich mit »Verstand«. Der Begriff »Gehirn« ist biologisch verstehbar und damit konkretistisch. Der Ausdruck »Verstand« bezieht die Psyche mit ein.

Die Szene zeigt auch, dass Psychoedukation allein nicht helfen kann, aber ergänzend wichtig ist. Georgio L. wird von seinen Phantasien, dass er verrückt sein könnte, entlastet. Dass er die Theorie zur Dissoziation logisch findet, erleichtert ihn. Es ist eine gute Einsicht, aber er hat trotzdem Angst, weil er es nicht unter Kontrolle hat. Die eigenen emotionalen und kognitiven Reaktionen als eine Reaktion des Gehirns zu verstehen, ist selbst eine Dissoziation.

Teil II: Die Angst, tot zu sein

Beginn der nächsten Stunde:

T: Wie geht es Ihnen?

P: Es war ein bizarres Wochenende. Nach der letzten Sitzung tauchte eine alte Phantasie wieder auf. Wenn ich dann auf der Arbeit bin, ist sie weg. Die Phantasie, ich bin tot. Jetzt ist sie weit weg. Meine Oma hat mit immer von den Engeln im Himmel erzählt und vom Tod und Jesus. Die hat das so ausgemalt. Vater wollte ja, dass ich immer zu der gehe. Ich habe am Wochenende ein Bild dazu gemalt. Ich dachte mir, ich bilde mir ja vielleicht nur ein, lebendig zu sein. So unwirklich.

T: Ist es angenehm und gut für Sie, sich in diese Phantasie zu begeben?

P: Sie ist halt da.

T: Ich bin tot, das ist ja eine Phantasie oder? (Georgio L. lacht.)

P: Ja, ich weiß nicht. Es gibt die rationale Person, die im Berufsleben steht.

T: Sie sagen, Sie wissen es nicht. Wenn Sie sagen, ich habe die Phantasie, ich bin tot, wollen Sie dann sagen, dass Sie nichts spüren?

P: Ja, das kann sein.

T: Wie ist es im Moment? Was nehmen Sie im Moment wahr?

P: Na ja, ich bin jetzt hier und Sie sind auch hier. Natürlich sind es Phantasien worüber ich rede.

T: Ich bleib mal bei Ihnen, nicht bei den Phantasien. Spüren Sie etwas im Moment? Vielleicht Angst?

P: Also Angst weniger. Die Phantasien sind da. Ich habe generell Stress. Es kommen mir gewisse Erkenntnisse auf einer problematischen Ebene.

T: Das verstehe ich nicht. Es geht mir zu schnell. Ein Bild löst das nächste ab. Ich gehe mal zurück zu dem, was Sie davor sagten: Wenn ich ganz persönlich denke, ich wäre tot, das macht mir persönlich doch Angst. Aber wie ist es bei Ihnen jetzt?

Kommentar: Die Intervention des Therapeuten ist ein »Stop and Rewind«. Allerdings kann der Therapeut nicht zu dem Punkt zurückgehen, an dem die Mentalisierung zusammengebrochen ist. Die Pseudomentalisierung hat hier einen gewissen »chronischen« Charakter. Der Therapeut geht zu dem Punkt zurück, an dem er noch den Eindruck hatte, er verstehe noch etwas.

P: Ja, sicher, deswegen habe ich ja ein hohes Stresslevel, höher als früher. Natürlich ein hohes Stresslevel. Nicht die Sicherheit haben, dass man nicht tot ist. Es ist neu in Bearbeitung. Es war immer unterschwellig da. Deswegen ist mein Cortisol-Spiegel auch so hoch. Ich werde deshalb davon aber nicht total vereinnahmt.
T: Beunruhigt Sie im Moment etwas?
P: Es sind keine neuen Sachen, es sind die alte Sachen, die dramatisch werden, die näher rücken. Die Phantasie – ich bin tot – beschäftigt mich schon seit Jahrzehnten. Sie wird nur an die Oberfläche gespült. Die Phantasie ist halt da. Ich habe keinen Beweis, dass ich lebendig bin. Ich habe keinen Beweis, dass ich tot bin. Ich habe keinen Totenschein. Es stellt mir niemand ein Zeugnis aus, dass ich lebe.
T: Wie bitte?
P: (Lacht.) Ja, das ist halt ziemlich schwierig.
T: Wer lebt, spürt was. Spüren Sie was?
P: Ja, die Großmutter hat mir so was erzählt mit Engeln und dass die Leute im Himmel wieder lebendig sind. Das sind Dinge die gewesen, die mich als Kind total verwirrt haben. Nach dem, was ich da früher erlebt habe, habe ich mich in diesen Phantasien bewegt. Ich habe nichts mehr gespürt und nichts mehr richtig wahrgenommen nach dem, was mit meinem Vater passierte.
T: Es ist wie eingefroren gewesen – ist es so?
P: Ja – wie tot, ich fühlte gar nichts, Stress.
T: Und wie ist es jetzt?
P: Manchmal denke ich, ich bin tot manchmal nicht.
T: Und jetzt im Moment?
P: Ja klar, ich bin lebendig.

T: Und wodurch ändert sich das, was Sie über sich denken?
P: Weiß nicht.
T: Kann es mit dem Trauma zusammenhängen?
P: Ja damit hängt es sicher zusammen, das hab ich eben ja gesagt.
T: Aber der Zusammenhang ging mir schnell verloren. Geht es Ihnen auch so?
P: Die Gedanken kommen ja von dort. Die kommen von früher.

Kommentar: Zum Schluss wird deutlich, dass die Phantasie »Ich bin tot« Georgio L.s Wahrnehmung enthält: Ich bin ohne Gefühl, ich bin eingefroren. Es ist die oben beschriebene dissoziative Loslösung. Die Interventionen sind Versuche, die Pseudomentalisierung des Patienten aufzulösen. Die Versuche sind mühsam. Es gelingt zum Teil. Dabei wird deutlich, dass die Pseudomentalisierung ein Schutz gegen seine Ängste sind. Der Patient spricht im ersten Teil darüber, dass er Angst (»Stress«) hat, den Verstand zu verlieren. Im zweiten Teil wird das Eingefroren sein als die Angst, tot zu sein, phantasiert. Das Peudomentalisieren erfolgt bei Georgio L. implizit und schnell. Der Therapeut versucht das Mentalisieren explizit zu machen, den Mentalisierungsvorgang zu entschleunigen, zu verlangsamen.

Am Ende einer Stunde zieht Georgio L. Bilanz:
P: Ich merke, dass ich mich durch die Zeit hier verändert habe. Ich kann besser mit Situationen, in denen die Anspannung steigt, umgehen. Ich bin insgesamt auch entspannter. Eine Mitarbeiterin sagte: »Du bist umgänglicher geworden.«

Kommentar: Dies ist kein Happy End. Der Therapeut hat durch ein authentisches Beziehungsangebot auf Augenhöhe sehr beharrlich versucht, den Bezug zur Realität, den Bezug zum Erleben und die Affektdifferenzierung weiter zu entwickeln. Dies könnte zu dieser positiven Zwischenbilanz geführt haben.

KAPITEL 4

Mentalisierungsbasierte Therapieansätze in der Jugend

Die Diagnose »Störung des Sozialverhaltens«

Für Kinder und Jugendliche wird im Englischen der Begriff »Conduct Disorder« (Verhaltensstörung) verwendet, der auch als Diagnose ins neue DSM-5 aufgenommen wurde. Im deutschsprachigen Raum ist die Diagnose »Störung des Sozialverhaltens« (SSV) aus dem ICD-10 geläufiger. Beide Diagnosen werden dann vergeben, wenn wiederholt und durchgehend Verhaltensmuster auftreten, die Grundrechte anderer oder altersgemäße soziale Regeln verletzen.

Das DSM-5 stellt die Diagnose »Störung des Sozialverhaltens«, wenn der Patient mindestens drei der folgenden Verhaltensweisen in den letzten zwölf Monaten gezeigt hat:

- Der Patient bedroht andere oft oder ist häufig in Bullying verwickelt,
- initiiert häufig Schlägereien,
- hat eine schwer gesundheitsgefährdende Waffe eingesetzt,
- hat körperliche Grausamkeit an anderen verübt,
- hat Tiere grausam gequält,
- hat andere beraubt,
- hat jemanden zu sexuellen Handlungen gezwungen,
- hat willentlich Brandstiftung begangen,
- hat absichtlich das Eigentum anderer zerstört,
- ist in ein fremdes Haus oder Auto eingebrochen,
- lügt zum eigenen Vorteil oder um Verpflichtungen zu entgehen,
- hat Dinge von erheblichem Wert gestohlen,
- ist vor dem Alter von 13 Jahren von zu Hause weggelaufen, und
- ist vor dem Alter von 13 Jahren regelmäßig der Schule ferngeblieben.

Störungen des Sozialverhaltens sind eine heterogene Störungsgruppe, dem viele verschiedene andere Probleme zugrunde liegen können, von Adoleszenzkrise, Trauma, Narzissmus, Impulsivität, Hyperaktivität bis zur Psychopathie. Auch weil die Liste an möglichen Symptomen sehr lang ist, sind höchst unterschiedliche Phänomene und Verlaufsformen beobachtbar. Da die Diagnose sehr stark am Verhalten orientiert ist, besteht zudem die Gefahr, passageres antisoziales Verhalten in der Adoleszenz mit einer fortbestehenden Erkrankung, die mit strukturellen Defiziten und oftmals frühen Traumatisierungen einhergeht, zu vermischen. Zwei Ansatzpunkte sollen dabei helfen, besonders gefährdete Jugendliche bereits in der Anfangsdiagnostik bestimmen zu können. Bei der Störung des Sozialverhaltens nach DSM-5 werden zwei Subformen unterschieden, wobei der frühere Beginn ein höheres Risiko trägt, im Erwachsenenalter psychopathologisch auffällig zu sein:

a) Der Beginn der Störung in der Kindheit wird dann diagnostiziert, wenn eines der Symptome bereits vor dem 10. Geburtstag gezeigt wurde.
b) Der Beginn der Störung in der Adoleszenz wird dann vergeben, wenn keines der Symptome vor dem 10. Geburtstag gezeigt wurde.

Noch existieren keine differentiellen Therapieangebote für die verschiedenen Verlaufsformen; für die individuelle Therapieplanung kann dies jedoch dennoch bedeutsam sein, da ein früher Beginn auf eventuell auf frühe Impulsprobleme zurückzuführen ist und somit die strukturelle Beeinträchtigung stärker ausgeprägt sein kann als bei den später einsetzenden Störungen des Sozialverhaltens.[24]

24 Auch könnte ein früher Beginn auf eine weitere Subgruppe verweisen, die als Spezialfall neu in das DSM-5 aufgenommen wurde. Hierbei handelt es sich um die Beschreibung eingeschränkter prosozialer Emotionen (»callous-unemotional«). Damit ist gemeint, dass ein Individuum mit Verhaltensstörung sich zusätzlich durch mindestens zwei der folgenden Merkmale auszeichnet, die sich in verschiedenen Beziehungen in den letzten zwölf Monaten gezeigt haben müssen: fehlende Reue oder Schuldgefühle, Mangel an Empathie, mangelnde Sorge über die Folgen des eigenen Handelns, schwacher oder eingeschränkter Affekt. Damit wird ein stärker auf die Persönlichkeit des Jugendlichen abzielender Aspekt in Klassifikation aufgenommen, der sich auf das Konzept der Psychopathie bezieht.

Die Prävalenz, eine Störung des Sozialverhaltens (SSV) zu entwickeln, liegt bei Kindern und Adoleszenten in Deutschland nach einer repräsentativen Stichprobe (n = 2863) bei 7,8 % (Ravens-Sieberer et al. 2007).

Dissoziale und aggressive Verhaltensweisen sind bei Jugendlichen relativ häufig und stellen ein ubiquitäres Phänomen in den westlichen Gesellschaften dar. Moffitt (1993) geht davon aus, dass über 70 % der Adoleszenten antisoziales Verhalten zeigen, welches seinen Höhepunkt mit ca. 17 Jahren hat und danach kontinuierlich weniger wird. Somit können die Jugendlichen ohne antisoziales Verhalten als Minderheit angesehen werden. Diese Gruppe zeigt also antisoziales Verhalten, das zeitlich auf die Adoleszenz begrenzt ist (»adolescence-limited«). Allerdings bezieht sich das »normale« antisoziale Verhalten vorrangig auf nicht gewalttätige Handlungen, wie z. B. auf Ladendiebstahl oder Fahren ohne Führerschein. Während für die meisten Jugendlichen ein gelegentliches, episodenhaftes, antisoziales und delinquentes Verhalten eine Begleiterscheinung ihrer Entwicklung ist, was als notwendiger Prozess im Rahmen der Herstellung sozialer Autonomie, Identitätsbildung sowie dem Erlernen sozialer Regeln gesehen wird (Moffitt et al. 2002), sind jugendliche Mehrfach- und Intensivtäter davon abzugrenzen.

Besonders gewalttätiges Verhalten kann fast immer als Hinweis auf eine Entwicklungsstörung angesehen werden (Fonagy 2006). Neben der passager-antisozialen Gruppe kann von einer zweiten Gruppe ausgegangen werden, die vermutlich bereits vor der Adoleszenz auffällig war (»early onset«) und potenziell lebenslang auffällig bleiben kann (»life-course-persistent«). Nach mehrfach replizierten empirischen Untersuchungen handelt es sich dabei um eine Minderheit junger Delinquenter mit ca. 5–15 %, von denen der überwiegende Anteil der jugendlichen Delikte begangen wird (Piquero et al. 2007).

Bei diesen extrem antisozialen Jugendlichen liegt die Diagnose einer antisozialen Persönlichkeitsstruktur bzw. einer Persönlichkeit im Sinne psychopathischer Definition nahe, die sich eindeutig von phasenweise antisozialem Verhalten im Rahmen einer adoleszenten Krise differenzieren lässt. Obwohl über die Entwicklung antisozialen Verhaltens viele Fakten aus Längsschnittstudien bekannt sind, fehlen jedoch in den Klassifikationen aktuell diagnostische Abgrenzungen zur frühzeitigen Identifikation Adoleszenz-limitierter und potentiell lebenslanger Auffälligkeit. Die Integration der Beschreibung eingeschränkter prosozialer Emotionen (»callous-unemotional«) ist ein erster Schritt für eine differentialdiagnostische Einschätzung antisozialer Jugendlicher.

Risikofaktoren, Komorbiditäten und Verläufe von Störungen des Sozialverhaltens

Die häufigsten komorbiden Störungen sind das oppositionelle Trotzverhalten, das Aufmerksamkeits-Hyperaktivitäts-Defizit-Syndrom und Drogenmissbrauch (Burke et al. 2010). Darüber hinaus konnte gezeigt werden, dass bis zu 17% der Patienten ebenfalls die Kriterien für eine Posttraumatische Belastungsstörung (PTBS) erfüllen (Allwood et al. 2008). Auch dies sollte bei der individuellen Fallplanung am Anfang einer Therapie berücksichtigt werden.

Es werden sowohl genetische als auch umweltbezogene Risikofaktoren angenommen, die mit der Entstehung einer Störung des Sozialverhaltens bei Kindern und Jugendlichen in Zusammenhang stehen (Jaffee 2005). In Bezug auf die Umweltfaktoren wurden insbesondere Risikofaktoren beschrieben, die auf dysfunktionalen Eltern-Kind-Interaktionen basieren, und mit einer schlechten Prognose zusammenhängen. Die stärksten Prädiktoren einer negativen Entwicklung waren kritische Lebensereignisse wie Trennung und Scheidung der Eltern, Verlust eines Elternteils sowie physischer und sexueller Missbrauch (Loeber et al. 2002; Moffitt et al. 2002). Risikofaktoren wirken sich dabei stärker aus, wenn diese akkumuliert auftreten (Maugham & Rutter 2001). Allerdings können Risikofaktoren in ihrer negativen Wirkung durch sogenannte Schutzfaktoren, wie z.B. Intelligenz oder soziale Unterstützung, eingedämmt werden (Lösel & Bender 2003). Eine kürzlich veröffentliche repräsentative US-amerikanische Studie (n = 34.653) zeigte, dass Missbrauchserfahrungen in der Kindheit das Risiko für Jungen an einer Störung des Sozialverhaltens zu erkranken zweifach und bei den Mädchen fünffach erhöhen (Afifi et al. 2011). Andere Studien betonen, dass Mädchen mit SSV zusätzlich höhere Komorbiditätsraten für internalisierende Erkrankungen wie Depression, Angststörungen und Suizidalität aufweisen (Lehto-Salo et al. 2009). Daher wird bei der weiblichen Störung des Sozialverhaltens von einem »Gender-Paradox« gesprochen. Damit wird beschrieben, dass Mädchen in vielen epidemiologischen Studien zwar seltener diagnostiziert werden, aber dass Mädchen oftmals aufgrund der höheren Komorbiditäten eine schlechtere Prognose aufweisen als Jungen (Wasserman et al. 2005).

Frühe Steuerungsprobleme gehen häufig antisozialem Verhalten im Erwachsenenalter voraus. 60 % bis 90 % der Personen mit der Diagnose einer Antisozialen Persönlichkeitsstörung (ASPS) weisen eine Diagnose einer Störung des Sozialverhaltens im Kindes- oder Jugendalter auf (Loeber et al. 2002). Darüber hinaus entwickeln fast die Hälfte der Jungen mit Störung des Sozialverhaltens eine Antisoziale Persönlichkeitsstörung im Erwachsenenalter (Ridenour et al. 2002). Allerdings besteht nicht nur dieses Risiko; darüber hinaus kann eine Störung des Sozialverhaltens in Kindheit und Jugend im Erwachsenenalter zu Angststörungen, Depression, Drogenabusus und bipolaren Erkrankungen führen (Kim-Cohen et al. 2003). Damit zeigt sich, dass eine Störung des Sozialverhaltens im Kindes- und Jugendalter mit erheblichen gesundheitlichen Risikofaktoren für die Zukunft der betroffenen Person einhergehen kann und daher eine sehr behandlungsbedürftige Störung darstellt. Des Weiteren leiden andere an Personen mit Störungen des Sozialverhaltens, im Sinne einer eingeschränkten Lebensqualität, emotionalem Stress bis hin zu psychischen und körperlichen Verletzungen, da diese Erkrankung häufig mit Viktimisierungen anderer einhergeht (Boxer & Frick 2008).

Der Aspekt der überdauernden Gefühllosigkeit wird als differentialdiagnostisch bedeutsam für die Prognose und Behandlungsempfänglichkeit eingeschätzt und wurde in die Überarbeitung des DSM-5 aufgenommen (Moffitt et al. 2008). Kinder und Jugendliche mit einer ausgeprägten Gefühllosigkeit oder Gefühlskälte weisen eine besonders schlechte Prognose im Sinne chronischer Kriminalität auf (Leistico, Salekin, DeCoster & Rogers 2008) und reagieren schlechter auf therapeutische Intervention (Harris & Rice 2007).

Kinder mit einer Störung des Sozialverhaltens und zusätzlicher Gefühlskälte haben ein stärkeres Bedürfnis nach Stimulation (»Sensation-Seeking«) (Frick et al. 1999), reagieren weniger auf Bestrafung (Kimonis et al. 2006), haben Defizite in der Moralentwicklung (Blair 1999) und zeigen eine eingeschränkte Fähigkeit, Angst und Trauer bei anderen zu erkennen (Blair et al. 2001).

Mentalisierungsfähigkeiten scheinen einen Schutzfaktor im Hinblick auf proaktives aggressives Verhalten darzustellen. So zeigte sich in einer Studie an 129 Jugendlichen, dass psychopathische Persönlichkeitseigenschaften nur dann mit aggressivem Verhalten in Verbindung stehen, wenn gleichzeitig geringe bindungsbezogene Reflexionsfähigkeiten vorhanden waren (Taubner et al. 2013).

Evidenzbasierte psychotherapeutische Behandlungsansätze bei Jugendlichen mit Störungen des Sozialverhaltens

Lipsey (2009) konnte in einer Metaanalyse zur Behandlung von jugendlichem antisozialen Verhalten eindrucksvoll zeigen, dass therapeutische Interventionen im Vergleich zu rein wiedergutmachenden (restorativen) Programmen und Interventionen, die auf einer erhöhten Kontrolle oder Sanktionen aufbauen, die höchste Wirksamkeit zeigen. Bei der Betrachtung dieser verschiedenen Interventionsphilosophien zeigte sich insbesondere, dass disziplinarische Reaktionen die Rückfallwahrscheinlich sogar erhöhen. Daher erscheint eine therapeutische Intervention als Reaktion auf antisoziales Verhalten in der Jugend als die vielversprechendste.

Es existieren verschiedene therapeutische Angebote, die sich bei der Behandlung von Störungen des Sozialverhaltens in Kindheit und Jugend als wirksam erwiesen haben (Boxer & Frick 2008; vgl. Kazdin 2004; Nock 2003; Weisz et al. 2013).

> International gesehen sind die verhaltensbezogenen Elternprogramme diejenigen Interventionen, die am besten beforscht sind und als erste Wahl für eine erfolgreiche Behandlung der kindlichen Störungen des Sozialverhaltens angesehen werden (Carr 2009; für Überblicksarbeiten vgl. Chorpita et al. 2011; Eyberg et al. 2008).

Als evidenzbasiert und damit etabliert werden Verfahren beurteilt, die in mindestens zwei experimentellen Studien von unabhängigen Forschergruppen eine Überlegenheit des Verfahrens gegenüber einer pharmazeutischen, Placebo oder anderen psychotherapeutischen Interventionen zeigen kann (Silverman & Hinshaw 2008). Als »wahrscheinlich wirksam« gelten Therapiemethoden, die durch mindestens zwei experimentelle Studien die Überlegenheit des Verfahrens gegenüber Wartelistengruppen zeigen konnten. In Bezug auf die psychotherapeutische Behandlung von Kindern und Jugendlichen mit Störungen des Sozialverhaltens zeigt sich, dass nur eine Methode als etabliert bezeichnet werden kann: das »Parent Management Training – Oregon Model«. Andere Ansätze sind dem Bereich der wahrscheinlich wirksamen Therapien zuzuordnen, wie KVT im Einzel- und Gruppensetting, verhaltensbezogene Eltern-Trainings und Multisystemische Therapien (Weisz et al. 2013).

Weitergehende Analysen der Wirksamkeitsstudien zeigen, dass insbesondere eine Verbesserung der elterlichen Fürsorgequalität und der allgemeinen Familienqualität positive Veränderungen der Symptomatik der Störungen des Sozialverhaltens verfahrensunabhängig erklären (Weisz et al. 2013).

Neuere Ansätze schlagen modularisierte Therapiekonzepte vor, die sich flexibel auf die jeweiligen Bedürfnislagen der Jugendlichen mit ihren verschiedenen Komorbiditäten auswirken und plädieren zudem für eine Kombination aus Einzel- und Familientherapeutischen Ansätzen. In einer ersten systematischen randomisierten Studie zeigte sich, dass modulare Ansätze bei Jugendlichen mit Depression, Angst und Störung des Sozialverhaltens den manualisierten, störungsspezifischen Verfahren sowie dem Treatment-As-Usual überlegen sind (Weisz et al. 2012).

Kritisch einzuwenden ist, dass die meisten Metaanalysen sich auf den englischsprachigen Raum konzentrieren und zwar besonders auf Studien in den USA. Im deutschsprachigen Bereich werden zur Behandlung antisozialen Verhaltens in der Jugend vorrangig Trainingsangebote wie das Anti-Aggressionstraining und das Soziale-Kompetenz-Training angeboten. Erste Untersuchungen auf hohem wissenschaftlichen Niveau zur Effektivität des Sozialen Trainings im deutschsprachigen Bereich wurden vom Kriminologischen Forschungsinstitut Niedersachen vorgelegt. In einer Studie an 465 männlichen Erstinhaftierten wurden 14–24-Jährige mit und ohne Soziale-Kompetenz-Training im Hinblick auf Legal- und Sozialbewährung verglichen (Boxberg & Bosold 2009). Unterschiede zwischen den Gruppen waren nur im Hinblick auf einen verringerten Alkoholkonsum der Behandlungsgruppe messbar. Darüber hinaus hatte das Soziale-Kompetenz-Training keine sonstigen Effekte auf die Legal- und Sozialbewährung der Teilnehmer. Das Anti-Aggressivitäts-Training (AAT) ist als kognitiv-behaviorales Gruppentraining konzipiert (Weidner 1995) und hat trotz der Kontroversen um die Methode des »heißen Stuhls«, bei dem ein Teilnehmer verbal provoziert wird, eine weite Verbreitung im Jugendstrafvollzug gefunden (Bosold et al. 2006). Es zeigte sich in Bezug auf die Wirksamkeit des AAT eine vorübergehende Verringerung der Gewaltbereitschaft und eine erhöhte Verantwortungsübernahme für die Tat sowie im Rahmen der bisher einzigen randomisierten Studie eine Verbesserung des Selbsterlebens in sozialen Kontexten (Weichold 2004). Insgesamt ist jedoch in den wenigen unabhängigen Studien mit Kontrollgruppendesign keine Wirkung des AAT auf das antisoziale

Verhalten messbar und eine langfristige Wirkung nach der Haftentlassung wird von den meisten Autoren bezweifelt (Bosold & Lauterbach 2010; Ohlemacher et al. 2001; Weichold 2004). Aufgrund der internationalen Ergebnisse der Wirksamkeitsstudien zu gruppenbasierten Therapie- oder Trainingsansätzen wird bei Störungen des Sozialverhaltens ein gruppenbasiertes Angebot nicht empfohlen. Hier scheinen Gruppen antisoziales Verhalten im schlimmsten Falle sogar zu stabilisieren, da Adoleszente mehr von ihren delinquenten Peers lernen als von erwachsenen Therapeuten oder Trainern.

Allen bisher evidenzbasierten Therapieansätzen ist gemeinsam, dass sie ihre Stärken eher im Bereich der Reduktion des Problemverhaltens haben und sich weniger effektiv im Sinne der Verbesserung des allgemeinen Funktionsniveaus darstellen.

Es erscheint daher notwendig, Therapieformen weiter zu entwickeln, die auch bei älteren Jugendlichen erfolgreich sind, modular aufgebaut sind (Kombination von Eltern- und Einzeltherapie) und das allgemeine Funktionsniveau der Patienten verbessern. Dies könnte von einer für Adoleszente mit Störungen des Sozialverhaltens zugeschnittenen MBT-Therapie erwartet werden, die im Folgenden zunächst vor dem Hintergrund des Stands der Forschung und später anhand eines Einzelfalls begründet werden soll.

Bindung und Mentalisierung in der Adoleszenz

In der Adoleszenz werden gleichzeitig mit der Ablösung von den primären Bezugspersonen Beziehungen zu Gleichaltrigen (Peers) von immer größerer Bedeutung (Allen 2008). Hierbei wird eine Entwicklung durchlaufen, in der immer mehr Funktionen von den primären Bezugspersonen auf die Peers übertragen werden, wie z. B. die Quelle für Intimität, für Informationen über die soziale Umwelt, für die Spiegelung und Bewertung des eigenen Verhaltens und vieles mehr (Ainsworth 1989; Hartup 1992). Die Qualität der Peer-Beziehungen wird durch die Bindungsrepräsentationen zu den primären Bezugspersonen deutlich beeinflusst (Bowlby 1969; Larose & Bernier 2001; Spangler & Zimmermann 1999).

In der Adoleszenz wird die Fähigkeit entwickelt, abstrahierter und elaborierter zu mentalisieren (Fonagy et al. 2002). Anstelle von simplen Basisemotionen können nun auch komplexere Emotionen wie Eifersucht und Missgunst attribuiert werden. Ein weiterer adoleszenter Entwicklungsschritt (Fonagy et al. 2002), ist die Reflexion eigener Gefühle in Beziehungen, nicht nur in situationsspezifischen konkreten Aspekten, sondern auch in abstrakteren Kategorien. Diese Veränderungen des Mentalisierens machen die Welt aus der Sicht der Adoleszenten komplizierter und teilweise verwirrender (ebd.). Dies führt im Zusammenhang mit der Loslösung von elterlichen Beziehungen und dem stärkeren Einfluss von Peer- und romantischen Beziehungen dazu, dass die Adoleszenten zeitweise in einen »gedankenlosen« Status regredieren, Mentalisierung generell vermeiden oder zur Hypermentalisierung neigen. Diese Instabilität der Mentalisierungsfähigkeit in der Adoleszenz ist allerdings in der empirischen Forschung bisher größtenteils unbeachtet geblieben (Borelli et al. 2014; Rutherford et al. 2012).

Fonagy und Kollegen (2002) haben sich zunächst auf der Grundlage klinischer Studien zum Schicksal der Mentalisierung in der Adoleszenz geäußert und sehen den Anstieg psychopathologischer Erkrankungen in dieser Lebensphase eng mit der Mentalisierungsfähigkeit verbunden, wobei sie den Ursprung von Mentalisierungsdefiziten auf Fehlabstimmungen und missbräuchliche Erfahrungen in den frühen Bindungsbeziehungen zurückführen. Diese Auffassung steht jedoch im Kontrast zu den bisherigen Studien zur Entwicklung der Mentalisierungsfähigkeit in der normal verlaufenden Adoleszenz. Jugendliche in der mittleren Adoleszenz (15 bis 18 Jahre) erreichen während eines Adult-Attachment-Interviews fast das gleiche Mentalisierungsniveau wie Erwachsene in nicht-klinischen Stichproben (Cropp, Alexandrowicz & Taubner, im Review). Zumindest in Interviewsituation ohne Peer-Druck können Adoleszente daher ähnlich gut über Bindungsbeziehungen nachdenken wie Erwachsene. Das Ergebnis ergänzt die aktuelle Adoleszenzforschung, die zeigen kann, dass Adoleszente lebensphasentypische Konflikte unter Beibehaltung der Beziehung zu den Eltern lösen können und auch in der Adoleszenz die Bindung zu den Eltern höchst bedeutsam bleibt (Taubner, Zimmermann, L., Ramberg & Schröder, im Druck).

Allerdings scheint der oder die Adoleszente trotz der bereits ausgeprägten Mentalisierungsfähigkeiten eine besondere Stressanfälligkeit aufzuweisen, die auch mit den grundlegenden Veränderungen in Neurotransmitter-Systemen und der Re-Organisation von neuronalen Netzwerken (Abbau synaptischer Kontakte, Zunahme kortiko-kortikaler Verbindungen) zusammenhängt. Hier ist zunächst ein herabgesetzter und im weiteren Verlauf zunehmender Einfluss des präfrontalen Kortex zu beobachten, welcher die Kontrolle von Impulsen ermöglicht. Adoleszente haben gleichzeitig eine erhöhte Aktivität subkortikaler Strukturen, die sie sowohl von Kindern als auch von Erwachsenen unterscheidet. Aufgrund der hohen Dichte der Steroidhormonrezeptoren im Limbischen System werden hormonelle Veränderungen in der Pubertät mit funktionellen und strukturellen Reorganisationsprozessen assoziiert (Konrad 2011).

Die frühe Reifung subkortikaler Areale (Limbisches System) und verzögerte Reifung präfrontaler Kontrollareale (PFC) führen zu einem spezifischen Steuerungsvakuum in der Adoleszenz, da das weiter gereifte Limbische System zunächst die Oberhand über das noch nicht ausgereifte Kontrollsystem gewinnt. Dies kann unter anderem das gesteigerte Risikoverhalten und eine Vulnerabilität im Umgang mit (Bindungs-)Stress, besonders Exklusionsängsten, erklären (ebd). Dabei ist die Reorganisation des adoleszenten Gehirns vorrangig sozial getrieben und stellt langfristige Weichen für das erwachsene Gehirn. Die enorme Plastizität des adoleszenten Gehirns ist somit insbesondere für Umwelteinflüsse (Beziehungserfahrungen, Pädagogik und kultureller Kontext) offen und daher stellt die Adoleszenz im Hinblick auf präventive und therapeutische Interventionen ein besonders wichtiges Entwicklungsfenster dar.

Ein Modell zum Verständnis der Störungen des Sozialverhaltens auf der Grundlage von Mentalisierung und Bindung

Aus der Sicht der Mentalisierungstheorie wird aggressiv-gewalttätiges Verhalten als Zeichen einer gescheiterten Entwicklung von Mentalisierung und einem damit einhergehenden Versagen eines Gewalt-Inhibierungs-Mechanismus gesehen. Affektive Mentalisierung anderer stellt die Grundlage für prosoziales Handeln und insbesondere die Inhibierung von Gewalt dar, weil soziale Individuen mitleiden, wenn ihre Mitmenschen in (emotionale) Notlagen geraten (Blair 1995). Der emotionale Ausdruck von Angst oder Trauer wird nach diesem Modell also helfende Handlungen nach sich ziehen, die beruhigen oder trösten. Nach Blair (2005) existiert eine Hemmschwelle andere durch Gewaltausübung zu verletzen, da dies dem Gewaltausübenden selbst psychischen Schmerz zufügen würde, besonders wenn er oder sie die Ursache der Schmerzen eines anderen ist. Tatsächlich scheint gewalttätiges Verhalten damit in Verbindung zu stehen, dass der Gewalttätige sein Gegenüber nicht als fühlenden und denkenden Mitmenschen wahrnimmt, was normalerweise die Ausübung von Gewalt hemmt.

Longitudinale Studien verweisen wie oben ausgeführt auf Zusammenhänge zwischen Störungen der Eltern-Kind-Beziehung und der Entwicklung von psychischen Störungen im Kindes- und Jugendalter. Es stellt sich nun die Frage, wie die genauen Zusammenhänge einer dsyfunktionalen Eltern-Kind-Beziehung und der Entwicklung einer Störung des Sozialverhaltens aussehen. Die Bindungstheorie stellt dafür einen theoretischen Rahmen dar, der die Grundlage für ein erweitertes Verständnis der ätiologischen Ursachen und Psychogenese der Störungen des Sozialverhaltens ist.

Antisoziales Verhalten tritt verstärkt in der Adoleszenz auf. Während dieser Phase müssen Jugendliche die Beziehungen zu ihren Eltern und Gleichaltrigen im Spannungsfeld zwischen Verbundenheit und Autonomie neu definieren und das könnte für die Bedeutsamkeit der unbewussten inneren Arbeitsmodelle von Bindung insbesondere in dieser Lebensphase sprechen (Allen et al. 1994). Die bisherige empirische Forschung zeigte, dass besonders unsicher-vermeidende Kinder und Jugendliche zu aggressivem Verhalten neigen (Allen et al. 2002). Allerdings hat eine unsicher-vermeidende Bindung nur in Risikogruppen einen Zusammenhang mit erhöhten Aggressionswerten vorzuweisen (Belsky & Fearon 2002), während in Normalstichproben kein solcher Zusammenhang gefunden werden konnte (Deklyen & Greenberg 2008). In einer Pilotstudie konnte gezeigt werden, dass Jugendliche mit einer Störung des Sozialverhaltens im Vergleich zu einer gesunden Kontrollgruppe überzufällig oft eine desorganisierte Bindung aufweisen (Taubner & Juen 2010). Somit könnte die psychogenetische Verarbeitung früher Missbrauchserfahrungen im Sinne einer desorganisierten Bindungsrepräsentation einen Entwicklungspfad darstellen. Allerdings ist ein erhöhter Anteil der desorganisierten Bindung auch für andere klinische Stichproben gefunden worden (z. B. Borderline-Persönlichkeitsstörungen) und erklärt daher nicht, warum es zu den typischen Verhaltensweisen wie z. B. dem gewalttätigen Verhalten kommt.

Derryberry und Rothbart (1997) haben beschrieben, dass Kinder, die in ängstigenden Situationen keine Beruhigung erfahren, zur Bewältigung ihrer Ängste den intentionalen Standpunkt verlassen. Durch diesen Wechsel des Standpunktes wird eine Stimme nur mehr als laut und nicht als wütend erlebt und ein Arm erscheint als erhoben und nicht als drohend. Dass insbesondere angstbezogene Aufgeben des intentionalen Standpunktes wurde bei Kindern mit einer Störung des Sozialverhaltens empirisch belegt (Hill et al. 2008).

Fonagy und Kollegen (2002) sehen eine Inhibierung der Mentalisierung als den Versuch eines Kindes, sich an missbräuchliche Bindungskontexte anzupassen. Da Kinder existentiell von ihren Fürsorgepersonen abhängig sind, ist es zunächst hilfreich, nicht über die mentalen Befindlichkeiten eines misshandelnden Elternteils nachdenken zu müssen. Dies wäre im allgemeinen psychologischen Krankheitsmodell also die psychodynamische Verarbeitung (Mentalisierungshemmung) einer spezifischen Ätiologie (brutalisierte Bindungsbeziehung). Der Zusammenhang zwischen aggressivem Verhalten vor dem Hintergrund unsicherer Bindung und einer niedrigen Mentalisierungsfähigkeit konnte in einigen Studien bereits bestätigt werden (Fossati et al. 2009; Taubner & Curth 2013).

Derryberry und Rothbart (1997) gehen davon aus, dass Kinder, die in Angstsituationen keine Unterstützung und Beruhigung durch ihre primären Bezugspersonen erfahren, vorrangig vermeidende Strategien – ein Ausblenden oder Verleugnen der angstauslösenden Situation – entwickeln, statt innerliche und soziale Bewältigungsmöglichkeiten zu erfahren. Die Autoren beschreiben zwei mögliche Konsequenzen dieser vermeidenden Strategien:

- Das Kind wird weniger aufmerksam für angstauslösende Informationen und kann nicht effektiv und angemessen mit schwierigen sozialen Situationen umgehen, sondern entwickelt unangepasste auf Zwang basierende Bewältigungsformen.
- Das Kind profitiert nicht von den positiven Folgen gefühlter Angst im Sinne von Affektregulation, Impulskontrolle, Empathie und Bewusstsein für Ängstigendes.

Die Ergebnisse verweisen auf die Möglichkeit, dass vermindertes Angsterleben, das besonders bei der Untergruppe der Psychopathie auch neurobiologisch nachweisbar ist (Frick 2006), tatsächlich eine erworbene Furchtlosigkeit darstellt, worauf die klinisch psychoanalytische Forschung bereits hingewiesen hat (Taubner 2008b).

Daher kann die oben beschriebene Gefühllosigkeit oder Empathie-Störung (neurobiologisch etwa als Amygdala-Unterfunktion messbar) auch Folge einer spezifischen Angstverarbeitung sein. Somit würde die Ursache von Steuerungsproblemen und dauerhafter Gefühllosigkeit deutlich durch das Verhalten der primären Bindungsfiguren mit beeinflusst. Der Einfluss der Bindungsfiguren konnte ebenfalls in einer Studie an 3- bis 5-jährigen Mittelschichtskindern (Cornell & Frick 2007) und in einer Studie an 11-jährigen aggressiven Kindern (Pardini et al. 2007) gezeigt werden, in denen das Risiko dauerhafter Gefühllosigkeit von elterlichem Erziehungsverhalten moderiert wurde. Die Bindungsrepräsentation als ein Merkmal geronnener früher Bindungserfahrung wirkt sich stärker auf das emotionale Verstehen aus als auf die eher kognitiv konzipierte »Theory of Mind« (ToM) (Meins et al. 2002). Rein biologische Erklärungsansätze zur Ätiologie von Psychopathie können unter Berücksichtigung der Bindungs- und Sozialen Kognitionsforschung somit von integrativen Modellen abgelöst werden, die eine Gen-Umwelt-Interaktion voraussetzen (Jaffee & Price 2007).[25] Vermeint-

25 So konnten Tierversuche inzwischen auf den Menschen übertragen werden, die belegen, dass die Art des mütterlichen Pflegeverhaltens die Glukocortikoid-Rezeptor Gen-Expression beeinflusst, der die HPA-Achse (Hypothalamus-Hypophysen-Nebennieren-Achse) unterliegt, welche eine zentral Rolle für die Stressverarbeitung eines Individuums spielt (McGowan et al. 2009).

lich angeborene Persönlichkeitsmerkmale wie psychopathische Züge (z. B. Reue- und Gefühllosigkeit) werden in diesem Rahmen als Konsequenz misslungener früher Bindungsinteraktionen verstanden, die in einer Wechselwirkung zu einer genetischen Vulnerabilität und einem schwierigen kindlichen Temperament stehen können (Bakermans-Kranenburg et al. 2008; McGowan et al. 2009). Caspi et al. (2002) konnten in einer Langzeitstudie über 23 Jahre (n = 1037) zeigen, dass die Kombination aus Kindesmisshandlung und einer genetischen Prädisposition für eine Störung des Sozialverhaltens und für gewalttätige Straftaten mit hoher Signifikanz zusammenhängt. Weder et al. (2009) bestätigten in ihrer Studie, dass Kindesmisshandlung mit einem deutlich erhöhten Level an aggressivem Verhalten zusammenhängt.[26]

Ein weiterer Erklärungsansatz für den Zusammenhang zwischen Kindesmisshandlung und der Entwicklung eines gesteigerten Gewaltpotentials bezieht sich auf soziale Informationsverarbeitungsmuster (Übersicht in Dodge et al. 1990). Nach diesem Erklärungsansatz reagieren Personen auf externe Stimuli, indem sie zunächst relevante Reize enkodieren und dann interpretieren. Anhand von früheren Handlungsschemata werden nun mögliche Handlungen und ihre Konsequenzen evaluiert, bevor dann eine Handlung ausgeführt wird (ebd.). Da die Erfahrungen von Aggression als Handlungsschema in den Beziehungen misshandelter Kinder übermäßig repräsentiert sind und mit dem Erreichen von Zielen verknüpft werden, ist es wahrscheinlicher, dass das Kind selbst zu proaktiv aggressivem Verhalten tendiert (ebd.). Diese Annahme bestätigten Dodge, Pettit, Bates und Valente (1995), die zeigen konnten, dass der Einfluss von Kindesmisshandlung auf externalisierendes Verhalten durch soziale Enkodierungsmuster, wie z. B. die positive Evaluation von Aggression, mediiert wird. Dodge et al. (1990) beschreiben in

26 Dieser Zusammenhang wird laut den Autoren von einem spezifischen Genotyp (MAOA-Genotyp) moderiert, wie auch schon Caspi et al. (2002) in ihrer Studie nahelegten. Dieser Moderationseffekt trat bei Weder et al. (2009) allerdings nur bei niedrigen bis moderaten Levels von Misshandlung auf, bei extremer Misshandlung ergaben sich unabhängig vom Genotyp hohe Aggressionswerte.

ihrem Review als weitere Erklärung, dass Misshandlung auch dazu führen kann, dass das misshandelte Kind die Welt als sehr bedrohlich wahrnimmt und dadurch bei der Enkodierung von externen Stimuli interpersonale Signale eher als feindselig oder angreifend fehlinterpretiert und dadurch mehr reaktiv aggressives Verhalten zeigt (ebd.).

Somit wird der sozialen Kognition im Allgemeinen und der bindungsbezogenen Mentalisierung im Speziellen eine moderierende oder mediierende Funktion für den Zusammenhang von Kindesmisshandlung und späterem aggressiven Verhalten zugesprochen. Klinische Studien konnten bereits auf die signifikant niedrigeren Mentalisierungsfähigkeiten Adoleszenter mit externalisierenden Störungen hinweisen (Taubner et al. 2010) und auf die Funktion von Mentalisierung als Schutzfaktor, der psychopathologische Auffälligkeiten im Zusammenhang mit frühen traumatischen Erfahrungen abzuschwächen scheint (Taubner & Curth 2013, Taubner et al. im Druck). So konnte beispielsweise gezeigt werden, dass bindungsbezogene Mentalisierung den Zusammenhang zwischen psychopathischem und proaktiv aggressivem Verhalten moderiert, d.h., dass Adoleszente mit psychopathischen Traits nur dann proaktiv aggressiv handeln, wenn sie niedrige Mentalisierungsfähigkeiten aufweisen (Taubner et al. 2013). Darüber hinaus konnte an einer Gruppe von 161 Adoleszenten demonstriert werden, dass innerfamiliäre Kindesmisshandlungen das adoleszente Gewaltpotential (Störung des Sozialverhaltens und aggressives Verhalten) vorhersagen, dieser Zusammenhang aber durch die Ausprägung der adoleszenten Mentalisierungsfähigkeiten abgeschwächt bzw. verstärkt werden kann (Taubner et al., im Review).

Zusammenfassend geht das mentalisierungsbegründete Störungsmodell der Störung des Sozialverhaltens davon aus, dass ätiologische Ursachen in einem Zusammenspiel aus genetischer Vulnerabilität und einem dysfunktionalen familiären Umfeld zu verorten sind. Die dysfunktionale frühe Bindung zeichnet sich dabei durch eine Brutalisierung des Bindungskontextes und einen besonders wenig feinfühligen Umgang mit den kindlichen Ängsten aus. Dies resultiert in einem Verlassen des intentionalen Standpunktes und somit einer

Inhibierung der Mentalisierungsfähigkeit sowie einem umfassenden Misstrauen in sozialen Beziehungen. Darüber hinaus internalisieren Kinder aus brutalen Bindungskontexten das Bild des Angreifers, welches zur Wahrung der Selbstkohärenz externalisiert werden muss. Im Zusammenspiel mit einer fehlenden Mentalisierungsfähigkeit, damit zusammenhängenden niedrigen Hemmschwellen, andere zu verletzen, und einem in der Tendenz deaktivierten oder desorganisierten Bindungssystem, steht Gewalt als Handlungsentwurf zur Verfügung, um negative Affekte körpernah regulieren zu können (vgl. Abbildung 3).

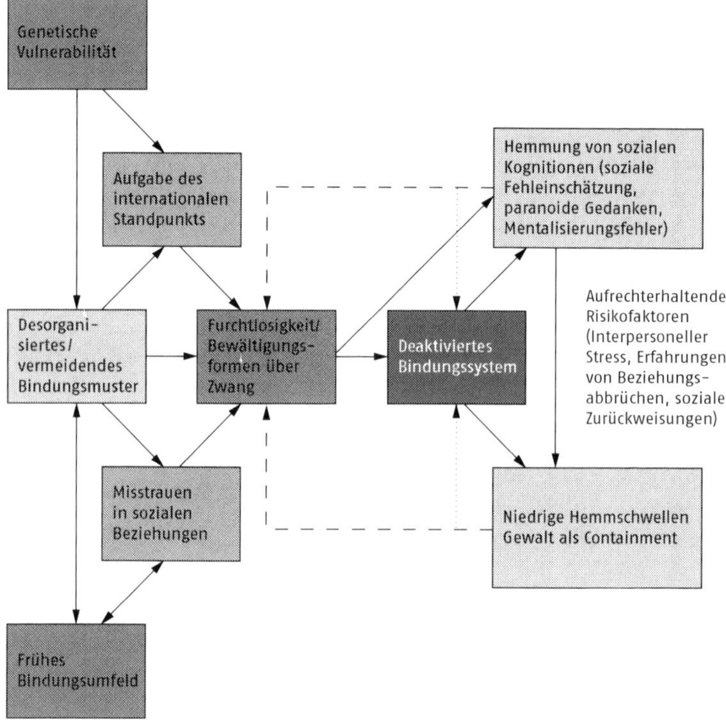

Abbildung 3 Störungsmodell der Störung des Sozialverhaltens unter Berücksichtigung von Mentalisierung und Bindung (aus Taubner 2015).

Der Zusammenbruch von Mentalisierung und das Fremde Selbst

Mentalisierung ist als eine dynamische Fähigkeit konzipiert, die in Abhängigkeit von personalen und affektiven Bedingungen in einem unterschiedlichen Ausmaß zur Verfügung steht (Fonagy & Luyten 2009). Es wird davon ausgegangen, dass Adoleszente besonders dafür anfällig sind, bereits bei milderem Stress ihre Mentalisierungsfähigkeit verlieren zu können. Dann kann es passieren, dass sie sich selbst und andere nicht mehr verstehen können und dass sie andere als entwertend, verletzend und demütigend erleben. Dieses Erleben kann in der Folge ein agierendes Verhalten auslösen, welches das Gegenüber kontrollieren oder eine Flucht von diesem Erleben ermöglichen soll. Fonagy und Kollegen (2002) haben die klinische Theorie eines »Fremden Selbst« weiter ausgearbeitet, die besonders für die therapeutische Arbeit mit Adoleszenten bedeutsam erscheint. Mit dem Begriff des »Fremden Selbst« ist gemeint, dass fremde Selbstanteile, als Folge fehlabgestimmter Eltern-Kind-Interaktionen, internalisiert wurden. Diese Selbstanteile sind also elterliche Fehlinterpretationen der kindlichen Selbstzustände, die häufig feindselige und zurückweisende Affekte beinhalten. In Stresssituationen oder anderen Situationen eines Zusammenbruchs reflexiver Funktionen kann es passieren, dass diese feindseligen fremden Selbstanteile die Psyche des Adoleszenten dominieren und zu einer Affektdysregulation beitragen. Besonders bei Selbstwertregulationsstörungen kann dies zu einem narzisstischen Zusammenbruch führen, welcher oftmals mit selbst- oder fremdverletzendem Verhalten einhergehen kann.

Die Unterstützung der Aufrechterhaltung von Mentalisierung Adoleszenter und ihrer Familien, besonders in Stresssituationen, könnte daher zu einer verbesserten Selbst-Urheberschaft und Selbstkontrolle führen, welche einen Schutz vor Affektdysregulation und Impulsstörungen darstellen (Fonagy et al. 1998). Die Steigerung familiärer Mentalisierung trägt dazu bei, Passivität und Hilflosigkeit in Handlungsfähigkeit zu verwandeln und fehlende Responsivität in Mitgefühl für und Verbundenheit mit den anderen Familienmitgliedern zu transformieren (Bleiberg et al. 2015).

Modifikationen der Mentalisierungsbasierten Therapie für Adoleszente (MBT-A)

Mentalisierungsbasierte Therapie für Adoleszente (MBT-A) ist eine Modifikation der MBT und hat sich in der Vergangenheit bei der Behandlung selbstverletzender Jugendlicher bereits als wirksamer erwiesen als eine psychiatrische Standard Behandlung (Rossouw & Fonagy 2012). MBT-A besteht im Kontrast zu MBT bei Erwachsenen aus einer Kombination von Einzel- und Familiensitzungen. Die wöchentliche Frequenz variiert in Abhängigkeit vom jeweiligen Therapierahmen: In ambulanten Settings werden die Einzelsitzungen zumeist einmal die Woche und die Familiensitzungen einmal im Monat durchgeführt; in stationären Settings werden oftmals Einzelsitzungen zweimal pro Woche sowie wöchentliche Familiensitzungen abgehalten. Die Länge von MBT-A kann ebenfalls in Abhängigkeit vom jeweiligen Programm variieren. Alle MBT-Verfahren sind manualisierte Therapien, deren Durchführung von einer regelmäßigen Supervision begleitet werden sollte, welche ebenfalls einen mentalisierenden Schwerpunkt aufweisen sollte.

Für die MBT mit Adoleszenten mit der Diagnose einer Störung des Sozialverhaltens und gewalttätigem Verhalten wird das Kernmodell der MBT und MBT-A in Bezug auf die Haltung des Therapeuten und die zentralen Interventionstechniken angewendet. Den Ergebnissen der internationalen Wirksamkeitsforschung folgend wird allerdings besonders empfohlen, bei Jugendlichen mit SSV im Gegensatz zu den Anwendungen der MBT für BPS keine Gruppentherapie durchzuführen, da diese bei der Zielgruppe eher negative Effekte haben könnte, z. B. wenn dissoziale Verhaltensweisen von den Peers gelernt werden. Stattdessen wird empfohlen, die Einzeltherapien mit intensiver Eltern- und Familienarbeit abwechseln zu lassen, um ein mentalisierendes Familienklima zu etablieren, welches die Fortschritte in der Einzeltherapie abzusichern hilft.

Die Forschung zur Störung des Sozialverhaltens zeigt deutlich, dass es sich bei dieser Gruppe Jugendlicher um eine sehr heterogene Gruppe handelt, die unter der Maßgabe einer verhaltensbezogenen Diagnose zusammengefasst werden. Generell sind verschiedene Ursachen für gewalttätige Ausbrüche heranzuziehen, wie etwa kränkungsbezogene Gewalt, die mit Schamgefühlen einhergeht (z.B. bei narzisstischen Problematiken), defensive-reaktive Gewalt aus dem subjektiven Gefühl des Selbstschutzes (z.B. durch Traumata getriggerte Gewalt), Gewaltausbrüche auf der Grundlage von Beziehungsschwierigkeiten (bei emotional instabilen Jugendlichen) und schließlich proaktive Gewalt zur Kontrolle anderer oder zur Durchsetzung bestimmter Ziele (z.B. Psychopathie).

Diese Erkenntnis ist handlungsleitend für die psychotherapeutische Behandlung von Störungen des Sozialverhaltens, da zwar allgemeine Handlungsleitsätze und Haltungen sowie spezifische Problemlagen formuliert werden können, die genaue Ausgestaltung der Therapie jedoch auf die individuelle Ausprägung des jeweiligen Jugendlichen ausgerichtet sein muss. Daher wird vor Beginn einer MBT mit einem Jugendlichen mit Störungen des Sozialverhaltens eine individuelle Fallformulierung erstellt und davon eine modulare Zusammenstellung der verschiedenen Therapieelemente abgeleitet. Ziel der MBT mit dieser Störungsgruppe ist eine Verbesserung der Mentalisierungsfähigkeit des Jugendlichen und seines familiären Umfeldes sowie die Eingrenzung aggressiven/delinquenten Verhaltens. Erkenntnisleitend für die Fallformulierung ist somit das Verständnis des Therapeuten, wie es bei einem spezifischen Jugendlichen zu aggressivem Verhalten kommt, welche Affekte hierbei bedeutsam sind und welche Rolle das gewalttätige Verhalten im Kontext des sozialen Umfeldes des Jugendlichen spielt (Familie, Peers, Schule, etc.).

Aufgrund der Wirkmächtigkeit des oben beschriebenen »Fremden Selbst« (»alien self«), haben diese jungen Menschen eine übermächtige Erwartung, dass andere ihnen Unrecht tun werden und sie selbst abgelehnt und am Ende immer verletzt werden. Daher ist es zum Aufbau und Halten des emotional getragenen Arbeitsbündnisses zentral wichtig, dass der Therapeut in den Sitzungen authentisch und explizit in Bezug auf seine Intentionen, Wahrnehmungen und Erfahrungen ist. Die Jugendlichen, an die sich MBT-A besonders richtet, sind extrem ängstlich und misstrauisch in Beziehungen und dies vermutlich besonders in Bezug auf die therapeutische Beziehung. Auf der Basis des hohen Ausmaßes an Angst und ihrer Tendenz, sich eher auf sich selbst als auf andere zu verlassen, beenden sie die Sitzungen oft mit dem subjektiven Gefühl, nichts mitnehmen zu können. Damit ist gemeint, dass die therapeutische Beziehung nicht als hilfreiche Struktur erlebt wird, mit der Schwierigkeiten besser bewältigt werden können. Es kann vorkommen, dass es den Patienten während der Sitzungen schwerfällt, aufmerksam zu bleiben und sie sich später nicht mehr an Geschehnisse aus der Therapie erinnern können. Besonders in den Anfangssituationen der Therapie kann es daher sinnvoll sein, sehr konkret zu werden, um den emotionalen Kontakt herzustellen. Konkrete und klare Repräsentationen ihrer eigenen mentalen Zustände sind ebenfalls hilfreich. Ein Beispiel dafür ist die schriftliche Fallformulierung, welche eine mentalisierende Reflexion des Therapeuten darüber darstellt, welche Schwierigkeiten den Patienten in die Therapie gebracht haben. Diese schriftliche Fallformulierung wird den Patienten in der dritten Sitzung gegeben und stellt konkret die Repräsentationen der therapeutischen Gedanken über den Patienten dar. Diese Repräsentationen der Gedanken in schriftlicher Form lassen diese für den Patienten real und greifbar werden. Gemeinsam mit dem Patienten wird die Fallformulierung weiter ausgearbeitet und vervollständigt.

Im Folgenden soll die MBT-A für Störungen des Sozialverhaltens exemplarisch an einem Fall dargestellt werden. Dieser ist zum Schutz des Jugendlichen und seiner Familie etwas verfremdet, so dass keine Rückschlüsse möglich sind.

4.1 Thomas: MBT-A mit einem vierzehnjährigen Jugendlichen mit einer Störung des Sozialverhaltens

Thomas wird mir von einer betreuten Wohneinrichtung überwiesen, in der er seit zwei Jahren zusammen mit fünf anderen Jugendlichen lebt. Er ist das älteste Kind von vier Geschwistern, von denen nur das jüngste Kind noch bei der Mutter lebt, während alle anderen Kinder in Fremdunterbringungen leben. Ich führe zunächst ein Erstgespräch und dann folgen zwei weitere diagnostische Sitzungen mit standardisierten Verfahren (strukturiertes klinisches Interview, Intelligenztest und Fragebögen). Thomas hat erhebliche Lücken in Bezug auf seine eigene Biographie und die wechselnden Lebensumstände. Er antwortet häufig sehr schnell mit »weiß nicht«, was die gesamte Diagnostikphase erschwert. Daher erhebe ich in der Eingangsphase auch fremdanamnestische Daten mit seinem behandelnden Jugendpsychiater und seinem Bezugsbetreuer in der Wohngruppe. Ich erfahre dadurch, dass er seit dem Einzug in die betreute Wohngemeinschaft pharmakologisch auf Methylphenidat und ein Antipsychotikum eingestellt ist. Darüber hinaus hatte er an einer Spieltherapie teilgenommen, die er vor wenigen Monaten abgebrochen hatte. Der Jugendpsychiater hatte zwei EMDR-Sitzungen durchgeführt, die Thomas ebenfalls nach der zweiten Sitzung ablehnte. Aufgrund der Medikation war die Diagnostik zusätzlich erschwert. So konnte ich nicht mehr feststellen, ob die Diagnose einer Aufmerksamkeitsstörung erfüllt war. Allerdings erfüllte Thomas die Kriterien einer Störung des Sozialverhaltens im Hinblick auf die vergangenen sechs Monate und zeigte auch ein paar Symptome einer schizotypen Persönlichkeitsstörung. Ein probeweises Absetzen der Medikamente wurde sowohl vom Jugendpsychiater als auch der Betreuungseinrichtung abgelehnt. Beide befürchteten, dass ohne die Medikamente ein erneuter Beziehungsabbruch drohen würde, der unbedingt verhindert werden sollte. Aus Sicht der Therapeutin ergibt sich damit jedoch ein Dilemma, da er wenig Kontakt zu seinen Emotionen zu haben schien.

Erstgespräch

Thomas berichtet im Erstgespräch, dass seine aktuelle Wohngemeinschaft der längste Aufenthalt in einer Reihe verschiedener Fremdbetreuungen sei, seit er als Zehnjähriger auf Initiative des Jugendamtes aus der Familie herausgenommen wurde. Er wurde seiner aktuellen Wohngruppe mit dem Etikett angekündigt, dass dies der schlimmste Junge aus seinem Bundesland sei, den dort niemand aushalten würde. Um die Trennung von der Familie bestehen in seinem subjektiven Erleben große Rätsel und auch die fremdanamnestischen Daten weisen große Lücken auf, da die fallführende Sozialarbeiterin eine Akteneinsicht verweigert. Der Betreuer und auch Thomas berichten, dass Thomas wohl einen sexuellen Übergriff auf die jüngere Schwester zusammen mit dem jüngeren Bruder unternommen haben soll. Dies soll der Auslöser dafür gewesen sein, dass das Jugendgericht ihn aus der Familie habe entfernen lassen, ohne dass Thomas selbst dazu angehört wurde. Das Ganze sei sehr dramatisch verlaufen, da vier Polizeibeamte den Jungen aus der Wohnung getragen haben, der unter Stress enorme Kräfte entwickelte, was sich einmal auch in der WG gezeigt habe, als er einen kräftigen Betreuer über eine Hecke geworfen haben soll. Thomas selbst berichtet, dass er die kleinen Geschwister mit Süßigkeiten locken wollte, um so zu tun, als würden sie »ficken«. Beide seien dabei aber vollständig bekleidet gewesen. Er spricht verlegen darüber und verdeutlicht, dass er zu diesem Zeitpunkt nicht er selbst gewesen sei. Dieses Gefühl sei heute selten geworden, komme nur noch vor, wenn er sich in der Wohngemeinschaft über die anderen Mitbewohner ärgere. Und diese seien so nervig, dass sich sogar die Therapeutin über diese ärgern würde.

Thomas selbst berichtet über seine Biographie in einer desorganisierten und unverbundenen Weise, die es kaum möglich macht, die genaue Geschichte zu rekonstruieren. Verschiedene Ereignisse sind unverbunden, können zeitlich nicht bestimmt werden und wirken insgesamt so, als wären dies Episoden, die ihm von anderen berichtet wurden. Daher entsteht manchmal ein Bild von einem Jungen ohne Vergangenheit (in Anspielung auf den Kaurismäki-Film »Der Mann ohne Vergangenheit«). Deutlich wird, dass er verschiedene Betreuungseinrichtungen und Psychiatrieaufenthalte hinter sich hat, die jeweils dadurch scheiterten, dass er gewalttätig oder gefährlich wurde. So habe er seine Familie mit einem großen Stein bedroht, damit das Fenster seines Zimmers eingeworfen, den massiven Schrank in einem Wohnheim zertreten und Feuer vor der Psychiatrie gelegt. Die gewalttätigen Handlungen stehen in einem deutlichen Kontrast zu seinem Auftreten in der Sitzung. Er wirkt sehr kindlich, hat eine undeutliche Sprache, ist sehr kontaktfreudig und lacht viel. Besonders auffällig ist seine Gier nach Süßigkeiten oder anderen »Kostbarkeiten«. Neugierig scannt er das Büro der Therapeutin und heimst sich die eine oder andere Trophäe ein. Dies geschieht nie heimlich, sondern mit einem jeweils starken Appell an sie. Er zeigt einen massiv gesteigerten Appetit, so dass die Therapeutin entscheidet, ihm Süßigkeiten für die Sitzungen zur Verfügung zu stellen, was sich sehr positiv auf seine Konzentrationsfähigkeit und die Arbeitsbeziehung auswirkt. In der Supervision wird dies als Eingehen auf sein teleologisches Niveau verstanden, was es ihm erleichtert, eine Beziehung aufzunehmen. In der Wohngemeinschaft verdeutlicht er, dass er nur kommen würde, weil er in der Therapie Süßigkeiten bekäme, kann dies also als eine Rechtfertigung einsetzen. Gleichzeitig verdeutlicht er in den ersten Sitzungen, dass die Süßigkeiten nicht reichen. Es wird zu einer Art »Running-Gag«: die Therapeutin schaut verwundert in die leere Süßigkeitenschüssel und er lacht darüber. Seine »Gier« zeigt sich fast durchgehend, so bringt er seinen Nintendo-3DS zu einer Sitzung mit und breitet stolz über 20 verschiedene Spiele aus, die ihm seine Mutter geschenkt hat und die aber offensichtlich nicht ausreichen.

Thomas erscheint im Gespräch verwirrt, warum er aktuell nicht nach Hause zu seiner Mutter und zu seinen Geschwistern darf und schildert seine Eltern (der Vater lebt getrennt von der Mutter bei der Großmutter) in idealisierender Weise. Ganz unverbunden steht daneben, dass er über massive Vernachlässigungen und Traumatisierungen während seiner Kindheit durch seine Eltern berichtet, auf die im Folgenden genauer eingegangen werden soll, da sich hieran eine spezifische Herangehensweise der MBT-A bei Traumatisierungen verdeutlichen lässt. In der Fremdanamnese mit der behandelnden Jugendpsychiaterin und der Bezugsbetreuerin wird deutlich, dass Thomas in einer permanenten Zerrissenheit zwischen seiner Familie und der Fremdunterbringung lebt. Die Mutter ist mit der außerfamiliären Betreuung nicht einverstanden und scheint Thomas mit häufigen Geschenken davon überzeugen zu wollen, dass es bei der Familie besser sei. Gleichzeitig verbietet sie ihm, mit anderen über die Gespräche mit der Mutter zu sprechen. Auch für die neue Therapie zeigt sie wenig Interesse und wäre nur an einem Gespräch im Rahmen ihrer regulären Besuche interessiert. Die Weitergabe der Telefonnummer an die Therapeutin wird zunächst verweigert. Die Therapeutin versteht dies als ein starkes Misstrauen gegen die Professionellen, die Thomas der Familie verweigern. Der Betreuer ergänzt das Bild dadurch, dass er die Mutter als schwach schildert, die sich immer wieder in missbräuchliche Beziehungen zu Männern begebe und die eigenen Kinder nicht ausreichend schützen könne. Die Mutter selbst habe eine Missbrauchsgeschichte mit den eigenen Eltern erlebt und suggeriere Thomas in sehr unabgegrenzter Weise, dass er auch Missbräuchliches erlebt habe. Insgesamt wird deutlich, dass viele Rätsel darüber bestehen, was tatsächlich gewesen ist und die Akteure die Vergangenheit zu ihren eigenen Gunsten auslegen, um andere zu manipulieren.

Thomas hat keine Beziehungen zu Gleichaltrigen und kann es nach Beobachtungen des Betreuers nur schwer in der Gruppe aushalten.

Nach Abschluss der Diagnostik einigten wir uns auf die folgenden Therapieziele:

- Weniger Missverständnisse mit anderen
- Mit Gleichaltrigen besser verstehen
- Gefühle ernst nehmen
- Sich Raum zum Nachdenken nehmen

Mentalisierungsfähigkeit

In der Diagnostikphase ist es für die MBT-A neben der klinischen Diagnostik bedeutsam, welche Mentalisierungsfähigkeit der Jugendliche basal aufweist und was passiert, wenn er in Stress gerät. Dafür sind Mentalisierungsprofile hilfreich, die beschreiben, wie gut der Jugendliche sich selbst und andere in den unterschiedlichen Dimensionen von Mentalisierung verstehen kann.

Ein Ausschnitt aus dem Erstgespräch und eine nachfolgende Auswertung sollen dieses Vorgehen illustrieren.

T steht dabei für die Therapeutin und **A** für den Adoleszenten (Thomas).

T: Wer war da, als du geboren wurdest?

A: Meine Mama. Der Papa musste sich noch duschen und da war ich schon auf der Welt. Dann ist er erst gekommen.

T: Ok. Ins Krankenhaus? (Ja.) Aber die beiden waren schon zusammen?

A: Nein, die Mama hat Schluss gemacht. Sie ruft an und sagt, er soll schnell kommen. Dann kam er eine halbe Stunde später.

T: Weil du unterwegs warst? Warum sollte er schnell kommen?

A: Weil die Mama mich gerade auf die Welt gekriegt hat. Der Papa hätte schnell kommen sollen, aber er musste vorher duschen gehen, Zähne putzen, blablabla. Eine halbe Stunde, Stunde später ist er erst aufgetaucht.

T: Im Krankenhaus? Und da warst du schon da?

A: Ja, Papa ist so spät gekommen, dass ich schon auf der Welt war.

T: Ok. Dann hat sich die Mama vom Papa getrennt, deshalb?

A: Weiß ich nicht, ob deshalb aber … ungefähr. Ja, aber ich weiß nicht, ob es dort war, ob es irgendwo anders war, das weiß ich nicht.

Kommentar: Thomas zeigt in den Eingangssitzungen verschiedene Aspekte seiner Mentalisierungsfähigkeit. In Bezug auf Bereiche, die ihn affektiv zu sehr belasten, wirkt er schnell genervt, wird plötzlich kurz angebunden und zeigt kein Interesse, sich selbst und andere psychologisch verstehen zu wollen. Hinsichtlich der Erkennung von Affekten im Rahmen der Psychoedukation ist er beeindruckend präzise und kann Affekte anderer bis ins Detail erkennen und beschreiben. So unterscheidet er z. B. zwischen Überraschung mit Freude und Überraschung mit Schreck. Die Gründe, die er für das Verhalten anderer findet, wirken wenig reflektiert bis unintegriert und den Selbstwert erhöhend. So berichtet er in dem Ausschnitt oben, dass sich die Mutter vom Vater getrennt habe, weil dieser zu seiner Geburt zu spät gekommen sei, was eine stark verkürzte und zudem den Selbstwert erhöhende Annahme ist. Das Zu-Spät-Kommen des Vaters sei dadurch entstanden, dass er erstmal habe duschen müssen. Dies entspricht einer konkretistischen nicht-mentalistischen Interpretation menschlichen Verhaltens. Auf die Frage, warum er keinen

Kontakt mit seinem Vater haben dürfe, begründet er, dass dieser mit dem Onkel zusammenwohne, der ihn gewürgt habe und daher ginge das nicht. Beide Beispiele verdeutlichen, dass ein weiterführender mentalisierender Gedankengang sehr schmerzlich wäre, da er sich dann über die Motive des Vaters Gedanken machen müsste, der deutlich zurückweisend und nicht-schützend erscheint. Seine Mentalisierungsfähigkeiten sind daher als unausgeglichen anzusehen und lassen sich in einem Mentalisierungsprofil wie folgt darstellen (vgl. Abbildung 4).

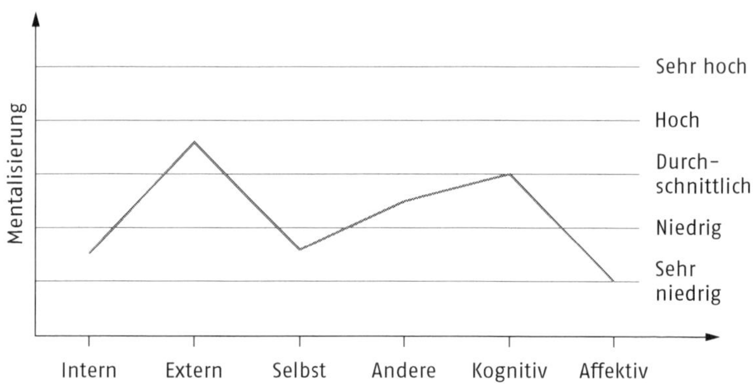

Abbildung 4 Mentalisierungsprofil von Thomas

4.2 Umgang mit frühen Traumatisierungen

Sehr unvermittelt berichtet er im Erstgespräch von potentiell traumatischen Erinnerungen, die im Folgenden transkribiert aufgeführt werden.

> *T:* Ok. Und du bist dann bei der Mama geblieben?
> *A:* Mhm. Aber den Papa hab ich zwischendurch auch gesehen. Ja. Nur mein Onkel, vom Papa der Bruder, der hat viel geschrien und dann hab ich einmal gesagt, heute müssen wir leise sein, heute ist wer da und dann hat er mich so aufgehoben (fasst sich mit beiden Händen an den Hals).
> *T:* Wie alt warst du da?

A: Weiß ich nicht. Nur jünger halt. Und mein Stiefpapa ist zu mir gekommen. Ich wollte bei der Mama schlafen, war noch ziemlich klein, hab geweint und so, weil ich bei der Mama schlafen wollte und dann hat er mich in den Keller gesperrt. Eine ganze Nacht, und öfter halt.

T: Und, weißt du noch wie alt du da warst? Warst du schon in der Schule?

A: Weiß ich nicht. Also, mit Alter und so, das ist schwierig.

T: Verstehe. Aber warst du da ein Kind oder warst du schon ein Jugendlicher als der Stiefvater dich …

A: Kind. Ja. Und da hab ich die ganze Nacht gegen die Tür gehauen, gegen einen Mülleimer.

T: Ja, das glaub ich. Und das war, also, ich stell mir das nicht sehr angenehm vor.

A: Nein. Und er hat das Licht ausgeschaltet. Ja. Das war nicht so optimal. Aber das ist nicht nur einmal passiert, sondern öfter. Und dann hat sich meine Mama gewehrt und dann sind wir ausgezogen. Wir haben in einem Gasthaus gewohnt! (Sehr enthusiastisch).

T: Ja. (Lacht.)

A: In einem Gasthaus.

T: In einem Gasthaus? Wie kann man denn in einem Gasthaus wohnen?

A: Das ganze Gasthaus hat uns gehört. Es war ein Gasthaus und nachher war, ist es eine Wohnung gewesen. Es hat nur uns gehört. Das war so cool. Es war richtig groß.

T: Dann seid ihr beim Stiefpapa ausgezogen (Mhm.). Und hattet ihr, seid ihr da im Gasthaus gewesen, oder kam das Gasthaus dann erst danach als ihr ausgezogen seid?

A: Nein; mit dem Stiefpapa waren wir im Gasthaus. Und haben wir einen großen Keller gehabt.

T: Da wo er dich eingesperrt hat?

A: Wahrscheinlich waren Ratten da auch drin. Stell dir vor, ich wär geschlafen!

T: Du hast dann überhaupt nicht geschlafen, die ganze Nacht hindurch.

> *A:* Nie, weil stell dir vor, du schläfst und auf einmal, die Ratten beißen dir die Augen aus.
> *T:* Zumindest ist das sehr unangenehm.
> *A:* Ja. Oder Ratten krabbeln auf dir rum.
> *T:* Das könnte schon sein. War da auch Licht aus?
> *A:* Naja vom Mondschein ist ein bisschen Licht reingekommen. Das heißt, gesehen hab ich schon was, aber Licht war ganz aus.
> *T:* Ok. Also es gab ein Fenster.
> *A:* So ein Gitterfenster. Da waren so kleine Gitter drin (stellt dar, wie das Gitter aussah) und das halt in groß. Immer so ein kleines Gitter.
> *T:* Man konnte auch nicht rauskommen.
> *A:* Nein. Wie ein Gefängnis. Das war schon schlimm.

Kommentar: Er berichtet bereits im Erstkontakt recht unvermittelt von schwerwiegenden Erfahrungen seiner Kindheit. So habe ihn der Stiefvater mehrfach als Kind über Nacht in den dunklen Keller eingesperrt. Diese Schilderungen bringt er bereits nach zehn Minuten ins Gespräch ein, aber seltsamerweise lösen sie in der Therapeutin kaum Mitgefühl aus. Thomas scheint dies zu merken und versucht, eine stärkere emotionale Reaktion in der Therapeutin zu erzeugen, indem er die jeweilige Schilderung noch drastischer ausmalt, z. B. Ratten erwähnt, die ihm die Augen hätten ausbeißen können. Dies hat jedoch nicht zur Folge, dass die Therapeutin mitfühlender wird, sondern noch stärker den Eindruck gewinnt, dass sie manipuliert werden soll. Auch der Wechsel zwischen der traumatischen Szene und dem begeisterten Berichten über den Gasthof als Wohnung zeigt, wie dissoziiert Thomas in seinem Erleben von seinen Affekten ist und wie wenig Verbindung zwischen Innen und Außen besteht, im Sinne eines Denkens und Erlebens im Als-Ob-Modus. Als er berichtet, wie grausam die Großmutter sei, da deren Hund die Hühner seiner Mutter getötet hat, reagiert die Therapeutin intuitiv und spontan mit einer Herausforderung: »Was ist **das** denn für ein Hund?« In der Folge müssen beide sehr lachen und Thomas unterbricht seine hypermentalisierende Rede. Dies entspricht einer Empfehlung in der MBT-A, ein hypermentalisierendes Narrativ durch eine Sonderform des Stoppens möglichst schnell zu unterbrechen. Eine Herausforderung kann dabei Humor verwenden, wo dies möglich ist.

In der Fremdanamnese mit dem Bezugsbetreuer wird der Beziehungseindruck der Therapeutin schließlich validiert. Thomas gelinge es immer wieder, besonders ältere Damen und auch die Praktikantinnen der Wohngemeinschaft über die Schilderung seiner traumatischen Erlebnisse zu manipulieren. Diese ergehen sich regelmäßig in Mitleid und schenken ihm dann etwas. Die Therapeutin ist seinem Charme zwar nicht in dieser Weise erlegen, aber auch sie fühlte sich fast schon genötigt, die Süßigkeiten zu besorgen und spürte allgemein ein Gefühl des Bedauerns.

Er spricht über Traumatisierungen in nicht mentalisierender Weise und kann deshalb das Trauma nicht verarbeiten. Da er in dissoziativer Weise über traumatische Erlebnisse spricht, hat die Therapeutin nicht den Eindruck, dass ihn die Schilderung aktuell retraumatisiert, sondern dass er die Schilderung einsetzt, um sich Vorteile zu verschaffen. Somit sind bei Thomas seine massiven traumatischen Ängste hinter seinen dissoziativen Schilderungen verborgen. Eine zu frühe Exposition mit diesen traumatischen Affekten könnte potentiell dazu führen, dass Thomas psychische Zustände als reale Ereignisse erlebt und das Trauma wieder erlebt und reinszeniert wird. Die Therapeutin vermutet, dass dies Teil seiner Dynamik war, die ihn aus der Familie weggeführt hat und die Kaskade an weiteren Beziehungsabbrüchen auslöste. So, wie er es schildert, befand er sich zum Zeitpunkt seiner Ausbrüche in stark dissoziativen Zuständen und war nicht er selbst.

Daher erscheint es der Therapeutin wichtig, dass er seine sehr rudimentär ausgeprägten Mentalisierungsfähigkeiten zunächst in weniger schwierigen Bereichen entwickelt. Er ist so wenig neugierig auf sich und andere, dass es in einer Sitzung kaum möglich ist, überhaupt über Mentales ins Gespräch zu kommen. Und das geht am Anfang nur in sicheren Bereichen, wie im Spiel. Besonders in der Arbeit mit traumatisierten Adoleszenten wird aus Sicht der MBT-A als übergeordnetes Ziel empfohlen, im ersten Schritt ein stärker konsistentes mentalisierendes Selbst aufzubauen, so dass der Patient zunehmend in der Lage ist, sein Trauma und damit zusammenhängende Konflikte zu mentalisieren und eine sichere Bindung zu entwickeln. Mentalisierung bremst die überwältigenden Gefühle und impulsiven Handlungen und bietet Möglichkeiten zur Selbstmotivation, zur Beobachtung und zum Verständnis anderer (Allen 2013). Erst im mentalisierenden Modus kann zwischen Erinnern und Wiedererleben unterschieden werden. Mentalisierung zunächst generell und nicht auf das Trauma bezogen zu fördern kann als ein Gerüstbauen bezeichnet werden. In einem zweiten Schritt kann dann eine mentalisierende Haltung in Bezug auf die Bedeutung und die Auswirkungen des Traumas gefördert werden. Auch dann geht es nicht vorrangig darum, am Inhalt des Traumaerlebnisses zu arbeiten, sondern den Fokus auf die psychischen Zuständen des Patienten zu legen und nicht auf das Erlebnis oder sein Verhalten. Dann können traumatische Erinnerungen wieder eingegliedert werden.

Aufbau der therapeutischen Allianz

MBT-A ist eine prozess- und beziehungsorientierte Therapie, weshalb dem Aufbau eines positiven und starken Arbeitsbündnisses großer Wert beigemessen wird. Die therapeutische Haltung zielt darauf ab, ein starkes therapeutisches Arbeitsbündnis aufzubauen, das auf einem authentischen emotionalen Kontakt und einer fürsorglichen Beziehung basiert. Diese Aspekte sind besonders bedeutsam für die therapeutische Arbeit mit narzisstisch vulnerablen Adoleszenten wie es für Adoleszente mit einer Diagnose der Störungen des Sozialverhaltens typisch ist. Hier ist es wichtig, sich stets vor Augen zu führen, dass die tiefgreifenden Schwierigkeiten dieser Patientengruppe mit starken Gefühlen der Minderwertigkeit zusammenhängen, die es ihnen erschweren, sich selbst angemessen zu regulieren und ein positives und kohärentes Selbstwertgefühl zu entwickeln. Daher sind sie stets wachsam für alle Erfahrungen, die ihre Minderwertigkeitsgefühle triggern oder ihr niedriges Selbstwertgefühl bedrohen könnten. Selbst kleine Missverständnisse oder unempathische Kommentare seitens des Therapeuten können auslösen, dass sich Adoleszente aus der hier angesprochenen Patientengruppe verurteilt oder an den Pranger gestellt fühlen. Dieser Versuch, das schwache Selbstwertgefühl wiederherzustellen oder ein Gefühl der Kontrolle zurück zu erlangen, kann z.B. zu Selbst- oder Fremdverletzungen führen,

Nur ganz langsam beginnt Thomas im Verlauf der Behandlung, etwas über sein Inneres mit der Therapeutin zu teilen. Viel wichtiger ist in den Anfangssitzungen das Zeigen und Bekommen. Vordergründig erscheint er aufgeschlossen und kontaktfreudig, aber seine Gedanken und Gefühle werden sorgfältig verborgen gehalten, vielleicht auch vor sich selbst. Es wird schnell deutlich, dass er eine klassische 50minütige Sitzung als Gespräch, wie es in seinem Alter durchaus üblich wäre, nicht aushalten kann. Die Therapeutin entscheidet sich, auch vor dem Hintergrund seiner Entwicklungsverzögerung und Kindlichkeit, für einen spieltherapeutischen Zugang. Es wird Uno und später Scrabble gespielt, da Thomas dies als sein Lieblingsspiel bezeichnet. Er spielt mit sehr großem Vergnügen, mogelt aber und hat teilweise seine eigene Regelauslegung. Manche Spiele zu Beginn haben eine leichte Eskalationstendenz, wenn immer mehr Karten bei Uno verteilt werden, so dass die Hand beim Halten schmerzt. Im Spiel mit der Therapeutin versucht er häufig über Betrügen zu gewinnen, so dass die Therapeutin sich vorstellen kann, woran auch Beziehungen zu Gleichaltrigen scheitern. Er zeigt, dass er einerseits nicht altersangemessen reagieren kann (kann nicht verlieren, mogelt) und tendiert dazu ausbeuterisch (bzw. gierig) zu sein. Er zeigt aber auch seine spielerische Kompetenz und gewinnt viel (auch ohne Mogeln). Im Verlauf der Sitzungen wird das Mogeln weniger und er wird ruhiger und kann vermehrt auch Verlieren gut ertragen.

Während des Spielen werden ein paar Innerlichkeiten geteilt; es ist ein Tauschverhältnis: er hat seinen Spielspaß und seine Süßigkeiten und teilt dafür ein paar seiner Gedanken mit der Therapeutin. Dies erfolgt zunächst eher auf Nachfrage als spontan. Sobald es gefährlich wird, wird in den Anfangssitzungen nicht weiter gesprochen, »das ist geheim«, was an die Redeverbote der Mutter erinnert. So berichtet er von einem Konflikt mit seiner Betreuerin. Sie habe darauf bestanden, dass er nach der Schule zunächst seine Hausarbeiten erledige. Er sei darauf wütend geworden und habe gedroht, dass er dann den ganzen Tag Computerspiele spielen werde. Die Antwort seiner Betreuerin lobt er als klug »damit schadest du dir nur selbst«, aber dann verdeutlicht er, dass er noch schlimmer hätte werden können, er sich aber dagegen entschieden habe. Was er genau hätte machen können, bleibt ein Geheimnis. Für die Therapeutin fühlt es sich nach einer Ohnmachtserfahrung an, die er mit einer Größenphantasie (ich habe alles unter Kontrolle) bewältigt. Gleichzeitig wird deutlich, dass Begrenzungen und damit verbundene Wut für ihn ein schwieriger Affekt ist, der vermutlich sehr destruktive Handlungsimpulse nach sich zieht. Aufgrund einer Fehlleistung der Therapeutin (Termine wurden mehrfach verschoben auf einen für die Therapeutin ungünstigen Termin, den sie dann vergaß), kommt Thomas zur Stunde und wartet 20 Minuten vergebens, bevor er wieder zurück in die Wohngemeinschaft fährt. Er bekommt noch am selben Tag einen Ersatztermin für den darauffolgenden Tag und lässt sich nach Aussage des Heimleiters sofort darauf ein. Die Therapeutin empfindet starke Schuldgefühle und entschuldigt sich bei ihm. Er lacht die Entschuldigung weg und meint, dass es kein Problem sei.

T: Wie ging es dir denn, als du vergebens vor meiner Tür gewartet hast?
A: Ich habe Nintendo gespielt, also war es kein Problem.
T: An deiner Stelle hätte ich das furchtbar gefunden, wenn ich umsonst warte.
A: Ja, ein bisschen wütend war ich schon.
T: An deiner Stelle wäre ich vermutlich nicht nur ein bisschen wütend gewesen, sondern riesig wütend! Ich hätte mir vermutlich überlegt, ob ich da überhaupt noch hingehen sollte. Und ehrlich gesagt, hatte ich ziemlich Sorge, dass du nicht mehr wiederkommen würdest.
A: (Lächelt.)

Kommentar: Wenn Therapeuten einen Termin vergessen, so kann dies als ein starkes Enactment gesehen werden. In der Reflexion könnte das Vergessen des Termins etwas über die sehr brüchige therapeutische Beziehung am Anfang der Behandlung aussagen. So hatte die

Therapeutin lange Phasen hindurch keine innere Sicherheit, ob Thomas zur Stunde kommen würde. Dies war nicht auf die realen Erfahrungen zurückzuführen. Denn tatsächlich hatte er bislang nur einmal gefehlt, was auf die mangelnde Absprache der Betreuer untereinander zurückzuführen war. Das Enactment gab ihr daher einen Hinweis auf die fehlende Verankerung der therapeutischen Beziehung in mir, die die Therapeutin damit in Verbindung bringt, dass sie sich zunächst sehr auswechselbar fühlte. Als sie aufgrund einer Dienstreise einen Termin absagen musste, fragte Thomas z.B., ob nicht ein anderer Therapeut die Stunde mit ihm machen könnte. Es scheint so, dass er kaum Vertrauen in Beziehungen hat und sich gierig schnell nimmt, was er bekommen kann, da er damit rechnet, dass Beziehungen schnell beendet werden und kein eigentliches Interesse an ihm besteht.

Gleichzeitig verbirgt er Gefühle von Wut und Enttäuschung, vielleicht weil er befürchtet, wieder von diesen überwältigt zu werden. Aus meiner Sicht scheint er große Angst davor zu haben, ein böses Kind zu sein und davor, dass dieses Böse wieder aus ihm herausbrechen könnte. Mit Hilfe der Medikamente und einer aktuell starken Selbstkontrolle übt er sich im Bravsein und schließt den als negativ erlebten Anteil komplett aus seinem Innenleben aus. Das führt ihn jedoch in Zustände des Abgestumpftseins, wie sich später noch deutlicher zeigen wird. In Bezug auf die Beziehung wirkt das Ausschließen dieser Gefühle dann als Verstärker, dass ihm alles egal ist und die Beziehung auch. Nur durch eine mentalisierende Perspektive, die hinter das vordergründige Verhalten blickt, wird ein verstehender Zugang möglich. Gerade Jugendliche mit Störung des Sozialverhaltens, die sich eher durch prä-mentalisierende Denkmodi auszeichnen, lösen oft im Gegenüber eine Reaktion mit ebenfalls nicht-mentalisierenden Interpretationen und therapeutischem Agieren aus, wie z.B. das Vergessen der Stunde. Gleichzeitig ermöglicht eine Reflexion des eigenen Agierens einen erweiterten mentalisierenden Zugang gerade bei strukturell beeinträchtigten Patienten.

Das Beispiel des Stundenvergessens ist auch ein gutes Beispiel für die Angriffe, die gegen das therapeutische Arbeitsbündnis auch von Seiten des Therapeuten erfolgen können. Diese Angriffe oder »Ruptures« sollten schnell repariert werden. Die Therapeutin hat Thomas im nachfolgenden Gespräch erklärt, dass der Termin an einem Feiertag im Hinblick auf die Lehrveranstaltungen gewesen wäre und sie daher den Tag im heimatlichen Büro verbracht hat, statt an die Uni zu fahren. Darüber hinaus war sie so vertieft in ihre Arbeit, dass sie ihren Kalender nicht konsultiert hatte und sich damit an den verschobenen Termin nicht mehr erinnern konnte. Sie berichtet dies so ausführlich, da sie es zu diesem Zeitpunkt der therapeutischen Beziehung als unangemessen empfunden hätte, dem Jugendlichen etwas über ihre schwache Beziehung mitzuteilen. Im Gegenteil war es ihr extrem wichtig, ganz allein die Verantwortung für diesen Fehler zu übernehmen. Denn auch wenn das »Vergessen« des Termins etwas mit ihrer Beziehung zu tun hat, so ist das tatsächliche Nicht-Erscheinen der Therapeutin m. E. auf Seiten der Therapeutin zu verorten. Daher war es wichtig, dass sein Erleben des Wartens vor der Tür ausreichend validiert wird, auch wenn er zunächst in eher bindungsvermeidender Weise die Bedeutsamkeit des Versetztwerdens verleugnete und auch behauptete, dass er affektiv nicht beeindruckt gewesen sei.

4.3 Fallformulierung

Nach Abschluss der Psychoedukation wird eine individuelle Fallformulierung gefertigt, die das Verständnis der Therapeutin für die aktuellen Schwierigkeiten des Patienten zusammenfasst und als Grundlage für die beginnende Behandlung dient. Die Fallformulierung wird als Brief an den Patienten verfasst und in einer Sitzung überreicht und gelesen. Die Fallformulierung verfolgt verschiedene Ziele:

- Das individuelle Fallverständnis der Therapeutin vertiefen,
- Die Fokussierung der Behandlung,
- Transparenz über das therapeutische Denken und Vorgehen,
- Zur-Verfügung-Stellen der therapeutischen Einschätzung als ein mentalisierendes Rahmenverständnis (gemeinsames Therapie-Rational).

Daher ist die Fallformulierung bedeutsam in der Schaffung eines ersten epistemischen Vertrauens für den Patienten. Der Therapeut spielt mit offenen Karten und zeigt, wie er das, was der Patient in den ersten Sitzungen präsentiert, mental verarbeitet. Die Fallformulierung enthält die folgenden Bausteine und sollte in einfacher und verständlicher Sprache geschrieben werden:

- Symptome (warum kommt der Patient bzw. wurde der Patient geschickt?) und Hintergrundinformationen (was ist der familiäre/soziale Rahmen?).
- Persönlicher Stil und Eindruck der Therapeutin (wie geht der Patient mit sich und anderen um, wie wirkt er in der Therapie?)
- Validierung und Lob für die Mitarbeit und Bereitschaft, über sich selbst nachzudenken
- Behandlungsplan (welches Setting wird angeboten?) und therapeutische Ziele
- Krisenplan (Auslöser für Agieren, z. B. Selbst- und Fremdverletzung benennen, Alternativen aufzählen, um das Verhalten zu verhindern, Telefonkontakt ermöglichen)

> Besonders bei Jugendlichen mit Störungen des Sozialverhaltens ist darauf zu achten, dass der »Fallbrief« nicht allzu lang ist (Empfehlung ca. eine Seite) und dass er nicht zu belastendes Material oder Annahmen über den Jugendlichen enthält. Es sollte das Lob für die Teilnahme an den Sitzungen und die Validierung des Erlebens des Jugendlichen im Vordergrund stehen.

Daher sollte die Hälfte des Materials positiv formuliert sein, wobei auch positive Rückmeldungen für Adoleszente mit Störungen des Sozialverhaltens sehr belastend sein können, wie Thomas' Reaktion auf die Fallformulierung zeigen wird. Allgemein sollte die Formulierung sehr nahe am Erleben bleiben. Die Übergabe der Fallformulierung erfolgt während der Sitzungen. Die Jugendlichen können entscheiden, ob sie den Brief selbst lesen oder vorgelesen bekommen. Auch hier ist therapeutisches Fingerspitzengefühl wichtig, da viele Jugendliche mit Störungen des Sozialverhaltens über Lernschwächen und damit verbunden auch Leseschwächen verfügen, so dass Vorlesen potentiell doppelt beschämt, einmal aufgrund der Vorleseschwäche und dann, weil es um sehr persönliches geht und die Beziehung zum Therapeuten noch neu ist. Es könnte sich hier anbieten, den Brief nur teilweise zu besprechen und den zweiten Teil in der darauf folgenden Sitzung.

Die folgende Fallformulierung wurde Thomas teilweise in einer Sitzung vorgelesen. Das Vorlesen musste nach dem ersten Drittel unterbrochen werden, was anhand des Transkripts näher beleuchtet wird. Der Brief wurde ihm daraufhin mitgegeben und er übergab ihn ungelesen seinen Betreuern.

Lieber Thomas,
du kommst jetzt seit einigen Wochen regelmäßig zur Therapie und es freut mich sehr, wie gern du zu kommen scheinst!
Von Anfang an hast du dir sehr viel Mühe gegeben, mir zu zeigen, dass alles aktuell prima ist und es eigentlich keine Probleme gibt. Gleichzeitig leidest du unter der Situation, dass du deine Familie nicht besuchen darfst und ich kann mir vorstellen, dass du dich in der WG auch manchmal einsam fühlst.
Als du deine Familie verlassen musstest, ist es dort sehr schwierig gewesen und du hast vermutlich deine Geschwister bedrängt. Zumindest hat es von außen so gefährlich ausgesehen, dass die Behörde entschieden hat, dich von deiner Familie zu trennen. Du sagst selbst, dass du zu dieser Zeit nicht bei dir warst. Ich vermute, dass die Erlebnisse von damals dich ziemlich verwirrt haben und dass du dich daher heute bemühst zu zeigen, dass du ein braver Junge bist und nicht der schreckliche Junge, wie andere dich dargestellt haben.
Jetzt bist du, auch mit der Unterstützung von Medikamenten und der Stabilität in der WG, ruhiger geworden und kannst die Trennung von der Familie als Chance sehen. Ich finde das erstaunlich tapfer und reif von dir! Es gab in den letzten zwei Jahren fast keine Eskalationen und du hast dich wirklich gut im Griff. Ich kann mir vorstellen, dass du manchmal Angst hast, dass dir das wieder passieren könnte, dass du dich nicht mehr unter Kontrolle hast. Vielleicht bist du deshalb schnell dabei, deine Gefühle beiseite zu wischen. Als ich einen Fehler gemacht habe und einen Termin mit dir vergessen habe, fand ich es sehr schwierig, dass es dich gar nicht wirklich aufgeregt hat, als ob das ok wäre, dich zu versetzen. Ich fand es dann erleichternd, dass du mir erzählt hast, dass du doch etwas zornig warst.

Du bist sehr gut darin, mit Erwachsenen schnell in Kontakt zu kommen. Dabei schaust du dann, was du aus der Beziehung abstauben kannst. Ich befürchte, dass du anderen und auch mir wenig Vertrauen entgegen bringen kannst. Daher erwartest du vielleicht, dass andere dich nicht ernst nehmen und vergessen. Deshalb nimmst du dir in Beziehungen immer schnell alles, was du kriegen kannst, weil du nicht sicher bist, wie lange diese Beziehungen bestehen bleiben.
Mir scheint, dass es zwischen dir und anderen viele Missverständnisse gibt, die manchmal entstehen, wenn du vorschnelle Schlüsse über die Motive oder Absichten anderer ziehst. Du hast erzählt, dass du keine Freunde hast, was ich sehr traurig finde. Ich glaube, dass du ein toller Freund sein kannst und möchte mit dir zusammen daran arbeiten, wie es für dich möglich sein wird, mehr Kontakt mit Freunden aufzubauen und zu halten. Ich möchte mit dir zusammen deine Gedanken und Gefühle anschauen, damit es in Zukunft weniger Missverständnisse gibt und du weniger Angst vor deinen eigenen Gefühlen hast.

T: Also, lieber Thomas. Du kommst jetzt seit einigen Wochen regelmäßig zur Therapie und es freut mich sehr, wie gern du zu kommen scheinst. Von Anfang an hast du dir sehr viel Mühe gegeben, mir zu zeigen, dass alles aktuell prima ist und es eigentlich keine Probleme gibt. Gleichzeitig leidest du unter der Situation, dass du deine Familie nicht besuchen darfst (Ja.) und ich kann mir vorstellen, dass du dich auch manchmal einsam fühlst. Als du deine Familie verlassen musstest, ist es dort sehr schwierig gewesen und du hast vermutlich deine Geschwister bedrängt. Zumindest hat es von außen so gefährlich ausgesehen, dass die Behörde entschieden hat, dich von deiner Familie zu trennen. (Nickt zustimmend mit dem Kopf.) Du sagst selbst, dass du zu dieser Zeit nicht bei dir warst, oder nicht du selbst. Ich vermute, dass die Erlebnisse von damals dich ziemlich verwirrt haben und dass du dich daher heute bemühst zu zeigen, dass du ein braver Junge bist und nicht der schreckliche Junge, wie andere dich dargestellt haben.
A: Ja. Jetzt darf ich gar nicht mehr heimfahren. Jetzt darf ich gar nicht mehr heimfahren, obwohl ich brav bin.
T: Ja, das ist ein Thema. (Ja.) Das ist überhaupt die Frage.
A: Warum darf ich nicht?

T: Das ist eine gute Frage.

A: Jetzt benehme ich mich, alles passt, auf einmal heißt es wieder, weil der kleine Bruder den Blödsinn erzählt hat. Dann heißt es wieder, weil nicht alle Geschwister daheim sein dürfen. Ich hab keine Ahnung mehr.

T: Ja. Deswegen hab ich deinen Betreuer zum nächsten Termin dazu gebeten. Der ist jetzt leider im Urlaub. Aber genau das werde ich ihn auch fragen, mit dir zusammen.

A: (Spielt mit den Gummibärchen rum. Klebt zwei davon aneinander) Du musst es wegziehen.

T: Aber ich möchte es nicht essen. Du hast da schon abgebissen.

A: Jetzt abreißen. (Die Therapeutin reißt die Hälfte des Gummibärchens ab.)

T: Jetzt kannst es in die Flasche reinwerfen. (Beide lachen.) Ich verstehe es nämlich auch nicht und du verstehst es offenbar auch nicht, warum du nicht nach Hause darfst.

A: Die eine Hälfte erzählt das halt so, die andere so, dann heißt es wieder, keiner kennt sich aus.

T: Wer ist denn die eine Hälfte, wer ist die andere Hälfte?

A: Immer irgendwer sagt was anderes. Alle sagen was anderes eigentlich. Alter Schwede. (Schaut seine Wasserflasche gefüllt mit Gummibärchen an.)

T: Ganz schön voll mit Gummibärchen.

A: (Lacht.) Ja. Das wollte ich auch gerade sagen. Werden die immer dicker oder immer kleiner?

T: Ok, was sagt denn jetzt die eine Hälfte und was sagt die andere Hälfte?

A: Ja hab ich doch schon gesagt alles. (Nein.) Doch.

T: Weil der kleine Bruder irgendwas erzählt hat. Weil nicht alle Kinder gleichzeitig zuhause sein sollen.

A: Ja. Und die andere Hälfte sagt, keiner kennt sich aus.

T: Und wer ist die andere Hälfte?

A: Keine Ahnung. Alle.

T: (Lacht.) Wer ist denn die eine Hälfte und wer ist die andere Hälfte? Ich versteh das nicht.

A: Ich auch nicht. Alle sind irgendwie. Alle sagen was anderes.

T: Könntest du dir vorstellen, dass, ähm, dass es vielleicht auch zu deinem Schutz ist, dass du nicht nach Hause darfst?
A: Keine Ahnung. Ich weiß es nicht. Nein, eigentlich nicht.
T: Weil du gerade so brav bist und das alles gerade so gut läuft und du jetzt in die Hauptschule kommst und alles irgendwie super ist und dass sie die Sorge haben, dass wenn du nach Hause gehst du wieder in einen Zustand geraten könntest, wo du eben nicht bei dir bist. (Thomas trinkt und nimmt die Gummibärchen aus der Wasserflasche in den Mund.) Könnte ja sein. Was denkst du denn? (Thomas schneidet Grimassen; lacht laut in sehr hohen Tönen.) Ich geh mal aus der Schussrichtung. (Spuckt die Gummibärchen aus seinem Mund wieder in die Wasserflasche) Das ist ziemlich eklig, weißt du das? (Thomas lacht wieder sehr laut.) Ziemlich eklig. Ziemlich sehr eklig.
A: (Zeigt der Therapeutin die Wasserflasche mit den Gummibärchen) Schau einmal. (Lacht.)
T: Was willst du mir damit sagen? Du findest die Situation zum Kotzen? (Patient lacht.)
A: Ich find's lustig. (Lacht.)
T: Das ist vielleicht wirklich zum Kotzen. Genau, ich les mal weiter vor, ja? Kannst du zuhören? So. »Jetzt bist du«, du kriegst es ja mit nach Hause. Kannst es zuhause ja nochmal nachlesen. »Jetzt bist du, auch mit der Unterstützung von Medikamenten und der Stabilität in der WG« (Mhm.), ich glaube nämlich, dass die WG dir tatsächlich sehr gut tut, »ruhiger geworden« …
A: Heute war ich nicht ruhig.
T: Heute nicht?
A: Nein. Gestern auch nicht. Seit die Sommerferien begonnen haben nicht.
T: Ok. »Und kannst die, was du mir erzählt hast, die Trennung von der Familie als Chance sehen für dich.« (Er nimmt wieder Gummibären aus der Wasserflasche in den Mund und lacht.) Ich muss mich gleich übergeben. (Thomas lacht.)
A: Schau einmal. (Öffnet den Mund und zeigt der Therapeutin die darin liegenden Gummibärchen. Spuckt sie anschließend wieder in die Flasche und lacht.)

T: Ok. Hat sich irgendwas verändert? (Er lacht.) Irgendwas, was ich wissen sollte? Irgendwas Wichtiges? Wurden die Medikamente verändert?
A: Schau mal. (Zeigt auf den Tisch und lacht) Da schau doch mal. Das ist auf dem ganzen Tisch schon.
T: Das ist eklig. Hol bitte gleich ein Tuch und mach es weg. (Ok.) Aber jetzt les ich weiter vor. Also, (Thomas fängt wieder an zu lachen.) ich weiß nicht ob's so ist, du kannst auch widersprechen, ja? (Ok.) Ist es, siehst du es als Chance für dich, dass du aus der Familie rausgekommen bist? Hast du zumindest letztes Mal gesagt.
A: Das schon, aber jetzt nicht mehr. Und jetzt bin ich brav.
T: Jetzt bist du brav. Ich sage: »dass ich es als erstaunlich tapfer und reif von dir finde, dass du das so sehen kannst.« (Isst wieder die Gummibärchen aus der Flasche, schüttelt diese; lacht.) »Es gab in den letzten zwei Jahren fast keine Eskalationen und du hast dich wirklich gut im Griff.« (Trinkt aus der Flasche, bekleckert sich dabei; lacht.) Hab ich »im Griff« geschrieben? Muss ich vielleicht nochmal ändern. Werde ich gleich mal meinen Stift nehmen (Mh mh.) und den Brief verändern: »Außer es sind Gummibärchen in Reichweite.« (Lacht.) »Ich kann mir aber vorstellen, dass du manchmal Angst hast, (Mhm.) dass dir das wieder passieren könnte, dass du dich nicht mehr unter Kontrolle hast. Vielleicht bist du deshalb schnell dabei, deine Gefühle beiseite zu wischen.« Ne, wenn du sagst, weiß ich nicht, stimmt das nicht. (Probiert die letzten Gummibärchen aus der Flasche zu kriegen, ist dabei laut.) »Als ich …« (lacht.) »Als ich einen Fehler gemacht habe und einen Termin mit dir vergessen habe, fand ich es sehr schwierig, dass du dich gar nicht darüber aufgeregt hast …«
A: Hab ich auch nicht.
T: » … als ob das ok wäre, wenn man versetzt wird. Ich fand es dann erleichternd, dass du mir erzählt hast, dass du doch ein bisschen wütend gewesen bist.«
A: Ich gl … (redet sehr undeutlich; lacht.)
T: (Spuckt wieder die Gummibärchen in die Flasche) Was hast du gesagt? Ich kann dich nicht verstehen.

A: (Lacht und redet wieder absichtlich undeutlich, lallt.)

T: Genau. Genau so hörst du dich an. (Lallt wieder etwas.) Ist das für dich zu anstrengend, wenn ich das vorlese? (Ja.) Ja? Wollen wir Pause machen mit dem Vorlesen? (Ja.) Ja. Ok, du hast gerade auch was Wichtiges gesagt. Du hast gesagt, die letzten zwei Tage warst du nicht so ruhig in der WG. (Spielt wieder mit den Gummibärchen und der Wasserflasche) Was war denn? Es ist, das ist für dich wahrscheinlich super anstrengend, oder? Die Ferien? Erzähl mal, was ist denn anstrengend gerade aktuell? Wie ist es in der WG?

A: Cool.

T: Cool?

A: Ja.

T: Du wirkst nicht so. Du wirkst ein bisschen …

A: Ja. Ich bin dauernd müde. Ich lache alle aus, aber ich lach sogar mich selber aus. Ich lieg auf dem Boden rum und lach auf einmal. Ich schmeiß mich auf den Boden. Cool, ne?

Kommentar: Der Ausschnitt zeigt, dass die Übermittlung der Fallformulierung für Thomas ein stark belastendes Ereignis darstellte. Anfangs konnte er noch zuhören und bejahte die Beschreibungen der Therapeutin und ergänzte sie sogar. Daraus ergab sich eine Vertiefung, die sonst in den Sitzungen kaum möglich war. Die Therapeutin hat mehrfach nachgefragt, ob er das in der Fallformulierung Dargestellte ebenso sehen würde, um ihn in der Logik der MBT-A als Co-Therapeuten zu gewinnen. Spätestens an dem Punkt als seine schwierige Situation vor der Trennung der Familie angesprochen wird, »als du nicht du selbst warst«, kann Thomas nicht mehr zuhören und gerät vermutlich in affektiv verwirrende und potentiell überwältigende Selbstzustände. Da er das nicht benennen kann, agiert er das für ihn Unerträgliche durch sehr albernes Verhalten und indem er Ekel in der Therapeutin erzeugt. Tatsächlich wurde der Therapeuten durch das Einsaugen und Wiederausspucken der Gummibärchen massiv übel. Ekel im Gegenüber erzeugen, kann als interpersonale Abwehr verstanden werden, um Distanz zum Gegenüber herstellen zu können. Der Brief und die Situation des Vorlesens ist ihm zuviel, er kann es buchstäblich nicht verdauen und würgt die Inhalte regelrecht hervor. Die Therapeutin braucht sehr lange, um zu verstehen, dass die Fallformulierung für ihn unaushaltbar ist, da sie diese als ein Geschenk an ihn missversteht. Deutlich wird in der Szene der Zusammenbruch der Mentalisierungsfähigkeit durch ein hohes affektives Arousal. Dies kann sowohl durch die positiven als auch die Negatives benennende Fallformulierung verursacht worden sein. Es ist bei dieser Szene auch wichtig, dass die Therapeutin sein Verhalten nicht sanktioniert hat, dass vielleicht als Angriff auf die therapeutische Allianz (Rupture) auch als Störverhalten bezeichnet werden kann. Ähnlich wie in der Spieltherapie, versteht die Therapeutin das Verhalten als eine Szene, in der er ihr Bedeutsames mitteilt, was er sprachlich bisher nicht vermitteln und auch nicht reflektieren kann. Wichtig war der Therapeutin auch, dass ihre Arbeitsbeziehung diesen Ausbruch erträgt und er die Möglichkeit einer Wiedergutmachung erhält, indem er den Tisch abwischt und das entstandene Arousal noch während der Stunde containt werden kann. Dies entspricht ebenfalls der Logik der MBT-A, dass der Therapeut für die emotionale Intensität verantwortlich ist, diese konstant überwachen sollte, um Zusammenbrüche der Mentalisierung sofort zu bearbeiten. Die Therapeutin hat einige Zeit gebraucht, um das Agieren in seinem vollen Ausmaß zu verstehen und erst dann konnte sie validieren, dass Thomas nicht mehr zuhören kann. Dies führte dann dazu, dass er sich beruhigen konnte. Was der Therapeutin hier noch nicht gelang, war, das Zurückspulen zu dem Punkt vor dem Agieren, also die gemeinsame Reflexion des Mentalisierungszusammenbruchs. Vermutlich ist das mit so stark agierenden Patienten besonders schwierig und lässt sich nur nach längerer Erfahrung mit diesem therapeutischen Modell zeitnah umsetzen. Thomas hat das Verhalten danach noch mehrfach gezeigt und damit der Therapeutin die Chance gegeben, das Zurückspulen zu dem Punkt vor der Albernheit als Technik einzusetzen. Bei strukturell so schwer beeinträchtigten und traumatisierten Jugendlichen sind allerdings schnelle Erfolge nicht zu erwarten. Daher sollte mit viel Geduld mit einer hohen Wachsamkeit für interpersonelle Schwierigkeiten im Bereich der Nähe-Distanz- und Affektregulation gearbeitet werden, um Agieren außerhalb der Sitzungen und Therapieabbrüche zu minimieren. Aus meiner Sicht stellt das Agieren in den Sitzungen eine große Chance dar, für den Adoleszenten nicht-Benennbares innerhalb der Beziehung zu besprechen.

Perspektivenverschränkung

Therapiegespräch von Thomas (A), seinem Betreuer (B) und der Therapeutin (T)

A: Ich wollte nochmal sagen, dass ich beim Ausflug kein Zimmer mit Kai haben will, sonst passiert was!

T: Und wie alt ist der?

A: Ja halt wie ich. 14. Oder ist der schon 15?

B: (Nickt.) Die sind gleich alt.

T: Also ein potenzieller Freund?

A: Nein, ich würde ihn am liebsten erschlagen! [Echt?] Ja, weil, ich bin schon wieder mit ihm zusammengekracht. Ich krache mit dem jeden Tag zusammen.

T: Haut ihr euch wirklich?

A: Nein, aber irgendwann wird es dann so sein.

T: Aber am liebsten würdest du ihn schon jetzt schlagen?

A: Ja. Weil …

B: Erzähl mal, was so schlimm ist an ihm.

T: Was ist denn an dem so schlimm?

A: Ich sag jetzt mal ein Beispiel. Ich gehe ins Büro von der Psychologin, auf einmal schreit der schon wieder »nerv nicht!«. Ähm, das macht sowas von aggressiv. Und nachher schreit er wieder, keine Ahnung, irgendwas … Ich probiere es ja, das irgendwie an mir vorbeiziehen zu lassen, aber aahh irgendwann reicht es mir auch.

T: Ist der neuer in der WG als du?

A: Ja. Ja, halb neu.

B: Er ist ganz neu. Ja.

T: Ganz neu?

A: So halb. So lange ist er noch nicht dort.

B: Seit einem Monat.

T: Ein Monat?

B: Ja, ganz neu.

A: Und er nervt!

T: Ja. Na ok, alle Neuen nerven, immer. Das ist wohl immer so.

A: Nein.

T: Doch, weil man hat sich ja gewöhnt an die Gruppe. Man weiß, wie es ist und dann kommt einer und bringt alles durcheinander. Das ist immer, immer wenn bei uns im Sport eine Neue kam, wir haben die gehasst. Wer ist das denn? Nach einer Zeit ging es dann und irgendwann fanden wir sie ganz nett. Aber am Anfang war es immer so. Das gehört halt dazu.

A: Mhm. Aber er nervt wirklich.

T: Ok. Ich hab noch nicht verstanden, was nervt. Er ist laut?

A: Er nervt einfach durchgehend.

T: Mit was denn?

A: Einfach nerven.

T: Was denn? Greift er dich an? Beleidigt er dich?

A: Beleidigen tut er auch zwischendurch.

T: Echt? Was sagt er dann?

A: Keine Ahnung. Er zeigt zwischendurch so (Stinkefinger), dann sagt er wieder »Wichser« und …

T: Ok, also er hat nicht so gute Umgangsformen, verstehe. Wie ist es, ist er zum ersten Mal von Zuhause weg?

B: Nein.

T: Also ein schwieriger, schwieriger Junge?

B: Er fordert sehr viel und ich finde den Kai jetzt nicht soo schlimm. Er ist fordernd, er fragt sehr viel, er hätte gerne sehr viel, er will sehr viel Aufmerksamkeit, er wiederholt sich öfters.

T: Aber es kann natürlich sein, dass er den Mitbewohnern gegenüber anders ist als den Betreuern gegenüber.

B: Nein, er ist den Betreuern gegenüber auch sehr fordernd.

T: Aber auch beleidigend? Wichser und so weiter?

B: Ja. Ja, beleidigend sind fast alle unsere Jungs.

A: Ich aber nicht! Bei mir ist es sehr selten!

B: Kommt genauso vor.

A: Aber selten!

B: Selten, aber es kommt vor.

A: Und bei ihm geht es fast immer so. Aber irgendwann, jetzt …

B: Er nervt dich total, das wissen wir. Das merkt man auch. Er spiegelt sehr viel einfach, weil er halt dann auch Aufmerksamkeit kriegt, die er ja …

A: Und nachher nimmt er das, was ich immer sag, und macht es zu seinem Ding.

B: Genau.

T: Was, was was? Der macht dich nach?

A: Ja! Der macht mich auch nach, Alter. Zum Beispiel war es letztens so, irgendwas hat er gesagt, ich weiß es nicht mehr genau, ähm, und aber er macht zwischendurch, boa! Da könnt ich wirklich!

T: Was glaubst denn du warum der sich so verhält?

A: Keine Ahnung.

T: Denk mal nach.

A: Will ich aber nicht wissen.

T: Ich weiß. Aber das wird dir helfen, dass er dich nicht mehr so nervt.

A: Weiß nicht.

T: Wie war denn das für dich, als du neu in der WG warst?

A: Da hat mich der Steffen [ein anderer Junge aus der WG] genervt. Aber ich habe nicht wirklich so viel genervt.

T: Die anderen nicht genervt?

A: Ich hab nicht genervt. Bei den Jugendlichen nicht am Anfang.

B: Tu mal zurückdenken. Jetzt tu einmal zurückdenken.

T: Zurück, zurück, zurück.

B: Guck mal bis, wo du eingezogen bist, da warst du noch so klein, da war doch die Natascha da.

T: Da warst du 12.

A: Da hab ich geweint.

B: Nein.

A: Doch ganz am Anfang hab ich geweint.

B: Ja, einmal ja. Aber wie war denn das so mit dem Beginn? Wie oft hast du gefragt »Hallo wie geht's?«. Na das machst du heute noch, aber es ist schon viel besser. Aber tu mal nachdenken.

A: Ja, aber die anderen Jugendlichen hab ich nicht genervt, halt nur die Betreuer.

B: Und der Jonas zum Beispiel. Wie oft hat der dir gesagt »Thomas, du nervst, ich könnte dich erschlagen«. Weißt du noch, der ist jetzt schon ausgezogen.

A: Nein. Weiß ich nicht mehr. Weiß ich wirklich nicht mehr. Nein, weiß ich nicht. Aber jetzt nerv ich auch nur noch die Betreuer.

T: Na dann ist ja super! (Lacht.)

A: Auch wenn ich euch nerve, nervt es die anderen komischerweise mit. Obwohl ich euch nerven will.

T: Aah, aha! Interessant! Du willst die Betreuer nerven?

A: Aber der Kai nervt über drüber.

B: Du bist jetzt schon länger da. Du hast dich ja irrsinnig gut entwickelt.

A: Ja.

B: Der Kai ist ganz frisch.

A: Ich weiß. Und der ist schlimmer als ich früher war.

T: Man neigt immer dazu, zu vergessen, ne? Man neigt so schnell dazu zu vergessen, wie man selbst war.

A: Nein. Oder zum Beispiel, da hat mit so einem Stock herumgewedelt, der hat den irgendwo gefunden und nachher hat er so, keine Ahnung was das war, und dann hat er uuuiiii (schnauft laut aus).

T: Ist er sehr kindlich?

A: (Lacht.)

B: Ja, was schaust du mich an? Wie findest du ihn denn?

T: Also kindisch?

A: Ja.

T: Ist er bedrohlich?

A: (Schüttelt mit dem Kopf.)

T: Nein, das ist ja schon gut.

A: Also er provoziert mich noch extra, wenn ich sag »am liebsten würde ich dir so eine reinhauen«, dann tut er immer so (klopft mit dem Finger auf seine Wange). Aber irgendwann fliegt wirklich meine Hand. Und nachher ist es mir aber Wurst, weil das ist ja noch bedrohlicher, wenn er extra so tut.

T: Könntest du dir vorstellen, dass der Angst vor dir hat?
A: Nein. Weil er genau weiß, dass ich derweil noch nicht zuschlage.
T: Weiß er das? Ich bin mir da nicht so sicher. Also nicht, dass ich, ne, ich glaub schon, dass du nicht zuschlägst. Weil ich glaube, du hast dich eigentlich ganz gut unter Kontrolle.
A: Ja. Nur irgendwann reicht es mir auch.
T: Aber ich weiß nicht, ob er das weiß.
A: Er weiß es, deswegen provoziert er immer weiter.
T: Naja, ich glaube, wenn jemand neu in der Gruppe ist, dann checkt der halt erstmal alle ab, wie weit er gehen kann. Und gerade so ein Junge.
A: Der Steffen hat ihn vor kurzem geschlagen.
T: Siehst du, dann ist dieses, äh, checken nicht besonders gut.
A: Mhm. 50! (Schaut auf sein Handy.) [Zeitliches Ende der Sitzung.]
T: Das ist unangenehm, darüber zu sprechen?
A: Nein, aber irgendwann kann ich nicht mehr reden.
T: Du hast heute super mitgemacht.
A: Ich weiß.

Kommentar: Thomas zeigt sich in der Sitzung sehr gesprächsbereit und freut sich offenbar, dass er eine Stunde gemeinsam mit der Therapeutin und seinem Bezugsbetreuer für sich exklusiv hat. Seine Lebenswelten sind sonst eher getrennt und mit Schweigeverboten ausgestattet, so dass allein das Setting für ihn bereits hilfreich zu sein scheint. Im Verlauf der Sitzung spricht er erstmals ein aktuelles Alltagsproblem an, dass er Schwierigkeiten mit einem neuen Jungen aus der Wohngemeinschaft habe. Es wird deutlich, dass er sich so sehr über diesen anderen Jungen ärgert, dass seine Impulssteuerungsfähigkeit auf eine echte Probe gestellt wird. Dies wird umso schwieriger, wenn andere aus der Wohngemeinschaft, den Konflikt mit dem Neuen körperlich austragen. Daher wurde der aktuelle Konflikt genutzt, um Thomas Verständnis für die Situation zu erweitern. Er zeigt sich in seinen Überlegungen fast durchgängig im Modus der psychischen Äquivalenz, wenn er davon ausgeht, dass der Neue genau wisse, was in Thomas vorginge (»der weiß, dass ich ihn nicht schlagen werde«) und auch Thomas genau zu wissen meint, was im Neuen vor sich geht und welchen Grund dessen handeln hat.

Mit vereinten Kräften wird versucht, die eindimensionale und sehr feindselige Sicht auf den Neuen zu erweitern. Dazu werden verschiedene Techniken eingesetzt. Die Sequenz liefert viele Beispiele der typischen aktiven Fragetechnik zur Förderung von Mentalisierung in der MBT-A. Die Therapeutin fragt sehr dezidiert nach und stellt diverse Warum-Fragen oder Fragen nach den verschiedenen Perspektiven der beteiligten Akteure. Dabei sollte jedoch in jedem Fall darauf geachtet werden, dass nur Perspektiven infrage gestellt werden und keinesfalls Emotionen. Emotionen werden als unmittelbares subjektives Erlebnis aufgefasst, über das sich nicht diskutieren lässt. Ein Infragestellen einer Emotion stellt zumeist eine starke Zurückweisung dar und wird im Rahmen der MBT-A als nicht hilfreich und zudem als unangemessen angesehen. Daher validiert die Therapeutin das Erleben nach kurzer Exploration der Umstände und kann sich tatsächlich in Thomas hinein versetzen und sein Genervt-Sein verstehen. Das Infrage stellen von Perspektiven sollte zudem wieder in einem Affektfokus übergeführt werden, damit einer intellektualisierenden Auseinandersetzung vorgebeugt wird. Dies ist bei Thomas allerdings weniger ausgeprägt.

An den Stellen, wo Thomas eindimensional und konkretistisch wird, arbeitet sie darüber hinaus mit kontrollierten Selbstenthüllungen, die sich um Dynamiken von Gruppen zwischen Etablierten und Neuen drehen. Dies birgt auch in dem hier abgedruckten Ausschnitt die Gefahr einer Generalisierung. Sowohl der Betreuer als auch die Therapeutin lassen sich von der psychischen Äquivalenz teilweise anstecken und formulieren scheinbar allgemeingültige Sätze, die das individuelle Erleben der beteiligten Akteure außer Acht lassen können. Der Therapeutin gelingt dann jedoch die Rückkehr zur klassischen Haltung des Nicht-Wissens, wenn sie verdeutlicht, dass sie manches nicht verstehen kann und Thomas so in die erneute Exploration bringt. Er bleibt lange Phasen sehr verhaltensnah und beschreibend. Ein weiterer Versuch einer Vertiefung stellt schließlich dar, dass er von Betreuer und Therapeutin an seinen eigenen Anfang erinnert wird, der offenbar gewisse Ähnlichkeiten zu dem neuen

Jungen aufweist. Hier zeigen sich Erinnerungslücken, die Thomas jetzt aber einräumt und deren Inhalt er nicht von sich weist. Er spricht sogar kurz an, dass er als Neuling geweint habe. In diesem Zusammenhang erarbeitet er zudem eine neue Erkenntnis, dass er manchmal nur die Betreuer ärgern will, mit seinem Verhalten aber auch die anderen Adoleszenten der Wohngemeinschaft nervt. Dies hält die Therapeutin für eine wichtige Einsicht im Hinblick auf das formulierte Therapieziel, sich besser mit Gleichaltrigen zu verstehen. Die Sequenz zeigt zudem, dass an sehr einfachen Zusammenhängen im Hier und Jetzt gearbeitet wird, um die Mentalisierung in konfliktreichen aber nicht unbedingt traumatischen Bereichen zu verbessern.

4.4 Wenn Nachdenken zu schmerzlich ist

Der folgende Sitzungsauszug stammt aus einer Stunde nach einem Familiengespräch. Beim Familiengespräch anwesend waren die Mutter und Thomas. Das Gespräch wurde dominiert von der Angst der Mutter vor einer baldigen Familiengerichtssitzung. In dieser sollte entschieden werden, ob der Mutter das Sorgerecht für die drei älteren Kinder entzogen wird. Die Mutter bedrängte die Therapeutin einen Brief zu schreiben, dass die Wohngemeinschaft nicht gut für Thomas sei. Dies entspricht einer teleologischen Sichtweise, als ob durch den Brief die innere Anspannung bewältigt werden könnte. Es gelang der Therapeutin, diese Bitte ernst zu nehmen und trotzdem nicht auszuführen mit der Begründung, dass ihr die Beziehung sowohl zur Wohngemeinschaft als auch zur Mutter wichtig sei. Thomas hat bereits im Familiengespräch gedroht, dass er in dem Falle des Sorgerechtsentzuges etwas geschehen lassen würde, ohne dies zu konkretisieren. Auch dies entspricht einer Regression auf den teleologischen Denkmodus, der potentiell auch die Behandlerin sehr unter Druck setzen kann. Im Familiengespräch intervenierte die Mutter gegen die Drohung von Thomas und verdeutlichte, dass er damit nichts lösen würde und sie sich das auch nicht wünsche. Das wurde von der Therapeutin verstärkt, indem sie lobte, dass sie es sehr gut fände, dass die Mutter trotz ihrer inneren Not ein Auge auf die Bedürfnisse von Thomas aufrechterhalten würde. Die Therapeutin versucht im Einzelgespräch mit Thomas eine Woche später das Thema wieder aufzugreifen.

T: Also, was mich interessierten würde, ist wie es dir damit geht.
A: Nicht gut. Die dürfen ihr das Sorgerecht nicht einfach wegnehmen. Sonst können die was erleben.
T: Und was können sie erleben?
A: Weiß ich noch nicht. Aber irgendwas Schlimmes. Du bist. Schau mal. (Legt eine Uno-Karte.)
T: Muss ich mir dann einen Bodyguard besorgen hier für die Therapie?

Kommentar: Dies entspricht einer »Challenge« im Sinne einer Prüfung des Realitätsbezugs.

A: Ja. Schau mal. Du bist.
T: Wirklich? Du bist.
A: (Lacht.) Du bist. (Lacht.) Hast du das jetzt nicht gesehen?
T: Ach so, 4. Nein! Das geht ja gar nicht.
A: Jetzt hab ich mich gewundert warum du nichts sagst.
T: Ich bin noch so, äh, vielleicht, wenn du sagst, ich muss mir einen Bodyguard besorgen für die Therapie, dann bin ich vielleicht kurz abgelenkt.
A: Ok. Lass uns weiter Uno spielen.
[Zweiminütige Uno-Spielsequenz]
T: Aber ich, also ich verstehe es nicht. Du sagst einerseits, du hast es gar nicht mitgekriegt und andererseits weißt du doch ganz genau, worum es geht.
A: Ich hab ja nicht gewusst was du meinst. (Lacht.) Nein wirklich nicht. Am Anfang habe ich es nicht verstanden mit dem Gerichtstermin. Ja ich weiß, irgendwas sagt mir das, aber ich wusste nicht, was du meinst. Hmm. Ich müsste mal wieder zum Friseur. Ich meine, schummeln tust du sicher nicht. Schau mal die letzte Karte an. Mann, jetzt hast du geschummelt.

T: Nein, ich schummele nicht.
A: Die letzte von da war ein Vierer.
T: Ich frag mich ja, warum das für dich so schwierig ist. Ich habe das Gefühl, ich muss solche Themen so aus dir rausziehen. Und das du nicht von dir aus Interesse entwickelst, mit mir darüber zu sprechen.
A: Doch.
T: Doch? Ja? Dann tu es doch.
A: Ok.
T: Vielleicht könnte das ja gut sein, darüber zu sprechen.
A: Ja.
T: Irgendwann mal.
A: (Lacht.)
T: Nächstes Jahr, oder so. Du bist. [Challenge]
A: (Lacht.) Ok, nächstes Jahr.

Kommentar: Als die Therapeutin versucht, das bedeutsame Thema hinsichtlich der Familiengerichtsverhandlung anzusprechen, ist sie sehr überrascht, dass er gar nicht weiß, was sie meint. Als sie sich schließlich verständigen, wiederholt er seine allgemeine Drohung, dass im Falle eines Sorgerechtsentzuges etwas Schlimmes passieren wird. Thomas versucht damit vielleicht die in diesem Augenblick erlebte Ohnmacht und Wut in Bedrohung umzuwandeln. Im nächsten Augenblick ist dies jedoch wieder fast wie vergessen und er spielt munter weiter Uno. Daher setzt die Therapeutin eine Challenge, um herauszufinden, ob hier tatsächlich eine Bedrohung vorliegt oder nicht. Sie bringt die therapeutische Beziehung ins Spiel, ob auch sie dann Angst vor Thomas haben müsste. Sie bringt dies humorvoll ein, indem sie fragt, ob sie einen Bodyguard für die zukünftigen Sitzungen brauche, was Thomas sofort bejaht. Da er dann sofort weiterspielt, ist die Therapeutin nun sehr verunsichert, ob sie sich bedroht fühlen soll, Sorge um Thomas entwickeln oder sich ärgern soll über das Nicht-ernstnehmen auf Seiten des Jungen. Dann passiert ihr im Spiel ein Fehler, indem sie eine falsche Karte legt, was Thomas ihr als schummeln auslegt und ihn dann auch weiter verunsichert, weil das zuvor noch nicht vorgekommen ist. Er fragt sich dann laut, ob die Therapeutin wohl doch schummeln würde, was ihm in dem Moment fast wichtiger scheint als das Thema des Sorgerechtsentzugs. Vielleicht zeigt sich hier das sehr radikal auf das Hier und Jetzt beschränkte Erleben von Thomas besonders im Angesicht von Lebensereignissen, die er nicht beeinflussen kann und denen er sich vermutlich ohnmächtig ausgeliefert fühlt. Es könnte hier also sein, dass das irritierende Ausweichen auf das Spiel und die Verständnis- oder Erinnerungslücken nicht nur Ausdruck der strukturellen Schwäche sind, sondern auch der Bewältigung nicht mentalisierbarer Affekte wie z. B. Angst dienen. Erst wenn diese dissoziative Strategie des Abgleitens in den Denkmodus des Als-Ob nicht funktioniert, da interpersonell durch die Therapeutin Realitätsbezug eingefordert wird und sogar die therapeutische Beziehung ins Spiel kommt, kommen aggressive Elemente in die Beziehung. Diese Beobachtung scheint für Thomas typisch zu sein und bietet den Rahmen eines mentalisierenden Zugangs zu seinen gewalttätigen Handlungen.

Gleichzeitig zeigt die Szene, wie schnell Adoleszente mit vergleichbaren strukturellen Einschränkungen und Affektbewältigungsmechanismen durch ein nicht modifiziertes therapeutisches Angebot überfordert werden können. Die therapeutische Allianz ist bereits so stark, dass Thomas Missverständnisse und vor seinem sein Nichtverstehen ansprechen kann. So wird deutlich, Thomas versteht vieles einfach nicht, was die Therapeutin mit ihm besprechen will. Die Therapeutin nimmt sich daraufhin vor, noch einfacher zu werden und kurze Zeitabschnitte definieren. Zum Beispiel: »Jetzt reden wir 5 Minuten und dann spielen wir wieder.« Damit hätte das Reden und das Spielen für Thomas ein klareres Ende und wäre so kontrollierbarer für ihn, damit Ohnmachtserfahrungen nicht sein Erleben der Therapie beeinträchtigen.

Im weiteren Verlauf der Sitzung thematisiert die Therapeutin die mangelnde Bereitschaft oder Fähigkeit von Thomas, schwierige Gefühle und Schwierigkeiten mit anderen in der Therapie zu besprechen sowie seine Tendenz in den Als-Ob-Modus zu gehen, wo Sprache keine reale Bedeutung mehr hat.

T: Bei dir weiß ich nie, was ernst ist, was gespielt ist oder was ist. Ich weiß es nicht.
A: (Lacht.) Warum?
T: Ich weiß noch nicht mal, ob du, wenn du sagst, dann passiert was Schlimmes, ob das irgendwas bedeutet.
A: Nein. (Lacht.)
T: So in der Art, als ob das einfach so in den Raum gesprochen ist.
A: Ich hab das einfach so in den Raum gesprochen. Na gut, ich nehme es ja zurück. Hast du es gesehen?
T: Wann hast du angefangen, das so zu machen?
A: Keine Ahnung. Weil, ich glaub bei mir merkt man noch nicht einmal, wenn ich froh bin. Ich habe bei der Achterbahnfahrt neulich so geschaut (macht ein neutrales Gesicht).
T: Echt?
A: Ja. Schaffst du das nicht?
T: Bei einer Achterbahn? Weißt du, wie ich da schreie? Da denke ich, ich sterbe.
A: Highspeed. Kennst du die? Kennst du die Highspeed?
T: Nein.
A: Stell dir vor, du sitzt so und – summm – weg bist du. Highspeed. Sagt schon alles, oder?
T: Ja, aber warum machst du das?
A: Keine Ahnung. Es war mir zu langsam irgendwie. Ohne Scherz. Ich hab sie nicht.

Kommentar: In dieser kurzen Sequenz gelingt eine Ernsthaftigkeit, die durch die authentische Intervention der Therapeutin eingeleitet wird. Denn sie weiß wirklich nicht, was sie ernstnehmen soll und was nicht. Thomas nimmt daraufhin eine die Beziehung schützende Haltung ein und zieht die Drohung zurück, dass auch der Therapeutin etwas Schlimmes passieren könnte, wenn das Sorgerecht entzogen wird. Danach folgt ein kurzer mentalisierender Abschnitt, in dem er kurz reflektiert, dass er sich angewöhnt habe, seine Gefühle generell zu verbergen – sogar beim Achterbahnfahren. Für ihn ist das eine Errungenschaft, die der Therapeutin nicht zur Verfügung steht (»Du schaffst das nicht«). Eine tiefergehende Reflektion wird von ihm nicht unternommen. Er antwortet auf die Warum-Frage in konkretistischer Weise, dass die Highspeed-Achterbahn zu langsam gewesen sei. Hier wäre in der Nachbetrachtung zu empfehlen, dass die Therapeutin hier noch langsamer und dezidierter nachfragt, z.B. ich würde mich wirklich dafür interessieren, was dann bei dir abläuft, wenn du so ein neutrales Gesicht machst. Die Warum-Frage erscheint in der Nachbetrachtung als zu groß und daher überfordernd. Und tatsächlich geht Thomas danach wieder in den Als-Ob-Modus, wie die nächste Textstelle verdeutlicht:

> *T:* Du hast zwei Karten versteckt.
> *A:* (Lacht.) Nein, ich schwöre, ich hab keine versteckt. Schau, kannst du drunter schauen.
> *T:* Die hast du in deinen Schuh reingesteckt.
> *A:* (Lacht.) Habe ich nicht. Habe ich nicht.
> *T:* Ich möchte diese Karten auch nicht wieder haben! Die kannst du irgendwohin tun. Aber ich möchte sie nicht mehr haben.
> *A:* (Lacht und legt die Karten auf den Tisch.)
> *T:* Iihhh! Das hast du schon einmal gemacht, wenn dir was zu viel wird.
> *A:* Was?
> *T:* Dann fängst du an, eklige Sachen zu machen.
> *A:* (Lacht.) Nein, dann mach ich was Lustiges.
> *T:* Ich sehe, ich sehe ja, ich sehe, dass es dir zu viel wird. Aber wir müssen weiter kommen, Thomas.
> *A:* Ok.
> *T:* Wir müssen weiter kommen.
> *A:* Wir kommen weiter. (Fällt mit den Armen und dem Gesicht auf die Tischplatte.)
> *T:* Bist du gerade mit dem Gesicht auf den Tisch gefallen?
> *A:* Nein. (Lacht.) Das war so, schau. (Zeigt, wie er sich mit den Armen abgestützt hat.)
> *T:* Ah ja, ok, ok. Aber es sah kurz so aus. Alles gut? Nicht, dass du mit gebrochener Nase hier rausgehst. Und sagst, die Frau Taubner hat mir die Nase gebrochen. Na, danke! Jetzt weiß ich, was du meinst mit »dann wird was passieren«.

A: (Lacht und steckt die zwei Karten aus seinem Schuh in den Stapel.)
T: Na gut, dann weiß ich nicht mehr, welche es sind. Es waren zwei grüne. Jetzt werde ich mich vor den grünen Karten ekeln.
A: Aber du hast sicher auch zwei grüne. (Will wieder Karten in den Schuhen verstecken.)
T: Hör bitte auf.
A: (Lacht.) Ich komme nicht mehr runter, um sie aufzuheben. Jetzt hab ich sie.
T: Ok, wie können wir das denn hinkriegen, dass wir hier auch über anstrengende Sachen sprechen können, ohne dass dann so was passiert?
A: (Lacht.)
T: Hast du eine Idee?
A: Ich sortier die Karten.
T: Hast du eine Idee?
A: Nein. (Lacht.)

Kommentar: Nach der kurzen Reflektionsphase wird Thomas wieder sehr albern und erzeugt Distanz durch Ekel. Die Therapeutin ist an dieser Stelle etwas ungeduldig. Hier hätte die Therapeutin die kurze mentalisierende Sequenz loben können. Stattdessen baut sie eher Druck auf. In der Nachbetrachtung nimmt sie sich vor, mehr Geduld mit Thomas zu haben und Freude sowie Lob an den kleinen Schritten auszudrücken, auch wenn sie winzig sind.

Hier wird deutlich, was Fonagy et al. (2002) mit dem Teufelskreis der Mentalisierungshemmung beschrieben haben. Thomas hat die verwahrloste und traumatisierende Situation daheim bewältigt, indem er sich abgestumpft hat und aufhörte, über sich selbst und andere nachzudenken. Damit hat er sich aber gleichzeitig von dem Prozess abgeschnitten, der ihm heute helfen würde, das Trauma zu bewältigen und nicht in seinen Beziehungen (mit den Geschwistern) zu wiederholen. Seine unreflektierte Gier in Beziehungen gepaart mit der Angst vor dem Verlust der Bezugsperson, verhindert, dass er hilfreiche Beziehungen führen kann (z. B. zu Gleichaltrigen). Er steckt fest in den alten Beziehungen und nutzt die professionellen Beziehungen für kurze Befriedigungen, aber nicht um sich weiter zu entwickeln.

Das »Wir müssen weiter kommen« ist aber nicht nur die Ungeduld der Therapeutin. Sie hat auch Sorge, dass Thomas sich regressiv in der Therapie als einem Als-Ob-Raum einnistet. Er genießt das Spielen mit ihr sehr und kommt gerne zu den Sitzungen. Die Therapeutin hat nach vier Monaten Zusammenarbeit das Gefühl, nicht mehr auswechselbar zu sein. Daher kann sie ihn und seine Mentalisierung jetzt auch mehr herausfordern, damit das in der Therapie Besprochene einen Bezug zur Realität bekommt und nicht einfach nur Töne ohne Bedeutung darstellt. Es bleibt aber ein schmaler Grat zwischen der Heraus- und der Überforderung des Patienten.

Um die für Thomas schwer aushaltbare Unmittelbarkeit der Beziehung zu umgehen, setzt die Therapeutin in der Folge auf therapeutische Elemente, die stärker themen- und mentalisierungsbezogen arbeiten als das offene oder regelgeleitete Spiel. Dazu werden gemeinsame Bilder gezeichnet, die die Protagonisten aktueller Interaktionen darstellen sowie die Gedanken und Gefühle in großen Sprechblasen darüber. Bei der Anwendung dieser Methode gerät Thomas ebenfalls an die Grenze zur Überforderung, da er es kaum wagt, etwas in die Blase über seinen eigenen Kopf zu schreiben. Gleichzeitig gelangen so noch mehr aggressive Elemente in die Beziehung, wenn plötzlich alle Protagonisten eines Bildes aus dem Kopf bluten und in die Blase über Thomas' Kopf ein Kopf mit vielzähligen Augen gezeichnet wird. Hier zeigt sich erneut, dass Thomas eine szenische Fähigkeit hat und ein empathisches und geduldiges Gegenüber braucht, das in kleinsten Schritten die unerträglichen Affekte in verdauter Weise spiegeln kann.

Abschließende Betrachtungen

Die Behandlung mit Thomas zeigt typische Probleme in der Psychotherapie mit Adoleszenten mit einer Störung des Sozialverhaltens. Zunächst ist nicht von einer hohen Therapiemotivation und Compliance auszugehen, weshalb das Eingehen auf teleologische Forderungen und Wünsche (in Thomas Fall die Süßigkeiten) eine Möglichkeit darstellen, eine therapeutische Allianz aufzubauen. Es zeigen sich zudem sehr niedrige Mentalisierungsfähigkeiten, die ein »normales« therapeutisches Gespräch fast unmöglich machen. Thomas zeigt häufige Themenwechsel, wirkt teilweise wie dissoziiert, ist schnell ungeduldig und genervt. Daher erschien ein eher spieltherapeutischer Zugang indiziert – auch im Hinblick auf eine vermutete Entwicklungsverzögerung und etwas eingeschränkte kognitive Fähigkeiten (IQ von 90). Erschwerend kommen paranoide Ängste und starkes Misstrauen in Beziehungen hinzu, was durchaus auch als ein epistemisches Misstrauen verstanden werden kann, also der Unfähigkeit aus sozialen Beziehungen zu lernen. Dies drückt sich darin aus, dass er die anderen Jugendlichen in der Wohngemeinschaft nervt, ohne dies zu wollen, er jedoch nicht aus den Rückmeldungen der anderen profitiert. Typisch für die Diagnose sind zudem multiple Verhaltensprobleme und Steuerungsschwierigkeiten, die auch den Therapeuten überfordern können, so dass man nicht weiß, wo zuerst angesetzt werden sollte. Dies kann bei multiprofessioneller Betreuung mit vielen verschiedenen Akteuren zu einem gegeneinander gerichteten Arbeiten führen. Daher ist der Fokus auf die Mentalisierungsfähigkeit für den Therapeuten hilfreich und sollte aber auch regelmäßig in das Betreuer- und Familiensystem integriert werden. Besonders bei Adoleszenten mit Spaltungsdynamik, bei Thomas vorrangig auch durch das familiäre System getrieben, ist das Bewahren einer mentalisierenden Haltung die Grundvoraussetzung einer erfolgreichen Kooperation. Wie sich im Beispiel zeigte, ist es besonders bei aggressiven Inhalten inklusive Bedrohungen in der therapeutischen Beziehung schwer, in einer mentalisierenden Haltung zu verbleiben oder diese zurück zu gewinnen, da die gesamten eigenen Bewältigungs- und Angstabwehrmechanismen dadurch aktiviert werden. Daher ist es sehr zu empfehlen, ein mentalisierendes System um die Therapie herum zu etablieren – durch regelmäßige Fallkonferenzen, Supervision und wenn möglich auch durch eine wissenschaftliche Begleitforschung.

Ausblick

Vorhersagen sind schwierig, dennoch wagen wir einen Ausblick. Mentalisierung ist ein relativ neues und sich schnell entwickelndes Konzept. Die Forschung auf diesem Gebiet, deren Ergebnisse zurzeit mit großem Interesse aufgenommen werden, erweitert das Modell und führt zu neuen Schwerpunkten. Zudem greift das Konzept aktuelle Entwicklungen aus anderen Wissenschaftsfeldern auf, wie die Bedeutung von sozialem Lernen (Fonagy & Allison 2014) oder die Bedeutung von epistemischer Vigilanz und epistemischem Vertrauen (Wilson & Sperber 2012). Eine aus der Forschung formulierte Kritik am DSM-V, das bei der Differenzierung der einzelnen Störungen den gemeinsamen Hauptfaktor psychischer Erkrankungen, den allgemeinen Psychopathologie (p-Faktor), übersieht (Caspi et al. 2014), wird ebenso aufgegriffen, wie die Bedeutung von allgemeinen Wirkfaktoren in Psychotherapien (Laska et al. 2014). Diese Aspekte und neueren Forschungsergebnisse – so unsere Prognose – werden längerfristig die psychodynamischen/psychoanalytischen Behandlungen von strukturell wenig integrierten Patienten und Patientinnen entscheidend beeinflussen. Aufgrund der Anschlussfähigkeit des Konzeptes ergeben sich zudem neue Möglichkeiten einer schulenübergreifenden Zusammenarbeit.

Dieses Buch legt den Schwerpunkt auf die ambulante psychotherapeutische Praxis. Wir haben uns dabei um eine praxisnahe Darstellung des Konzepts bemüht. Neben den Textpassagen aus Behandlungen haben wir ausführlichere Fallvorstellungen und Kommentare aufgeführt. Unterschiede gegenüber einem klassisch psychoanalytisch/psychodynamischen Vorgehen werden deutlich: der Therapeut ist aktiver und die Redebeiträge sind kurz, bedingt durch die Haltung (interessiert, nicht-wissend) sowie durch die fragende, explorative Technik.

Checkliste für eine mentalisierungsfördernde Praxis

- Ich habe eine empathische Grundhaltung und versuche die Welt mit den Augen des Patienten zu sehen.
- Ich zeige deutlich Wärme und Interesse am Erleben des Patienten.
- Ich validiere das Erleben des Patienten.
- Ich nehme eine Haltung der Neugierde und des Nicht-Wissens ein.
- Ich bin transparent im Hinblick auf die Ziele und Techniken der Therapie (z. B. durch Psychoedukation).
- Ich benenne vorsichtig affektive Zustände, wenn dem Patienten die Worte dafür fehlen.
- Ich bringe andere Perspektiven ein oder stelle die Überzeugungen des Patienten in Frage. Ich tue dies erst, nachdem ich das affektive Erleben des Patienten validiert habe.
- Ich unterbreche nicht-mentalisierende Interaktionen so schnell wie möglich.
- Ich nutze Humor oder herausfordernde Interventionen, wenn der Patient psychologisiert (hypermentalisiert).
- Ich gehe an den Punkt vor dem Verlust der Mentalisierungsfähigkeit zurück und versuche dann, den (affektiven) Kontext gemeinsam mit dem Patienten zu verstehen.
- Ich fühle mich für die Affektregulation des Patienten während der Sitzung verantwortlich und sorge für ein optimales Arousal.
- Ich gestehe mir und dem Patienten Missverständnisse zu. Das heißt, ich nehme eine fehlerfreundliche Haltung auch mir selbst gegenüber ein.
- Ich reflektiere und benenne meinen Beitrag zu Missverständnissen.
- Ich nutze die therapeutische Beziehung als Beispiel, um Beziehungen zu verstehen.
- Ich übe mich in Geduld und stelle mich auf einen langwierigen Prozess ein.
- Ich stelle mein eigenes mentales Modell durch kontrollierte Ich-Botschaften oder Selbstenthüllungen zur Verfügung (z. B. »Ich an dieser Stelle würde …«).

Modifiziert nach Karterud et al. 2013; Allen et al. 2011.

In unseren Seminaren machten wir die Erfahrung, dass diese aktive Haltung von einigen Teilnehmern der Seminare als Umstellung, teilweise als anstrengend, beschrieben wurde. Nicht nur in der Anfangsphase einer Therapie kann sie jedoch helfen, die Patientin oder den Klienten zu erreichen. Das Interesse am eigenen Innenleben (und die

Geduld bei der Erkundung) wird von vielen Patienten als neu und wohltuend erlebt, weil es einen Eindruck hinterlässt, wie ein wertschätzender Umgang mit sich selbst aussehen kann. Manche Therapeutinnen machten auch die Erfahrung, dass es Ihnen schwerfiel, die neue Sichtweise und Interventionsformen in ihrer Praxis dauerhaft zu integrieren. Dies unterstreicht die Notwendigkeit einer ausführlicheren Beschäftigung mit dem Konzept und fortlaufender Supervision. Als Möglichkeit des Selbst-Checks und der Selbstreflexion kann die abgebildete Checkliste für eine mentalisierungsfördernde Praxis genommen werden.

In dem vorliegenden Buch haben wir versucht, die Grundzüge des Modells mit Bezug auf die neuen Entwicklungen zu vermitteln und die praktisch-therapeutische Umsetzung darzustellen. Dabei sind wir auf einige aktuelle Fragen gestoßen, die noch nicht beantwortet werden können. Wir haben diese in vier Themenkomplexen zusammengefasst:

1 Zum Spannungsfeld zwischen neuer Therapierichtung und Behandlungsmethode

Liegt die Zukunft des Mentalisierungskonzepts in einem Paradigmenwechsel und der Begründung einer neuen Schule? Oder in einer neuen Therapieform mit Manualisierung und zertifizierter Ausbildung? Wird es eine einheitliche Mentalisierungstherapie geben? Oder werden sich verschiedene Therapieansätze (bzw. Therapeutinnen) an dem Modell orientieren, um es in die klinische Praxis zu integrieren?

In diesen Zusammenhang gehört, dass die sich auf Zertifizierung hin entwickelnde Mentalisierungsbasierte Therapie (MBT) eine Methode darstellt, die nicht nur von Psychotherapeuten, sondern ganz breit von allen Berufen im Bereich psychischer Gesundheit angewendet werden kann (»Mental Health Professionals«). Hierin liegt einerseits eine Chance des Konzeptes, da es, anders als andere psychodynamische Verfahren, auch von Nicht-Psychoanalytikern eingesetzt werden kann. Damit wäre die MBT eine schulenübergreifende und professionsübergreifende Methode, die sich gut in multiprofessionellen Kontexten einsetzen lässt. Gleichzeitig birgt die breite Anwendung und das recht offene Konzept die Gefahr einer Verwässerung von Konzept und Methode. Diesem versucht der Ansatz durch eine Qualitätssicherung z. B. in Form von Supervisionen zu begegnen.

2 Fragen zur Indikationsstellung und Diagnostik

Welche Patienten profitieren am meisten von einer mentalisierungsfördernden Therapie?

Die Mentalisierungsbasierte Therapie (MBT) hat als manualisierte Behandlung im klinischen und teilstationären Bereich für Borderline-Patienten und Adoleszente mit Selbstverletzendem Verhalten in randomisiert-kontrollierten Studien (RCT-Studien) seine Wirksamkeit nachweisen können. MBT wird klinisch vielversprechend bei einer Reihe von Störungsbildern (z. B. Depressionen, Trauma) und in unterschiedlichen Settings (z. B. stationäre und ambulante Therapie, Familientherapie, Sozialarbeit[27]) angewendet. Es ist ein entwicklungsorientiertes Therapiemodell, welches einem hohen p-Faktor (als Schwere der Psychopathologie) eine größere Bedeutung einräumt als der Störungsspezifität. Auch wenn die neuen Ergebnisse zum p-Faktor die Metaphern zwischen reifer Neurose auf der einen Seite und schwerer struktureller Störung auf der anderen Seite aufgeben, bleibt doch die Frage, welche Patienten am besten von einer Mentalisierungsbasierten oder -orientierten Therapie profitieren.

Dies lässt sich bisher nur aufgrund klinischer Einschätzungen beantworten. Nach unserer Erfahrung profitieren Menschen mit hohem p-Faktor, epistemischem Misstrauen sowie wenig integriertem Strukturniveau meist stark. Menschen mit relativ gut integriertem Strukturniveau profitieren am ehesten dann, wenn in spezifischen intrapsychischen oder interpersonellen Konflikten die Mentali-

27 Vgl. http://ambit.tiddlyspace.com

sierungsfähigkeit zusammenbricht. Mentalisierungsfördernde Interventionen helfen, die Mentalisierungsfähigkeit unter Stress aufrechtzuerhalten oder wiederzuerlangen. Dies lässt sich nicht nach Störungsbildern ordnen.

Eine unmittelbar damit zusammenhängende Frage ist die Diagnostik. Wie wird in der Zukunft eine in der Praxis durchführbare Diagnostik von spezifischen Mentalisierungsstörungen aussehen?

Ein individuelles Mentalisierungsprofil zu erstellen und daraus Fallformulierungen und eine Behandlungsplanung abzuleiten ist mit theoretischen Kenntnissen, praktischer Übung und Supervision gut möglich. Eine standardisierte Erhebung relevanter Aspekte der Mentalisierungsfähigkeit (Übersicht bei Luyten et al. 2015a) ist bisher sehr aufwendig und deshalb in der Praxis unrealistisch. Hier mangelt es noch an praktisch handhabbaren projektiven Verfahren oder Fragebögen, oder, wie die Filmbeispiele im MASC (Dziobek et al. 2006) zeigen, an kreativen Ideen, die Mentalisierung »online« zu erfassen.

3 Wie ist Mentalisierungsförderung am besten erlernbar?

Mentalisierungsbasierte Therapie ist ebenso wie die hier vorgestellte ambulante mentalisierungsorientierte Psychotherapie durch eine vertiefte Kenntnis des Mentalisierungskonzepts und dessen Anwendung, einem mentalisierungsorientierten Training und einer kontinuierlichen Supervision erlernbar. Der Schwerpunkt liegt auf dem therapeutischen Prozess und dem Prozess des Mentalisierens; dabei sind Tonband- oder Videodemonstrationen der Therapiestunden zur genauen Erfassung dieser Prozesse von Bedeutung. Auch haben sich Rollenspiele im Training und in der Supervision bewährt. Zudem sollte das Feedback der Patienten stärker genutzt werden, denn Mentalisieren ist ein interaktiver Prozess.

Hinsichtlich der Anwendung von Mentalisierungsbasierter Therapie (MBT) wird vom Anna-Freud-Centre in London empfohlen, ein auf einzelnen Stufen basierendes Programm zu durchlaufen. Hierzu werden an verschiedenen Orten internationale Kurse durchgeführt, die in Kooperation mit dem Anna-Freud-Center laufen. In Deutschland wird eine solche Kooperation vermutlich mit dem Institut für Psychosoziale Prävention der Universität Heidelberg durchgeführt werden. Das gesamte Programm besteht aus mehreren Bausteinen. Am Ende steht die Anerkennung als MBT-Praktiker.[28]

Hinsichtlich der Anwendung des Mentalisierungskonzepts im ambulanten Bereich sind die Fortbildungsmöglichkeiten weniger ausgearbeitet. Bisher werden Fortbildungskurse meist auf den bekannten Fortbildungstagen oder Fortbildungswochen angeboten. Eine kontinuierliche Fortbildung »Mentalisieren in der Psychotherapie«, die vier Wochenenden beinhaltet und den Schwerpunkt auf Fallarbeit und Supervision legt, bieten die Autoren des Buches seit mehreren Jahren an.[29] Die Anwendung des Mentalisierungskonzepts in ambulanten Therapien beinhaltet in Deutschland eine große Chance, da es hier die, international gesehen, seltene Möglichkeit gibt, krankenkassenfinanzierte Therapien über 25 Stunden hinaus durchzuführen.

4 Das Spannungsfeld zwischen dem Mentalisierungskonzept und der daraus abgeleiteten Behandlungstechnik auf der einen Seite und der Psychoanalyse und psychoanalytischer Technik auf der anderen

Das Mentalisierungskonzept hat seine internationale Bedeutung durch die Anbindung an die Psychoanalyse und die empirische Fundierung durch Forschung erlangt. Besonders die klinischen Konzepte wurzeln nach wie vor deutlich in der psychoanalytischen Denktradition (Fonagy et al. 2004, Kirsch 2014, Taubner 2015). Spannungsreich ist aber z. B. der psychoanalytische Verstehenshintergrund in Verbindung mit den aktiven mentalisierungsfördernden Interventionen,

28 Siehe www.annafreud.org/training-research/mentalization-based-treatment-training

29 Siehe www.mentalisierung.net

die implizit oder explizit die regressionsfördernde, abwartende psychoanalytische Haltung (bei dieser Patientengruppe) modifizieren. Hier wird es eine Herausforderung in den nächsten Jahren sein, die Modelle der klinischen Anwendung des Mentalisierungskonzepts weiter auszuarbeiten und psychoanalytische Modelle weiterhin mit den empirischen Ergebnissen aus Medizin und Psychologie auf einen kritischen Prüfstand zu stellen.

In der klinischen Arbeit ergänzt die Idee der Mentalisierungsförderung moderne strukturbezogene Therapiemodelle, wie die Strukturbezogene Psychotherapie nach Rudolf (2009) oder die Interaktionelle Therapie (Streek & Leichsenring 2015), und weist mit beiden Überschneidungen auf (Hörz-Sagstetter & Doering 2015). Im Kontrast zu den eher einsichtsorientierten Therapieverfahren stellt unseres Erachtens Mentalisierungsorientierte Therapie nicht notwendigerweise eine Konkurrenz dar, sondern diese modernen Therapieansätze ergänzen sich und könnten auch seriell durchgeführt werden.

Literatur

Afifi, T. O.; McMillan, K. A.; Asmundson, Gordon, J. G.; Pietrzak, R. H. & Sareen, J. (2011): An examination of the relation between conduct disorder, childhood and adulthood traumatic events, and posttraumatic stress disorder in a nationally representative sample. In: *Journal of psychiatric research*, 45(12): 1564–1572. doi:10.1016/j.jpsychires.2011.08.005

Ainsworth, M. D. S. (1989): Attachments beyond infancy. In: *American Psychologist*, 44(4): 709–716. doi:10.1037/0003-066X.44.4.709

Ainsworth, M. D. S.; Blehar, M. C.; Waters, E.; Wall, S. (1978): *Patterns of attachment: a psychological study of the strange situation*. Erlbaum, New York, Hillsdale.

Allen, J. G. (2013): *Mentalization in the development and treatment of Attachment Trauma*. London, Karnac Books.

Allen, J. G.; Bleiberg, E. & Haslam-Hopwood, T. (2003): Mentalizing as a compass for treatment. *Bulletin of the Menninger Clinic, 67*(1): 1–4.

Allen, J. G.; Fonagy, P. (Hrsg) (2009): *Mentalisierungsgestützte Therapie: Das MBT Handbuch*. Konzepte und Praxis. Gießen, Psychosozial.

Allen, J. G.; Fonagy, P.; Bateman, A. W. (2011): *Mentalisieren in der psychotherapeutischen Praxis*. Stuttgart, Klett Cotta.

Allen, J. G.; Lemma, A.; Fonagy, P. (2015): Trauma. In: Fonagy, P. & Bateman, A. (2015): *Handbuch Mentalisieren*. Gießen, Psychosozial. 477–506.

Allen, J. G.; O'Malley, F.; Freeman, C.; Bateman, A. W. (2015): Kurzzeitpsychotherapie. In: Bateman, A. W.; Fonagy, P. (2015): *Handbuch Mentalisieren*. Gießen, Psychosozial. S 191–235.

Allen, J. P. (2008): The Attachment System in Adolescence. In: J. Cassidy & P. R. Shaver (Hrsg.): *Handbook of attachment. Theory, research, and clinical applications* (2nd ed., pp. 419–435). New York, Guilford Press.

Allen, J. P.; Hauser, S. T.; Bell, K. L. & O'Connor, T. G. (1994): Longitudinal assessment of autonomy and relatedness in adolescent-family interactions as predictors of adolescent ego development and self-esteem. *Child Development*, 65(1): 179–194.

Allen, J. P.; Marsh, P.; McFarland, C.; McElhaney, K. B.; Land, D. J.; Jodl, K. M. & Peck, S. (2002): Attachment and autonomy as predictors of the development of social skills and delinquency during midadolescence. In: *Journal of Consulting and Clinical Psychology*, 70(1): 56–66. doi:10.1037/0022-006X.70.1.56

Allwood, M. A.; Dyl, J.; Hunt, J. I. & Spirito, A. (2008): Comorbidity and Service Utilization Among Psychiatrically Hospitalized Adolescents with Posttraumatic Stress Disorder. In: *Journal of Psychological Trauma*, 7(2): 104–121.

Arbeitskreis OPD (Hrsg.) (2006): *Operationalisierte Psychodynamische Diagnostik*. OPD-2. Das Manual für Diagnostik und Therapieplanung. Bern, Huber.

Asen, E.; Fonagy, P. (2015): Mentalisierungsbasierte Familientherapie. In: Bateman, A. W.; Fonagy, P. (Hrsg.): *Handbuch Mentalisieren*. Gießen, Psychosozial. 135–158.

Bakermans-Kranenburg, M. J.; van IJzendoorn, M. H.; Pijlman, F. T. A.; Mesman, J. & Juffer, F. (2008): Experimental evidence for differential susceptibility: Dopamine D4 receptor polymorphism (DRD4 VNTR) moderates intervention effects on toddlers' externalizing behavior in a randomized controlled trial. In: *Developmental Psychology*, 44(1): 293–300. doi:10.1037/0012-1649.44.1.293

Bales, D.; Bateman, A.W. (2015): Teilstationäre Settings. In: Bateman, A.W., Fonagy, P. (Hrsg). *Handbuch Mentalisieren*. Gießen, Psychosozial. 235–268.

Baron-Cohen, S.; Wheelwright, S.; Hill, J. (2001): The ›Reading the mind in the eyes‹ test revised version: A study with normal adults, and adults with Asperger Syndrome or High-Functioning Autism. In: *Journal of Child Psychology and Psychiatry* 42: 241–252.

Barry, T. D.; Barry, C. T.; Deming, A. M. & Lochman, J. E. (2008). Stability of Psychopathic Characteristics in Childhood: The Influence of Social Relationships. *Criminal Justice and Behavior*, 35(2): 244–262.

Bateman, A. W.; Fonagy, P. (1999): The effectiveness of partial hospitalization in the treatment of borderline personality disorder – a randomised controlled trial. In: *American Journal of Psychiatry*, 158: 1563–1569.

Bateman, A. W.; Fonagy, P. (2001): Treatment of borderline personality disorder with psychoanalytically oriented partial hospitalisation: an 18-month follow-up. In: *American Journal of Psychiatry*, 156: 36–42.

Bateman, A. W.; Fonagy, P. (2003): Health service utilisation costs for borderline personality disorder patients treated with psychoanalytically oriented partial hospitalisation versus general psychiatric care. In: *American Journal of Psychiatry*, 160: 169–171.

Bateman, A. W.; Fonagy, P. (2007): *Psychotherapie der Borderline-Persönlichkeitsstörung*. Ein mentalisierungsgestütztes Behandlungskonzept. Gießen, Psychosozial.

Bateman, A. W.; Fonagy, P. (2008): 8 years follow up of patients treated for borderline personality disorder: mentalization-based treatment versus treatment as usual. In: *American Journal of Psychiatry*, 165: 631–638.

Bateman, A. W.; Fonagy, P. (2009): Randomized Controlled Trial of Outpatient Mentalization-Based Treatment Versus Structured Clinical Mangement for Borderline Personality Disorder. In: *American Journal of Psychiatry* 166: 1355–1364.

Bateman, A. W.; Fonagy, P. (2013): Mentalization-Based Treatment. In: *Psychoanalytic Inquiry* 33: 595–613. doi: 10.1080/07351690.2013.835170.

Bateman, A. W.; Fonagy, P.(Hrsg.) (2015a): *Handbuch Mentalisieren*. Gießen, Psychosozial.

Bateman, A. W.; Fonagy, P. (2015b): Vorwort. In: Bateman A. W.; Fonagy, P. (Hrsg.): *Handbuch Mentalisieren*. Gießen, Psychosozial. 13–22.

Bateman, A. W.; Fonagy, P. (2015c): Das Grundmodell in der Einzelpsychotherapie. In: Bateman A. W.; Fonagy, P. (Hrsg.): *Handbuch Mentalisieren*. Gießen, Psychosozial. 91–107.

Bateman, A. W.; Fonagy, P. (2015d): Borderline-Persönlichkeitsstörung. In: Bateman, A. W.; Fonagy, P. (Hrsg.): *Handbuch Mentalisieren*. Gießen, Psychosozial. 315–332.

Beck, A. T.; Rush, A. J.; Shaw, B. F. & Emery, G. (2001): *Kognitive Therapie der Depression*. Weinheim, Beltz-PVU.

Becker, D. (2006): *Die Erfindung des Traumas: Verflochtene Geschichten*. Berlin, Edition Freitag.

Belsky, J. A. & Fearon, R. M. P. (2002): Infant–mother attachment security, contextual risk, and early development: A moderational analysis. In: *Development and Psychopathology*, 14(02). doi:10.1017/S0954579402002067

Bernstein-Carlson, C. E. & Putnam, F. W. (1986): Development, reliability, and validity of a dissociation scale. In: *Journal of Nervous & Mental Disease*: 174: 727–735.

Bernstein-Carlson, C. E. & Putnam, F. W. (1993): *An update on the Dissociative Experiences Scale*. Dissociation 6(1): 16–27.

Bevington, D.; Fuggle, P. & Fonagy, P. (2015): Applying attachment theory to effective practice with hard-to-reach youth: The AMBIT-approach. Attachment & Human Development. London Routledge: http://dx.doi.org/10.1080/14616734.2015.1006385

Bifulco, A.; Moran, P. M.; Baines, R. et al. (2002a) Exploring psychological abuse in childhood II: association with other abuse and clinical depression. In: *Bulletin of the Menninger Clinic* 66: 241–258.

Bifulco, A.; Moran, P. M. & Ball, C. (2002b): Adult attachment style I: its relationship to clinical depression. In: *Social Psychiatry and Psychiatric Epidemiology* 37: 60–67.

Bifulco, A.; Kwon, J; Jacobs, C. et al. (2006): Adult attachment style as mediator between childhood neglect/abuse and adult depression and anxiety. In: *Social Psychiatry and Psychiatric Epidemiology* 41: 796–805.

Bion, W. (1962): *Learning from Experience*. London, Tavistock.

Bischof-Köhler, D. (2011): *Soziale Entwicklung in Kindheit und Jugend – Bindung, Empathie, Theory of Mind*. Kohlhammer, Stuttgart.

Björgvinsson, T.; Hart, J. (2009): Kognitive Verhaltenstherapie. In: J. Allen & P. Fonagy (Hrsg.): *Mentalisierungsgestützte Therapie.* Stuttgart, Klett-Cotta.

Blair, R. (1995): A cognitive developmental approach to morality: Investigating the psychopath. In: *Consciousness and Cognition* 57: 1–29.

Blair, R. (1999): Responsiveness to distress cues in the child with psychopathic tendencies. In: *Personality and Individual Differences* 27(1): 135–145. doi:10.1016/S0191-8869(98)00231-1

Blair, R.; Colledge, E.; Murray, L. & Mitchell, D. G. V. (2001): A Selective Impairment in the Processing of Sad and Fearful Expressions in Children With Psychopatic Tendencies. In: *Journal Of Abnormal Child Psychology* 29(6): 491–498. doi:10.1023/A:1012225108281

Blair, R. J. R. (2005): Responding to the emotions of others. Dissociating forms of empathy through the study of typical and psychiatric populations. In: *Consciousness and Cognition* 14(4): 698–718. doi:10.1016/j.concog.2005.06.004

Blatt, S. J. (1974): Levels of object representation in anaclitic and introjective depression. In: *The Psychoanalytic Study of the Child* 29: 107–157.

Blatt, S. J. (2004): *Experiences of depression: Theoretical, clinical and research perspectives.* Washington DC, APA.

Blatt, S. J.; Luyten, P.; Corveleyn, J. (2005): Zur Entwicklung eines dynamischen Interaktionsmodells der Depression und ihrer Behandlung. In: *Psyche* 59: 864–891.

Blatt, S. J. & Luyten, P. (2009): A structural-developmental psychodynamic approach to psychopathology. Two polarities of experience across the life span. In: *Development and Psychopathology* 21(3): 793–814. doi:10.1017/S0954579409000431

Bleiberg, E. (2001): *Treating personality disorders in children and adolescents.* A relational approach. New York: Guilford Press.

Bleiberg, E.; Rossouw, T.; Fonagy, P. (2015): In: Bateman, A. W., Fonagy, P. (Hrsg): Handbuch *Mentalisieren.* Gießen, Psychosozial. 527–578.

Bohart, A.; Wade, A. (2013): The Client in Psychotherapy. In: Lambert, M. (Hrsg.): *Handbook of Psychotherapy and Behavior Change.* 6th ed. J. Whiley & Sons Ltd. 219–257.

Bohus, M. (2013): *Behandlung der Borderline-Störung.* Ein audiovisuelles Kursprogramm mit CME-Fragen. Stuttgart, Schattauer.

Bolm, T. (2015): *Mentalisierungsbasierte Therapie.* München, Reinhardt.

Bordin, E. (1979): The generalizability of the psychoanalytic concept of the working alliance. In: *Psychotherapy: Theory,* Research and *Practice* 16: 252–260.

Borelli, J. L., Compare, A., Snavely, J. E. & Decio, V. (2014): Reflective functioning moderates the association between perceptions of parental neglect and attachment in adolescence. In: *Psychoanalytic Psychology* 32(1): 23–35. doi:10.1037/a0037858

Bosold, C. & Lauterbach, O. (2010): Leben ohne Gewalt organisieren. In: *Forensische Psychiatrie, Psychologie, Kriminologie* 4(4): 269–277. doi:10.1007/s11757-010-0073-4

Bosold, C.; Prasse, A. & Lauterbach, O. (2006): Anti-Gewalt-Trainings im Jugendvollzug. Eine bundesweite Bestandsaufnahme. In: *Zeitschrift für Jugendkriminalrecht und Jugendhilfe* 17(1): 27–37.

Bowlby, J. (1969): *Attachment and Loss.* Vol. I: Attachment. Hogarth, London.

Bowlby, J. (1973): *Attachment and Loss.* Vol. II: Seperation. New York, Basic Books.

Bowlby, J. (1980): *Attachment and Loss.* Vol III: Sadness and Depression. New York, Basic Books.

Boxberg, V. & Bosold, C. (2009): Soziales Training im Jugendstrafvollzug: Effekte auf Sozial- und Legalbewährung. In: *Forensische Psychiatrie, Psychologie, Kriminologie* 3(3): 237–243. doi:10.1007/s11757-009-0008-0

Boxer, P. & Frick, P. J. (2008): Treating Conduct Problems, Aggression, and Antisocial Behavior in Children and Adolescents: An Integrated View. In: Steele, R. G.; Elkin; T. D. & M. C. Roberts (Hrsg.): *Issues in Clinical Child Psychology. Handbook of Evidence-Based Therapies for Children and Adolescents.* Boston, Springer US. 241–259.

Bremner, J. D.; Vythilingam, M.; Vermetten, E.; Southwick, S. M.; McGlashan, T.; Nazeer, A.; Khan, S.; Vaccarino, L. V.; Soufer, R.; Garg, P. K.; Ng, C. K.; Staib, L. H.; Duncan, J. S.; Charney, D. S. (2003): MRI and PET study of deficits in hippocampal structure and function in women with childhood sexual abuse and posttraumatic stress disorder. In: *American Journal of Psychiatry* 160: 924–932.

Brent, B. (2009): Mentalization-based psychodynamic psychotherapy for psychosis. In: *Journal of Clinical Psychology* 65(8): 803–814. doi:10.1002/jclp.20615

Brockmann, J.; Kirsch, H.; Dembler, K.; Koenig, D.; Zabolitzki, M. & de Vries, I. (o.J.): Forschungsbericht der Single Case Psychotherapy Group Frankfurt, unveröffentlichtes Manuskript, abrufbar beim Erstautor.

Brockmann, J.; Kirsch, H. (2010): Konzept der Mentalisierung – Relevanz für die psychotherapeutische Behandlung. In: *Psychotherapeut* 55: 279–290.

Brockmann, J.; Kirsch, H. (2015): Mentalisieren in der Psychotherapie. In: *Psychotherapeutenjournal* 14: 13–22.

Brockmann, J.; Silberschatz, G.; Dembler, K.; König, D.; de Vries, I.; Zabolitzki, M. & Kirsch, H.: *Effects of Interventions Promoting Mentalization and Interventions Disconfirming Pathogenic Beliefs.* A Time Series Analysis of 3 Patients in Long-Term Psychotherapy. Zur Publikation eingereicht.

Brown, K.; Ryan, R. (2003): The benefits of Being Present: Mindfulness and ist Role in Psychological Well Being. In: *Jornal of Personality and Social Psychology* 84: 822–848.

Burke, J. D., Hipwell, A. E. & Loeber, R. (2010): Dimensions of Oppositional Defiant Disorder as Predictors of Depression and Conduct Disorder in Preadolescent Girls. In: *Journal of the American Academy of Child & Adolescent Psychiatry* 49(5): 484–492.

Carcione, A.; Dimaggio, G.; Fiore, D.; Nicolo, G.; Procacci, M.; Semerari, A.; Pedone, R. (2008): An intensive case analysis of client metacognition in a good-outcome psychotherapy: Lisa's case. In: *Psychotherapy Research* 18(6): 667–676.

Carcione, A.; Nicolò, G.; Pedone, R.; Popolo, R.; Conti, L.; Fiore, D.; Procacci, M.; Semerari, A.; Dimaggio, G. (2011): Metacognitive mastery dysfunctions in personality disorder psychotherapy Psychiatry Research 19: 60–71.

Carr, A. (2009): The effectiveness of family therapy and systemic interventions for child-focused problems. In: *Journal of Family Therapy 31*(1): 3–45. doi:10.1111/j.1467-6427.2008.00451.x

Caspi, A.; McClay, J.; Moffitt, T. E.; Mill, J.; Martin, J.; Craig, I. W.; Poulton, R. (2002): Role of genotype in the cycle of violence in maltreated children. In: *Science* 297(5582): 851–854.

Caspi, A.; Houts, R. M.; Belsky, D. W. et al. (2014): The p Factor: One General Psychopathology Factor in the Structure of Psychiatric Disorders? In: *Clinical Psychological Science* Vol 2(2): 119–137.

Cassidy, J.; Shaver, P. R. (2008): *Handbook of Attachment – Theory, Research, and Clinical Applications*. Second Edition. New York, Guilford Press.

Chorpita, B. F.; Daleiden, E. L.; Ebesutani, C.; Young, J.; Becker, K. D.; Nakamura, B. J.; Starace, N. (2011): Evidence-Based Treatments for Children and Adolescents: An Updated Review of Indicators of Efficacy and Effectiveness. In: *Clinical Psychology: Science and Practice* 18(2): 154–172. doi:10.1111/j.1468-2850.2011.01247.x

Cornell, A. H. & Frick, P. J. (2007): The moderating effects of parenting styles in the association between behavioral inhibition and parent-reported guilt and empathy in preschool children. In: *Journal of clinical child and adolescent psychology*, 36(3): 305–318. doi:10.1080/15374410701444181

Corriveau, K.; Harris, P.; Meins, E.; Fernyhough, C.; Arnott, B.; Elliott, L.; Liddle, B.; Hearn, A.; Vittorini, L.; de Rosnay M. (2009): Young Children's Trust in their mother's claims: Longi-tudinal links with attachment security in infancy. In: *Child Development* 80: 750–761.

Cropp, C.; Alexandrowicz, R. & Taubner, S. (im Review): Reflective Functioning Scale in adolescence – a first validation of the scale in a community sample. In: *Attachment & Human Development*.

Csibra, G. & Gergely, G. (1998): The teleological origins of mentalistic action explanations: a developmental hypothesis. In: *Developmental Science* 1: 255–259.

Csibra, G.; Gergely, G. (2009): Natural pedagogy. In: *Trends in Cognitive Sciences* 13: 148–153.

Csibra, G. & Gergely, G. (2011): Natural pedagogy as evolutionary adaptation. In: *Philosophical Transactions of the Royal Society, London.* B 366: 1149–1157.

Daudert, E. (2001): *Selbstreflexivität, Bindung und Psychopathologie.* Zusammenhänge bei stationären Gruppenpsychotherapie-Patienten. Hamburg, Kovac.

Daudert, E. (2002): Die Reflective Self Functioning Scale. In: Strauß, B.; Buchheim, A.; Kächele, H. (Hrsg): *Klinische Bindungsforschung.* Stuttgart, Schattauer. 54–67.

Deklyen, M. & Greenberg, M. T. (2008): Attachment and psychopathology in childhood. In: J. Cassidy & P. R. Shaver (Hrsg.): *Handbook of attachment. Theory, research, and clinical applications.* 2nd ed. 637–665. New York, Guilford Press.

Derryberry, D. & Rothbart, M. K. (1997): Reactive and effortful processes in the organization of temperament. *Development and Psychopathology* 9(4), 633–652. doi:10.1017/S0954579497001375

Diamond, D.; Kernberg, O. (2008): Discussion. In: Busch, F. N. (Hrsg.): *Mentalization, theoretical considerations, research findings and clinical implications.* New York, Analytic Press.

Dodge, K. A.; Bates, J. E. & Pettit, G. S. (1990): Mechanism in the cycle of violence. In: *Science* 250(4988): 1678–1683.

Dodge, K. A.; Pettit, G. S.; Bates, J. E. & Valente, E. (1995): Social information-processing patterns partially mediate the effect of early physical abuse on later conduct problems. In: *Journal of abnormal psychology* 104(4): 632–643. doi:10.1037/0021-843X.104.4.632

Döring, P. (2013): Mentalisierungsbasiertes Management. In: U. Schultz-Venrath. *Lehrbuch Mentalisieren.* Stuttgart, Klett-Cotta. 351–382.

Dziobek, I.; Fleck, S.; Kalbe, E.; Rogers, K.; Hassenstab, J.; Brand, M.; Kessler, J.; Woike, J. K.; Oliver, T.; Wolf, O. T. & Convit, A. (2006): Introducing MASC. A movie for the assessment of social cognition. In: *Journal of Autism and Developmental Disorders* 36(5), 623–636. doi:10.1007/s10803-006-0107-0.

Edens, J. F.; Marcus, D. K. & Vaughn, M. G. (2011): Exploring the taxometric status of psychopathy among youthful offenders: is there a juvenile psychopath taxon? In: *Law and Human Behavior* 35(1): 13–24.

Egle, U. T. (2015): Gesundheitliche Langzeitfolgen psychischer Traumatisierung in Kindheit und Jugend. In: Nationales Zentrum Frühe Hilfen in der BZgA (Hrsg.).Tagungsbegleiter: *Stellt die frü*he Kindheit Weichen? 66–74. http://www.bzga.de/infomaterialien/?sid=-1&idx=2552 (Abruf 14.11.15).

Eyberg, S. M.; Nelson, M. M. & Boggs, S. R. (2008): Evidence-based psychosocial treatments for children and adolescents with disruptive behavior. In: *Journal of clinical child and adolescent psychology : the official journal for the Society of Clinical Child and Adolescent Psychology, American Psychological Association, Division* 53, 37(1): 215–237. doi:10.1080/15374410701820117

Fearon, P.; Target, M.; Fonagy, P.; Williams, L. L.; McGregor, J.; Sargent, J., Bleiberg, E. (2009): Mentalisierungs- und beziehungsorientierte Kurzzeittherapie (SMART): eine integrative Familientherapie für Kinder und Jugendliche. In: Allen, J. G.; Fonagy, P. (Hrsg.): *Mentalisierungsgestützte Therapie: Das MBT Handbuch.* Konzepte und Praxis. Stuttgart, Klett-Cotta. 285–313.

Fischer-Kern, M.; Fonagy, P.; Kapusta, N. D.; Luyten, P.; Boss, S.; Naderer, A.; Blüml, V. & Leithner, K. (2013): Mentalizing in female inpatients with major depressive disorder. In: *The Journal of Nervous and Mental Disease* 201(3): 202–207. doi:10.1097/NMD.0b013e3182845c0a

Fischer-Kern, M.; Tmej, A.; Kapusta, N. D.; Naderer, A.; Leithner-Dziubas, K.; Löffler-Stastka, H. & Springer-Kremser, M. (2008): Mentalisierungsfähigkeit bei depressiven Patientinnen. Eine Pilotstudie. In: *Zeitschrift für psychosomatische Medizin und Psychtherapie* 54(4): 368–380.

Fonagy, P. (2003): *Bindungstheorie und Psychoanalyse.* Stuttgart, Klett-Cotta.

Fonagy, P. (2006): Soziale Entwicklung unter dem Blickwinkel der Mentalisierung. In: J. G. Allen & P. Fonagy (Hrsg.): *Mentalisierungs-gestützte Therapie. Das MBT-Handbuch – Konzepte und Praxis.* Stuttgart, Klett-Cotta. 89–152.

Fonagy, P. (2008): A genuinely developmental theory of sexual enjoyment and its implications for psychoanalytic technique. In: *Jounal of the American Psychoanalytic Association* 56: 11–36.

Fonagy, P.(2012): ICAPT-University Alliance Launch. July 31st 2012. http://ambit-content.tiddlyspace.com/Epistemic%20Trust (Abruf 11.06.2015).

Fonagy, P.; Allison, E. (2014): The Role of Mentalizing and Epistemic Trust in the Therapeutic Relationship. In: *Psychotherapy* 51/3: 372–380.

Fonagy, P. & Luyten, P. (2009): A developmental, mentalization-based approach to the understanding and treatment of borderline personality disorder. In: *Development and Psychopathology 21*(4): 1355–1381. doi:10.1017/S0954579409990198

Fonagy, P.; Luyten, P. (2011): Die entwicklungspsychologischen Wurzeln der Borderline-Persönlichkeitsstörung in Kindheit und Adoleszenz: Ein Forschungsbericht unter dem Blickwinkel der Mentalisierungstheorie. In: *Psyche – Z Psychoanal* 65: 900–952.

Fonagy, P.; Target, M. (2002): Neubewertung der Entwicklung der Affektregulation vor dem Hintergrund von Winnicott's Konzept des »falschen« Selbst. In: *Psyche – Z Psychoanal* 56: 839–862.

Fonagy, P.; Target, M. (2005): Some reflections on the therapeutic action in psychoanalytic therapy. In: Auerbach, J. S.; Levy, K. N.; Schaffer, C. E. (Hrsg.): *Relatedness, self-definition, and mental representation: Essays in honor of Sidney J. Blatt.* London, Routledge.

Fonagy, P.; Target, M. (2006): *Psychoanalyse und die Psychopathologie der Entwicklung.* Stuttgart, Klett-Cotta.

Fonagy, P.; Bateman, A. W.; Luyten, P.(2015): Einführung und Übersicht. In: Bateman A. W.; Fonagy, P. F. (Hrsg.): *Handbuch Mentalisieren*. Gießen, Psychosozial. 23–66.

Fonagy, P.; Gergely, G.; Jurist, E. & Target, M. (2002): *Affect regulation, mentalization, and the development of the self.* New York, Other Press.

Fonagy, P.; Gergely, G.; Jurist, E.; Target, M. (2004): *Affektregulierung, Mentalisierung und die Entwicklung des Selbst.* Stuttgart, Klett-Cotta.

Fonagy, P.; Luyten, P. & Allison, E. (2015): Epistemic petrification and the restoration of epistemic trust: A New conceptualization of borderline personality disorder and its psychosocial treatment. In: *Journal of Personality Disorders*. In Press.

Fonagy, P.; Luyten, P.; Campbell, C.; Allison, L. (2014): Epistemic Trust, Psychopathology and the Great Psychotherapy Debate. www.societyforpsychotherapy.org/epistemic-trust-pssychopathology-and-the-great-psychotherapy-debate (Abruf 13. 08. 15).

Fonagy, P.; Target, M.; Steele, H.; Steele, M. (1998): *Reflective-Functioning Manual*. Version 5.0 for Application to Adult Attachment Interviews. London, University College London.

Fonagy, P.; Steele, M.; Steele, H.; Moran, G.; Higgitt, A. (1991): The Capacity for Understanding Mental States: The Reflective Self in Parent and Child and its Significance for Security of Attachment. In: *Infant Mental Health Journal* 12: 201–218.

Fossati, A.; Acquarini, E.; Feeney, J. A.; Borroni, S.; Grazioli, F.; Giarolli, L. E. & Maffei, C. (2009): Alexithymia and attachment insecurities in impulsive aggression. In: *Attachment & Human Development* 11(2), 165–182. doi:10.1080/14616730802625235

Frank, J. D. & Frank, J. B. (1993): Persuasion and healing: A comparative study of psychotherapy. 3rd ed. Baltimore, M. D. Johns Hopkins University Press.

Freud, S. (1912): Zur Dynamik der Übertragung. In: Freud, S.: *Gesammelte Werke*. Band VI. Frankfurt/M, Fischer. 53–63.

Freud, S. (1914): Erinnern, Wiederholen und Durcharbeiten. Weitere Ratschläge zur Technik der Psychoanalyse. In: Freud, S.: *Gesammelte Werke*. Band X. Frankfurt/M, Fischer. 126–136.

Freud, S. (1919): Wege der psychoanalytischen Therapie. In: Freud, S.: *Gesammelte Werke*. Band XII. Frankfurt/M, Fischer. 181–94.

Frick, P. J. (2006): Developmental pathways to conduct disorder. In: *Child and Adolescent Psychiatric Clinics of North America* 15(2): 311–331. doi:10.1016/j.chc.2005.11.003

Frick, P. J.; Cornell, A. H.; Bodin, S. D.; Dane, H. E.; Barry, C. T. & Loney, B. R. (2003): Callous-unemotional traits and developmental pathways to severe conduct problems. In: *Developmental Psychology* 39(2): 246–260.

Frick, P. J.; Lilienfeld, S. O.; Ellis, M.; Loney, B. & Silverthorn, P. (1999): The Association between Anxiety and Psychopathy Dimensions in Children. In: *Journal Of Abnormal Child Psychology* 27(5): 383–392.

Gendlin, E. T. (1961): Experiencing: A Variable in the Process of Psychotherpeutic Change. In: *American Jornal of Psychotherapy* 15: 372–380.

Gergely, G. & Watson, J. S. (1996): The social biofeedback theory of parental affect-mirroring. The development of emotional self-awareness and self-control in infancy. In: *The International Journal of Psycho-Analysis* 77(6): 1181–1212.

Grossmann, K. E.; Grossmann, K. (2003): *Bindung und menschliche Entwicklung.* John Bowlby, Mary Ainsworth und die Grundlagen der Bindungstheorie. Stuttgart, Klett-Cotta.

Harris, G. T. & Rice, M. E. (2007): Treatment of psychopathy: A review of the empirical findings. In: C. J. Patrick (Hrsg.): *Handbook of psychopathy* New York/London, Guilford. 555–572.

Hartup, W. W. (1992): Friendships and their developmental significance. In: H. McGurk (Hrsg.): *Childhood social development.* Contemporary perspectives. Hove, UK/Hillsdale, NJ; L. Erlbaum Associates. 175–205.

Haslam-Hopwood, G.; Tobias, G.; Allen, J. G.; Stein, A.; Bleiberg, E. (2009): Verbesserung des Mentalisierens durch Psychoedukation. In: Allen, J. G.; Fonagy, P. (Hrsg.): *Mentalisierungsgestützte Therapie.* Stuttgart, Klett-Cotta. 347–373.

Hausberg, M. C.; Schulz, H.; Piegler, T.; Happach, C. G.; Klöpper, M.; Brütt, A. L.; Sammet, I. & Andreas, S. (2012): Is a self-rated instrument appropriate to assess mentalization in patients with mental disorders? Development and first validation of the mentalization questionnaire (MZQ). In: *Psychotherapy Research* 22(6): 699–709. doi:10.1080/10503307.2012.709325

Hicks, B. M.; Markon, K. E.; Patrick, C. J.; Krueger, R. F. & Newman, J. P. (2004): Identifying psychopathy subtypes on the basis of personality structure. In: *Psychological Assessment* 16(3): 276–288. doi:10.1037/1040-3590.16.3.276

Hill, J.; Murray, L.; Leidecker, V. & Sharp, H. (2008): The dynamics of threat, fear and intentionality in the conduct disorders. Longitudinal findings in the children of women with post-natal depression. In: *Philosophical Transactions of the Royal Society of London. Series B. Biological Sciences* 363(1503), 2529–2541. doi:10.1098/rstb.2008.0036

Hörz-Saghstetter, S.; Doering, S. (2015): Psychoanalytisch orientierte Therapie der Persönlichkeitsstörungen. In: *Psychotherapeut* 60: 261–268.

Hurry, A. (2011): Vorbemerkung. In: Hurry, A. (Hrsg): *Psychoanalyse und Entwicklungsförderung von Kindern.* Frankfurt am Main, Brandes & Apsel. 2. korr. Aufl. 7–8.

Jaffee, S. R. (2005): Family violence and parent psychopathology: Implications for children's socioemotional development and resilience. In: S. Goldstein & R. B. Brooks (Hrsg.): *Handbook of Resilience in Children* Boston, MA, Springer US. 127–142.

Jaffee, S. R. & Price, T. S. (2007): Gene-environment correlations. A review of the evidence and implications for prevention of mental illness. In: *Molecular Psychiatry* 12(5): 432–442. doi:10.1038/sj.mp.4001950

Juen, F (2014): Aspekte der Mentalisierungsdiagnostik bei Kindern. In: *Praxis der Kinderpsychologie und Kinderpsychatrie* 63, 723–729.

Jurist, E. L.; Slade, A.; Bergner, S. (2008): *Mind to mind, infant research, neuroscience, and psychoanalysis*. New York, Other Press.

Kalbfuss, T.; Polat, A.; Urbanek, S. (2014): Mentalisierungsbasierte Psychoedukation mit Patienten einer psychiatrischen Institutsambulanz. In: Kirsch, H. (Hrsg.): *Das Mentalisierungskonzept in der Sozialen Arbeit*. Göttingen, Vandenhoeck & Ruprecht. 115–139.

Karterud, S.; Pedersen, G.; Engen, M.; Johansen, M.; Johannsson, P.; Schlüter, C.; Urnes, O.; Wilber, T.; Bateman, A. (2013): The MBT Adherence and Competence Scale (MBT-ACS): Development, structure and reliability. In: *Psychotherapy Research* 23/6: 705–717.

Kaufmann, L.; Zimmer, S. (2014):Mentalisierungsgestützte Erziehungsberatung. In: Kirsch, H. (Hrsg.): *Das Mentalisierungskonzept in der Sozialen Arbeit*. Göttingen, Vandenhoeck & Ruprecht. 62–82.

Kazdin, A. (2004): Psychotherapy for children and adolescents. In: M. J. Lambert (Hrsg.): *Bergin and Garfield's handbook of psychotherapy and behavior change*. 5. Auflage. New York: Wiley. 543–589.

Keaveny, E.; Midgley, N.; Asen, E.; Bevington, D.; Fearon, P.; Fonagy, P.; Jennings-Hobbs, J. & Wood, S. (2012): Minding the family mind. The development and evaluation of Mentalization-Based Treatment for Families at the Anna Freud Centre in London. In: N. Midgley & I. Vrouva (Hrsg.): *Minding the child. Mentalization-based interventions with children, young people, and their families* New York, Routledge. 98–112.

Kernberg, O. (1976): *Objektbeziehungen und Praxis der Psychoanalyse*. Stuttgart, Klett-Cotta.

Kim-Cohen, J.; Caspi, A.; Moffitt, T. E.; Harrington, H.; Milne, B. J. & Poulton, R. (2003): Prior juvenile diagnoses in adults with mental disorder: developmental follow-back of a prospective-longitudinal cohort. *Archives of general psychiatry* 60(7), 709–717. doi:10.1001/archpsyc.60.7.709

Kimonis, E. R.; Frick, P. J.; Fazekas, H. & Loney, B. R. (2006): Psychopathy, aggression, and the processing of emotional stimuli in non-referred girls and boys. *Behavioral sciences & the law* 24(1): 21–37.

Kirsch, H. (Hrsg.) (2014): *Das Mentalisierungskonzept in der Sozialen Arbeit*. Göttingen, Vandenhoeck & Ruprecht.

Kjolbe, M. & Bateman (2015): Ambulante Settings. In: Bateman, A. W.; Fonagy, P. F. (Hrsg.): *Handbuch Mentalisieren*. Gießen, Psychosozial. 269–288.

Klein, M. H.; Mathieu-Coughlan, P. L.; Kiesler, D. J. (1986): The Experiencing Scales. In: L. S. Greenberg & W. W. Pinshof (Hrsg.): *The Psychotherapeutic Process: A Research Handbook*. New York, Guilford Press. 21–71.

Klüwer, R. (1983): Agieren und Mitagieren In: Klüwer, R. (2005): *Erweiterte Studien zur Fokaltherapie*. Gießen, Psychosozial. 97–110.

Köhler, L. (2002): Erwartungen an eine klinische Bindungsforschung aus der Sicht der Psychoanalyse. In: Strauß, B.; Buchheim, A.; Kächele, H. (Hrsg.): *Klinische Bindungsforschung*. Stuttgart, Schattauer. 3–8.

Köhler, L. (2004): Frühe Störungen aus der Sicht zunehmender Mentalisierung. In: *Forum der Psychoanalyse* 20: 158–174.

Konrad K (2011): Strukturelle Hirnentwicklung in der Adoleszenz. In: Uhlhaas, P. J. & Konrad, K. (Hrsg.): *Das adoleszente Gehirn*. Stuttgart, Kohlhammer. 124–138.

Krüger, R. T. (2015): *Störungsspezifische Psychodramatherapie*. Göttingen, Vandenhoeck & Ruprecht.

Larose, S. & Bernier, A. (2001): Social support processes: mediators of attachment state of mind and adjustment in late adolescence. In: *Attachment & Human Development* 3(1): 96–120. doi:10.1080/14616730010 024762

Laska, K. M.; Gurman, A. S. & Wampold, B. E. (2014): Expanding the lens of evidence-based practice in psychotherapy: A common factors perspective. In: *Psychotherapy* 51(4), 467–481. http://dx.doi.org/10.1037/a0034332

Lehto-Salo, P.; Närhi, V.; Ahonen, T. & Marttunen, M. (2009): Psychiatric comorbidity more common among adolescent females with CD/ODD than among males. In: *Nordic journal of psychiatry* 63(4): 308–315. doi:10.1080/08039480902730615

Leistico, A.-M. R.; Salekin, R. T.; DeCoster, J. & Rogers, R. (2008): A large-scale meta-analysis relating the hare measures of psychopathy to antisocial conduct. In: *Law and human behavior* 32(1): 28–45. doi:10.1007/s10979-007-9096-6

Lewis, L. (2009): Verbesserung der Mentalisierungsfähigkeit durch das Fertigkeitstraining der dialektischen Verhaltenstherapie und durch positive Psychologie. In: J. Allen & P. Fonagy (Hrsg.): *Mentalisierungsgestützte Therapie*. Stuttgart, Klett-Cotta.

Linehan, M. (1996a): *Dialektisch-Behaviorale Therapie der Borderline-Persönlichkeitsstörung*. CIP-Medien.

Linehan, M. (1996b): *Trainingsmanual zur Dialektisch-Behavioralen Therapie der Borderline-Persönlichkeitsstörung*. CIP-Medien.

Lipsey, M. W. (2009): The Primary Factors that Characterize Effective Interventions with Juvenile Offenders: A Meta-Analytic Overview. In: *Victims & Offenders* 4(2): 124–147. doi:10.1080/15564880802612573

Loeber, R.; Burke, J. D. & Lahey, B. B. (2002): What are adolescent antecedents to antisocial personality disorder? In: *Criminal Behaviour and Mental Health* 12(1): 24–36.

Lösel, F. & Bender, D. (2003): Resilience and protective factors. In: D. P. Farrington & J. Coid (Hrsg.): *Early prevention of adult antisocial behaviour*. Cambridge/New York, Cambridge University Press. 130–204.

Luyten, P. & Blatt, S. J. (2011): Integrating theory-driven and empirically-derived models of personality development and psychopathology: a proposal for DSM V. In: *Clinical Psychology Review* 31: 52–68.

Luyten, P.; Van Houdenhove, B.; Lemma, A.; Target, M.; Fonagy, P. (2012): A mentalization-based approach to the understanding and treatment of functional somatic disorders. In: *Psychoanalytic Psychotherapy* 26/2: 121–140.

Luyten, P.; Fonagy, P.; Lowyck, B.; Vermote, R. (2015a): Beurteilung des Mentalisierens. In: Bateman, A. W.; Fonagy, P. (Hrsg.): *Handbuch Mentalisieren*. Gießen, Psychosozial. 67–90.

Luyten, P.; Fonagy, P.; Lemma, A.; Target, M. (2015b): Depression. In: Bateman, A. W.; Fonagy, P. (Hrsg.): *Handbuch Mentalisieren*. Gießen, Psychosozial. 439–476.

Lyons-Ruth, K.; Bronfman, E.; Atwood, G. (1999): A relational diathesis model of hostile states of mind: expressions in mother-infant interaction. In: Solomon, J.; George, C.: *Attachment Disorganisation*. New York, Guilford. 33–70.

Lynam, D. R.; Caspi, A.; Moffitt, T. E.; Loeber, R. & Stouthamer-Loeber, M. (2007): Longitudinal evidence that psychopathy scores in early adolescence predict adult psychopathy. In: *Journal of abnormal psychology* 116(1): 155–165.

Main, M.; Solomon, J.; Brazelton, T. B. (1986): Discovery of an insecure-disorganized/disoriented attachment pattern. In: *Affective development in infancy*. Westport CT, Ablex Publishing. 95–124.

Main, M. (1991): Metacognitive knowledge, metacognitive monitoring, and singular (coherent) vs. multiple (incoherent) model of attachment: findings and directions for future research. In: Parkes, C. M.; Stevenson-Hinde, J.; Marris, P. (Hrsg.): *Attachment across the life cycle*. London, Tavistock Routledge.

Main, M.; Goldwyn, R. (1996): *Adult attachment classification system*. University of California, Department of Psychology, Berkeley.

Maugham, B. & Rutter, M. (2001): Antisocial children growing up. In: J. Hill & B. Maughan (Hrsg.): *Cambridge child and adolescent psychiatry. Conduct disorders in childhood and adolescence*. Cambridge, U. K./New York, NY, Cambridge University Press. 507–552.

Mayes, L. C. (2000): A developmental perspective on regulation of arousal states. In: *Seminars in Perinatology* 24: 267–279.

Mayes, L. C. (2006): Arousal regulation, emotional flexibility, medial amygdala function, and the impact of early experience. Comments on the paper of Lewis et al. In: *Annals of the New York Academy of Sciences* 1094, 178–192. doi: 10.1196/annals.1376.018.

McGauley, G.; Yakeley, J.; Williams, A. & Bateman, A. W. (2011): Attachment, mentalization and antisocial personality disorder. The possible contribution of mentalization-based treatment. In: *European Journal of Psychotherapy & Counselling* 13(4): 371–393. doi:10.1080/13642537.2011.629118.

McGowan, P. O.; Sasaki, A.; D'Alessio, A. C.; Dymov, S.; Labonté, B.; Szyf, M. & Meaney, M. J. (2009): Epigenetic regulation of the glucocorticoid receptor in human brain associates with childhood abuse. In: *Nature Neuroscience* 12(3): 342–348. doi:10.1038/nn.2270

Meaney, M. J. (2010): Epigenetics and the biological definition of gene x environment interactions. In: *Child Development* 81: 41–79.

Meins, E.; Fernyhough, C.; Wainwright, R.; Das Gupta, M.; Fradley, E. & Tuckey, M. (2002): Maternal mind-mindedness and attachment security as predictors of theory of mind understanding. In: *Child Development* 73(6): 1715–1726.

Meins, E.; Fernyhough, C.; de Rosnay, M.; Arnott, B.; Leekam, S. R.; Turner, M. (2012): Mind-mindedness as a multidimensional construct: Appropriate and nonattuned mind-related comments independently predict infant-mother attachment in a socially diverse sample. In: *Infancy* 17(4): 393–415.

Menne, K. (2015): Psychotherapeutisch kompetente Erziehungsberatung-ihre Rahmenbedingungen und rechtlichen Grundlagen. In: *Praxis der Kinderpsychologie und Kinderpsychiatrie* 64/1: 4–19.

Menninger Clinic (2007): *Mentalizing as a Compass for Treatment.* http.//www.menningerclinic.com/printablebro/mentalzining_comnpass.htm (Abruf 18.08.2007).

Mertens, W. (2012): *Psychoanalytische Schulen im Gespräch.* Bd. 3: Psychoanalytische Bindungstheorie und moderne Kleinkindforschung. Bern, Huber.

Mikulincer, M. & Shaver, P. R. (2007): *Attachment in adulthood. Structure, dynamics, and change.* New York, Guilford Press.

Moffitt, T. E. (1993): Adolescence-limited and life-course-persistent antisocial behavior: A developmental taxonomy. *Psychological Review* 100(4), 674–701. doi:10.1037/0033-295X.100.4.674

Moffitt, T. E.; Arseneault, L.; Jaffee, S. R.; Kim-Cohen, J.; Koenen, K. C.; Odgers, C. L. & Viding, E. (2008): Research review: DSM-V conduct disorder: research needs for an evidence base. In: *Journal of child psychology and psychiatry, and allied disciplines* 49(1): 3–33. doi:10.1111/j.1469-7610.2007.01823.x

Moffitt, T. E.; Caspi, A.; Harrington, H. & Milne, B. J. (2002): Males on the life-course-persistent and adolescence-limited antisocial pathways. Follow-up at age 26 years. In: *Development and Psychopathology* 14(1): 179–207.

Müller, C.; Kaufhold, J.; Overbeck, G.; Grabhorn, R. (2006): The importance of reflective functioning to the diagnosis of psychic structure. In: *Psychology and Psychotherapy: Theory, Research and Practice* 79: 485–494.

Nock, M. K. (2003): Progress Review of the Psychosocial Treatment of Child Conduct Problems. *Clinical Psychology: Science and Practice* 10(1): 1–28. doi:10.1093/clipsy.10.1.1

Ohlemacher, T.; Sögding, D.; Höynck, T.; Ethé, N. & Welte, G. (2001): »Nicht besser, aber auch nicht schlechter«: Anti-Aggressivitäts-Training und Legalbewährung. In: DVJJ-*Journal* 4: 380–386.

Orlinsky, D.; Howard, K. (1986): Process and Outcome in Psychotherapy. In: S. L. Garfield, A. E. Bergin (Hrsg.) (1986): *Handbook of Psychotherapy and Behavior Change*. 3. Auflage. New York, Wiley. 311–384.

Orlinsky, D.; Ronnestad, M. H. & Willutzki, U. (2004): Fifty Years of Psychotherapy Process-Outcome Research: Continuity and Change. In: Michael J. Lambert (Hrsg.): *Bergin and Garfield's Handbook of Psychotherapy and Behavior Change*. 5. Auflage. New York, Wiley. 307–389.

Overbeck, G. (1997): *Der Koryphäenkiller: Ein psychoanalytischer Roman*. Frankfurt, Suhrkamp Taschenbuch.

Pardini, D. A.; Lochman, J. E. & Powell, N. (2007): The development of callous-unemotional traits and antisocial behavior in children. Are there shared and/or unique predictors? In: *Journal of clinical child and adolescent psychology* 36(3), 319–333. doi:10.1080/15374410701444215

Piquero, A. R.; Daigle, L. E.; Gibson, C.; Leeper Piquero, N. & Tibbetts, S. G. (2007): Are Life-Course-Persistent offenders at risk for adverse health outcomes? In: *Journal of Research in Crime and Delinquency* 44: 188–207.

Quitmann, J.; Romer, G.; Ramsauer, B. (2010): Insightfulness Assessment. In: *Psychotherapeut* 55: 291–298.

Ravens-Sieberer, U.; Wille, N.; Bettge, S. & Erhart, M. (2007): Psychische Gesundheit von Kindern und Jugendlichen in Deutschland. Ergebnisse aus der BELLA-Studie im Kinder- und Jugendgesundheitssurvey (KiGGS) [Mental health of children and adolescents in Germany. Results from the BELLA study within the German Health Interview and Examination Survey for Children and Adolescents (KiGGS)]. In: *Bundesgesundheitsblatt, Gesundheitsforschung, Gesundheitsschutz* 50(5–6): 871–878. doi:10.1007/s00103-007-0250-6

Reddemann, L. (2004): Psychodynamisch imaginative Psychotherapie PITT – Das Manual. Klett Cotta, Stuttgart.

Reddemann, L.; Hoffmann, A.; Gast, U. (Hrsg.) (2004): *Psychotherapie der dissoziativen Störungen* (Lindauer Psychotherapie Module). Stuttgart/New York, Georg Thieme. 135.

Ridenour, T. A.; Cottler, L. B.; Robins, L. N.; Campton, W. M.; Spitznagel, E. L. & Cunningham-Williams, R. M. (2002): Test of the plausibility of adolescent substance use playing a causal role in developing adulthood antisocial behavior. In: *Journal of abnormal psychology* 111(1): 144–155.

Roth, G. (2012): Die Psychoanalyse aus Sicht der Hirnforschung. In: H. Böker, E. Seifritz: *Psychotherapie und Neurowissenschaften – Kontroversen und Zukunftsaussichten*. Bern, Huber.

Rossouw, T. I. & Fonagy, P. (2012): Mentalization-based treatment for self-harm in adolescents. A randomized controlled trial. In: *Journal of the American Academy of Child and Adolescent Psychiatry* 51(12): 1304-1313.e3. doi:10.1016/j.jaac.2012.09.018

Rudolf, G.; Grand, T.; Henningsen, P. (Hrsg.) (2002): *Die Struktur der Persönlichkeit.* Theoretische Grundlagen zur psychodynamischen Therapie struktureller Störungen. Stuttgart, Schattauer.

Rudolf, G. (2009): *Strukturbezogene Psychotherapie*: Leitfaden zur psychodynamischen Therapie struktureller Störungen. Stuttgart, Schattauer.

Rutherford, H. J. V.; Wareham, J. D.; Vrouva, I.; Mayes, L. C.; Fonagy, P. & Potenza, M. N. (2012): Sex differences moderate the relationship between adolescent language and mentalization. In: *Personality disorders* 3(4), 393–405. doi:10.1037/a0028938

Rutter, M. (2006): Die psychischen Auswirkungen früher Heimerziehung. In: Brisch, K. H.; Hellbrügge, T. (Hrsg.): *Kinder ohne Bindung.* Stuttgart, Klett Cotta. 91–137.

Sadler, L. S.; Slade, A.; Mayes, L. C. (2009): Das Baby bedenken: Mentalisierungsgestützte Erziehungsberatung. In: Allen, J. G.; Fonagy, P. (Hrsg): *Mentalisierungsgestützte Therapie.* Stuttgart, Klett-Cotta. 450–458.

Salzer, S.; Leibing, E.; Jakobsen, T.; Rudolf, G.; Brockmann, J.; Eckert, J.; Huber, D.; Klug, G.; Henrich, G.; Grande, T.; Keller, W.; Kreische, R.; Biskup, J.; Staats, H.; Warwas, J. & Leichsenring, F. (2010): Patterns of interpersonal problems and their improvement in depressive and anxious patients treated with psychoanalytic therapy. In: *Bulletin of the Menninger Clinic* 74, 4: 283–300.

Schachter, J.; Kächele, H. (2015): Letter to the Editor. In: *Journal of the American Psychoanalytic Association* 63/3.

Schnelzer, T. (2015): Tiefenpsychologisch fundierte Psychotherapie in der Erziehungsberatung. *Praxis* der *Kinderpsychologie* und *Kinderpsychiatrie* 64/1: 33–47.

Schultz-Venrath, U. (2013): *Lehrbuch Mentalisieren.* Klett-Cotta, Stuttgart.

Semerari, A.; Carcione, A.; Dimaggio, G.; Falcone, M.; Nicolo, G.; Procacci, M.; Alleva, G. (2003): How to Evaluate Metacognitive Functioning in Psychotherapy? The Metacognition Assessment Scale and its Applications. In: *Clinical Psychology & Psychotherapy* 10: 238–261.

Sharp, C.; Fonagy, P. (2015): Practitioner Review: Borderline Personality disorder in adolescence: recent conceptualization, intervention and implications for clinical practice. In: *Journal of child Psychology and Psychiatry.* doi:10.1111/jcpp.12449.

Shaked, J. (2011): *Ein Leben im Zeichen der Psychoanalyse.* Psychosozial-Verlag, Gießen.

Silverman, W. K. & Hinshaw, S. P. (2008): The Second Special Issue on Evidence-Based Psychosocial Treatments for Children and Adolescents: A 10-Year Update. In: *Journal of Clinical Child & Adolescent Psychology* 37(1): 1–7. doi:10.1080/15374410701817725

Skarderud, F. (2007): Eating one's words, part II. The embodied mind and reflective function in anorexia nervosa-theory. In: *European Eating Disorders Review* 15(4), 243–252. doi:10.1002/erv.778.

Slade, A.; Grienenberger, J.; Bernbach, E.; Levy, D.; Locker, A. (2005): Maternal reflective functioning, attachment, and the transmission gap: A preliminary study. In: *Attachment & Human Development* 7(3): 283–298.

Spangler, G. & Zimmermann, P. (1999): Attachment representation and emotion regulation in adolescents: a psychobiological perspective on internal working models. In: *Attachment & Human Development* 1(3), 270–290. doi:10.1080/14616739900134151

Sperber, D.; Clement, F.; Heintz, C.; Mascaro, O.; Mercier, H.; Origgi, G.; Wilson, D. (2010): Epistemic Vigilance. In: *Mind & Language* 25 (4): 359–393.

Staun, L.; Kessler, H.; Buchheim, A.; Kächele, H. & Taubner, S. (2010): Mentalisierung und chronische Depression. In: *Psychotherapeut* 55(4): 299–305. doi:10.1007/s00278-010-0752-9

Stiles, W. B. (2009): Responsiveness as an obstacle for psychotherapy outcome research: It's worse than you think. In: *Clinical Psychology: Science and Practice* 16, 86–91.

Stiles, W. B. (2013): The Variables Problem and Progress in Psychotherapy. In: *Psychotherapy* 50/1: 33–41.

Streeck, U.; Leichsenring, F. (2015): *Handbuch psychoanalytisch-interaktionelle Therapie Behandlung von strukturellen Störungen und schweren Persönlichkeitsstörungen* Göttingen, Vandenhoeck & Ruprecht.

Styron, T. & Janoff-Bulman, R. (1997): Childhood attachment and abuse: long-term effects on adult attachment, depression, and conflict resolution. In: *Child Abuse & Neglect* 21: 1015–1023.

Taubner, S. (2008a): Mentalisierung und Einsicht. In: *Forum der Psychoanalyse* 24, 16–31.

Taubner, S. (2008b): *Einsicht in Gewalt.* Gießen, Psychosozial-Verlag.

Taubner, S. (2015): *Konzept Mentalisieren: Eine Einführung in Forschung und Praxis. Bibliothek der Psychoanalyse.* Gießen, Psychosozial-Verlag.

Taubner, S. & Juen, F. (2010): Gewalt in der Spätadoleszenz. Perspektiven der Bindungsforschung. In: *Psychotherapie & Sozialwissenschaft* 12(2): 59–77.

Taubner, S. & Curth, C. (2013): Mentalization mediates the relation between early traumatic experiences and aggressive behavior in adolescence. In: *Psihologija* 46(2): 177–192. doi:10.2298/PSI1302177T

Taubner, S.; Kotte, S. (2015): Mentalisierung im Coaching. In: Greif, S.; Möller, H. & Scholl, W.: *Handbuch Schlüsselkonzepte des Coachings.* Springer. In Press.

Taubner, S.; Sevecke, K. (2015): Kernmodell der Mentalisierungsbasierten Therapie. In: *Psychotherapeut* 60: 169–184.

Taubner, S.; Schröder, P. & Zimmermann, L. (in Druck): Bindung in der Adoleszenz. In: B. Strauß & H. Schauenburg (Hrsg.): *Handbuch der Bindungsforschung.* Stuttgart, Kohlhammer.

Taubner, S.; Wiswede, D. & Kessler, H. (2013): Neural activity in relation to empirically derived personality syndromes in depression using a psychodynamic fMRI paradigm. In: *Frontiers in Human Neuroscience* 7: 812. doi:10.3389/fnhum.2013.00812

Taubner, S.; Nolte, T.; Luyten, P. & Fonagy, P. (2010): Mentalisierung und das Selbst. Persönlichkeitsstörungen. In: *Theorie und Therapie* 14(4): 243–258.

Taubner, S.; Curth, C.; Unger, A.; Kotte, S. (2014): Die Mentalisierende Berufsausbildung – Praxisbericht aus einer Pilotstudie an einem Berufsbildungswerk für lernbehinderte Adoleszente. Praxis der Kinderpsychologie und Kinderpsychiatrie. 63: 738–760.

Taubner, S.; Ramberg, A.; Zimmermann, L. & Schröder, P. (im Review): Do mentalization and attachment mediate the relation between childhood maltreatment and adolescent potential for violence? In: *Psychopathology*.

Taubner, S.; White, L. O.; Zimmermann, J.; Fonagy, P. & Nolte, T. (2013): Attachment-related mentalization moderates the relationship between psychopathic traits and proactive aggression in adolescence. In: *Journal of Abnormal Child Psychology* 41(6): 929–938. doi:10.1007/s10802-013-9736-x

Target, M. (2013): Ist unsere Sexualität unsere eigene? Ein Entwicklungsmodell der Sexualität auf der Basis früher Affektspiegelung. In: *Zeitschrift für Individualpsychologie* 38: 125–141.

Twemlow, S. W.; Fonagy, P.; Sacco, F. (2005): A developmental approach to mentalizing communities: I. A model for social change. In: *Bulletin of the Menninger Clinic* 69: 265–281.

Uhlhaas, P. J. & Konrad, K. (2011): Das adoleszente Gehirn. Eine Perspektive. In: Uhlhaas, P. J. & Konrad, K. (Hrsg.): *Das adoleszente Gehirn*. Stuttgart, Kohlhammer. 261–264.

van der Kolk, B. A. (1989): The compulsion to repeat the trauma: re-enactment, revictimization, and masochism. In: *Psychiatric Clinics of North America*. 12(2): 389–411.

Vermote, R.; Lowyck, B.; Vandeneede, B.; Bateman, A. W.; Luyten, P. (2015): Psychodynamisch orientierte Settings In: Bateman, A. W.; Fonagy, P.: *Handbuch Mentalisieren*. Gießen, Psychosozial-Verlag. 289–312.

Verheugt-Pleiter, A. J. E.; Zevalkink, J; Schmeets, M. G.J. (2008): Mentalizing in Child Therapy. London, Karnac.

Wampold, B. E. (2001): *The Great Psychotherapy Debate: Models, Methods and Findings*. New York, Taylor & Francis Mahwah.

Wasserman, G. A.; McReynolds, L. S.; Ko, S. J.; Katz, L. M. & Carpenter, J. R. (2005): Gender differences in psychiatric disorders at juvenile probation intake. In: *American journal of public health* 95(1): 131–137. doi:10.2105/AJPH.2003.024737

Weder, N.; Yang, B. Z.; Douglas-Palumberi, H.; Massey, J.; Krystal, J. H.; Gelernter, J. & Kaufman, J. (2009): MAOA genotype, maltreatment, and aggressive behavior: the changing impact of genotype at varying levels of trauma. In: *Biological psychiatry* 65(5): 417–424. doi:10.1016/j.biopsych.2008.09.013

Weichold, K. (2004): Evaluation eines Anti-Aggressivitäts-Trainings bei antisozialen Jugendlichen. In: *Gruppendynamik und Organisationsberatung* 35(1): 83–104. doi:10.1007/s11612-004-0007-8

Weidner, J. (1995): *Anti-Aggressivitäts-Training für Gewalttäter: ein deliktspezifisches Behandlungsangebot im Jugendvollzug* (3. erweit. Aufl.). Forum Verlag, Bonn.

Weiss, J.; Sampson, H.: Mount Zion Psychotherapy Research Group (1986): *The Psychoanalytic Process: Theory, Clinical Observation and Empirical Research.* New York, Guilford.

Weisz, J. R.; Chorpita, B. F.; Palinkas, L. A.; Schoenwald, S. K.; Miranda, J.; Bearman, S. K. & Gibbons, R. D. (2012): Testing standard and modular designs for psychotherapy treating depression, anxiety, and conduct problems in youth: a randomized effectiveness trial. In: *Archives of General Psychiatry* 69(3), 274–282. doi:10.1001/archgenpsychiatry.2011.147

Weisz, J. R.; Ng, M. Y.; Rutt, C.; Lau, N. & Masland, S. (2013): Psychotherapy for Children and Adolescents. In M. J. Lambert (Hrsg.): *Bergin and Garfield's handbook of psychotherapy and behavior change.* 6. Auflage. Hoboken, John Wiley & Sons. 541–586.

White, K. (2008): »Will sie nicht oder kann sie nicht nachdenken? Mentalisierungsstörungen zwischen Defizit und Konflikt. In: P. Wahl, H. Sasse, U. Lehmkuhl (Hrsg): *Der phantastische Raum.* Beiträge zur Individdualpsychologie. Band 034. Göttingen, Vandenhoeck & Ruprecht. 175–199.

Wilmers, F.; Munder, T.; Leonhart, R.; Herzog, T.; Plassmann, R.; Barth, J.; Linster, H. W. (2008): *Die deutschsprachige Version des Working Alliance Inventory – short revised.* Z Klin Eval. 1(3): 343–358.

Wilson, D.; Sperber, D. (2012): *Meaning and relevance.* Cambridge, Cambridge University Press.

Winnicott, D. W. (1960): The theory of the parent-infant relationship. In: D. W. Winnicott (Hrsg.): *The Maturational Processes in the Theory of Emotional Development.* Madison, International Universities Press. 37–55.

Winnicott, D. W. (1972): Playing and Reality, London, Basic Books.

Yudolfsky, S. C. (2011): Vorwort. In: P. Fonagy & A. W. Batemann: *Mentalisieren in der psychotherapeutischen Praxis.* Stuttgart, Klett-Cotta. 7–14.

Zevalkink, J.; Verheugt-Pleiter, A.; Fonagy, P. (2015): Mentalisierungsorientierte psychoanalytische Kinderpsychotherapie. In: Bateman, A. W.; Fonagy. P (Hrsg): *Handbuch Mentalisieren.* Gießen, Psychosozial. 159–190.

Zemke, B. (2013): Mentalisieren in der Psychotherapie mit Kindern. *Zeitschrift für Individualpsychologie* 38: 268–284.

Über die Autoren

Holger Kirsch, Prof. Dr. med., ist Facharzt für Psychosomatische Medizin und Psychotherapie, Psychoanalyse und Sozialmedizin sowie Lehranalytiker (DGPT/DGIP). Er ist Professor an der Evangelischen Hochschule Darmstadt und in eigener Praxis niedergelassen.

Josef Brockmann, Dr. phil., ist Psychoanalytiker, Lehranalytiker und niedergelassen als Psychotherapeut und Psychoanalytiker in Frankfurt. Seit 2008 Fortbildung in Mentalisierungsbasierter Therapie am Anna-Freud-Institut London bei Bateman und Fonagy. Er ist Mitglied der Forschungskonferenz der DGPT.

Svenja Taubner, Univ.-Prof. Dr. phil., ist Psychoanalytikerin (DPG), Supervisorin und Trainerin für MBT-A (Anna Freud Center) und ist Direktorin des Instituts für Psychosoziale Prävention im Universitätsklinikum der Universität Heidelberg.